AUTORENTEAM SVSS

Sitzen als Belastung

ASPEKTE DES SITZENS

LEHRUNTERLAGEN

Lizenzausgabe exclusiv von:
PMSI Holdings Deutschland GmbH, Ismaning/München

Empfohlen durch den
Bundesverband der deutschen Rückenschulen e.V.

Impressum

Autoren:
Delphini Attinger
Mitarbeiterin Labor für Biomechanik der
ETH Zürich
Mitarbeiterin am Institut für Physikalische
Therapie des Universitätsspitals Zürich

Heinz Gasser
Volksschul- und Turnlehrer an den
Stadtschulen Chur

Urs Illi
Dozent an den Sportlehrrausbildungen der
ETH Zürich und der Uni Basel, Technischer
Leiter des SVSS

Susi Riesen
Volksschullehrerin in Diessenhofen und
Beauftragte für Sonderschulturnen im
Kanton Thurgau

Urs Schlumpf, Dr. med.
Leitender Arzt für Rheumatologie am
Kantonsspital Luzern

Edward Senn, Prof. Dr. med.
Direktor der Universitätsklinik für Physikalische Medizin, Klinikum Großhadern,
München

Edgar Stüssi, Dr. phil. nat. Physiker,
Leiter Labor für Biomechanik ETH Zürich

Klaus Weckerle
Vorsteher des Sportamts des Kantons
Schaffhausen,
Lehrer am Oberseminar Schaffhausen

Herausgeber und Copyright:
Urs Illi, CH-Wäldi, 1991

Zeichnungen:
Max Lenz, CH-Zürich

Layout:
Eveline Huggler
Christine Arthur

Fotos:
Heinz Gasser, CH-Chur
Urs Illi, CH-Wäldi
Antonia Lorenz, CH-Hauptikon
Susi Riesen, CH-Diessenhofen
Otto Stocker, CH-Wäldi

Umschlag:
Brigitte Busse, München

Lithos:
Georg Stocker, Ch-Wäldi
Zürichsee Druckerei, CH-Stäfa

Satz:
Zürichsee Druckerei, CH-Stäfa

Druck:
R. Oldenbourg, Graphische Betriebe
GmbH,
Kirchheim bei München

Verlag:
pmsi Holdings Deutschland GmbH
Geschäftsbereich BUGAMOR
Carl-Zeiss-Ring 3
85737 Ismaning

CIP - Kurztitelaufnahme in der Deutschen
Bibliothek
Sitzen als Belastung
PMSI Holdings Deutschland GmbH
Geschäftsbereich BUGAMOR
Hrsg. Urs Illi, CH-Wäldi
ISBN 3-930022-00-1

Jeder Nachdruck, jede Wiedergabe,
Vervielfältigung und Verbreitung, auch von
Teilen des Werkes oder von Abbildungen,
jede Abschrift, auch auf fotomechanischem
Wege oder im Magnettonverfahren, in
Vortrag, Funk, Fernsehsendung, Telefonübertragung sowie Speicherung in Datenverarbeitungsanlagen, bedarf der ausdrücklichen Genehmigung des Verlages.
Printed in Germany 1993.

Editorial

Wirbelsäulenerkrankungen werden zur modernen Volkskrankheit. Etwa ein Drittel aller Krankheitstage - so die Betriebskrankenkassen - sind auf Muskel- und Skeletterkrankungen, insbesondere auf Bandscheibenschäden und Rheumatismus, zurückzuführen. Wir wissen heute, daß das ständige Sitzen - eine Sekretärin sitzt in ihrem Leben etwa 80 000 Stunden - zu verschiedenen Sitzkrankheiten führt. Ganzheitlich betrachtet schädigt das ständige statische Sitzen nicht nur den Stützapparat des Menschen, sondern führt zur Entstehung von Krampfadern, Hämorrhoiden, behindert sowohl die venöse als auch die arterielle Durchblutung, verlangsamt den Herzschlag, vermindert somit auch die Durchblutung des Gehirns, behindert die Entfaltungsfähigkeit der Lunge, sowie eine gesunde Verdauung.

Bis vor wenigen Jahren war es undenkbar, daß ein Stuhl keine Rückenlehne besitzt. Man weiß heute, daß die Rückenlehne als Krücke der Sitzgesellschaft betrachtet werden kann. Es war und ist bis heute noch eine große Schwierigkeit, das alte, rückenschädigende Sitzverhalten in ein rückenfreundliches, variables Verhalten umzuwandeln.

Das vorliegende Buch weist Sie auf die erfrischende Vielfalt der möglichen Sitzpositionen hin. Der beste Stuhl nützt nichts, wenn man ihn nicht richtig "besitzt". Der rückenfreundliche Umgang mit dem eigenen Rücken kann nur dann in die Tat umgesetzt werden, wenn man begriffen hat, welche haltenden, tragenden, stützenden Strukturen rückenfreundlich behandelt werden wollen.

Die Funktion des Bewegungssegmentes der Wirbelsäule sollte jedem Rückenschullehrer und jedem Rückenschulteilnehmer absolut geläufig sein. Das Sitzen wird zur Belastung für die Bandscheiben, wenn sie nicht mehr be- und entlastet werden, also nicht ver- und entsorgt werden. Bei falschen Sitzgewohnheiten verformt sich der Gallertkern im Bandscheibenzentrum ungünstig. Beim schlechten Sitzverhalten - zumeist bei Rundrückenposition - sind die haltenden und bewegenden Strukturen, also Bänder und Muskeln, nicht in einem ausgewogenen Maße be- und entlastet. Auch die Wirbelgelenke befinden sich nicht in Mittelstellung und das regulierende Nervensystem bemüht sich vergeblich, um das Segment durch reaktive Muskelanspannung wieder ins Lot zu bekommen.

Wenn wir von uns selbst sagen können "alles im Lot", dann haben sich die Wirbelsäulenkrümmungen physiologisch eingestellt, dann wird das Segment physiologisch belastet, dann sind die Muskeln im physiologischen Gleichgewicht. Wenn wir im Lot den nötigen physiologischen Bewegungsreiz für Stütz- und Bewegungsapparat geben, dann bleibt auch der sitzende Rücken gesund.

Dr.med. Bernd Reinhardt
Bundesverband der deutschen Rückenschulen (BdR) e.V.

Inhaltsverzeichnis

Editorial .... S. 3

Patronate .... S. 13

Einführung .... S. 15

I. Sitzhaltungen und Alternativen zum Sitzen im Unterricht
Gasser/Riesen

1. Bewußtes Sitzverhalten als Teilziel der Gesamterziehung .... S. 23
1.1. Haltungsschulung als integratives Unterrichtsprinzip .... S. 23
1.2. Thesen zur aktiven Prophylaxe von Wirbelsäulen-
     leiden - Erziehung zu bewußtem Sitzverhalten .... S. 24

2. Arbeitsplatz und Sitzhaltung .... S. 25
2.1. Grundforderungen zur Sitzergonomie .... S. 25
2.2. Anforderungsprofil an den Schulstuhl .... S. 26
2.3. Anforderungsprofil an das Schulpult .... S. 27
2.4. Checkliste für die richtige Auswahl und Anpassung von
     Stuhl und Pult .... S. 28
2.5. Physiologische Sitzhaltung bei korrekter Mobiliar-
     anpassung .... S. 29
2.6. Unphysiologische Sitzhaltung bei fehlerhafter
     Mobiliaranpassung .... S. 29
2.7. Folgerungen für eine richtige Sitzergonomie in unseren
     Schulen .... S. 30

3. Sitzhaltungen im Unterricht .... S. 31
3.1. Hilfsmittel für alternatives Sitzen und Alternativen
     zum Sitzen .... S. 31
3.2. Entlastungshaltungen im Unterricht .... S. 33
3.3 Entlastungsbewegungen im Unterricht .... S. 33

4. Praxisbeispiele im Schulunterricht .... S. 45
4.1. Ein Schulmorgen in einer Unterstufen-Zweiklassen-
     abteilung .... S. 45
4.2. Alternatives Sitzen und Alternativen zum Sitzen in
     der Mittel- und Oberstufe .... S. 48
4.3. Unterrichtssituationen in der Mittel- und Oberstufe .... S. 50
4.4. Entlastungspause mit einer Oberstufenklasse .... S. 51
4.5. Gegensatzerfahrungen zum Erspüren der physiologischen
     Sitzhaltung .... S. 52

5. Literatur .... S. 56

II. Aspekte einer gezielten Haltungsförderung
Attinger/Weckerle

1.	Haltungsförderung im Sportunterricht	S. 57
2.	Spannungsabbau und Entlastung	S. 58
3.	Dehnen	S. 61
3.1.	Dynamische Dehnübungen	S. 61
3.2.	Aktive Dehnübungen mit Stab und Partnerbezug	S. 63
3.3.	Passiv-statische Dehnübungen	S. 65
4.	Kräftigen	S. 66
4.1.	Kombinierte Dehn-Kräftigungs-Koordinations-Übungen	S. 66
4.2.	Kräftigungsübungen für die Bauchmuskulatur	S. 67
4.3.	Kräftigungsübungen für die Rückenmuskulatur	S. 68
5.	Schulung der Ausdauerfähigkeit	S. 70
6.	Schulung von koordinativen Fähigkeiten und Körperbewußtsein	S. 71
7.	Zum Problem der Belastungsdosierung	S. 74
7.1.	Kräftigung der Bauchmuskulatur	S. 74
7.2.	Dehnung der Körpervorderseite	S. 75
7.3.	Dehnung der Körperrückseite	S. 76
7.4.	Ruckartige Dehnungen	S. 77
7.5.	Landungen	S. 77
7.6.	Trampolinsprünge	S. 77
7.7.	Heben und Tragen	S. 77
8.	Stundenbeispiele	S. 79
8.1.	Spielerisches Ganzkörper-Ausdauertraining in der Halle	S. 79
8.2.	Circuit - Spiel	S. 83
9.	Literatur	S. 85

III. Haltungsbewußtsein auch im Alltag
Illi/Weckerle

1.	Vom Fehlverhalten zur Fehlhaltung	S. 87
	– Alarmierende Zahlen	S. 87
	– Fehlverhalten (Haltungsrisiko)	S. 87
	– Fehlhaltungen (Haltungsschwächen)	S. 87
	– Fehlformen (Haltungsschäden)	S. 87
	– Forderungen und Konsequenzen	S. 87
2.	Risikofaktoren für Rückenbeschwerden	S. 88
3.	Belastungssituationen im Alltagsverhalten	S. 89
3.1.	Bei verschiedenen Haltungen und Bewegungen	S. 89
3.2.	Beim Vorbeugen des Oberkörpers	S. 89
3.3.	Beim unphysiologischen Heben	S. 90
3.4.	Beim Stehen und unphysiologischen Sitzen	S. 90
3.5.	Bei dynamischen Belastungen im Sport	S. 91
4.	Leitbild für die ideale Haltung	S. 92
4.1.	Die axiale Belastungslinie im Stehen	S. 92
4.2.	Die Rumpfstreckung im Sitzen	S. 93
4.3.	Die Fixation des Schultergürtels bei Armbewegungen	S. 94
4.4.	Die Körperdrehung im Bewegungssektor beim Bücken	S. 94
4.5.	Die Hüftdynamik und Rumpfstabilität beim Bücken und Heben	S. 95
5.	Verminderung der Sitzbelastung	S. 96
5.1.	Bewußte Sitzhaltung	S. 96
5.2.	Entlastende Sitzhaltungen	S. 98
5.3.	Bewegtes Sitzverhalten	S. 99
5.4.	Ergonomische Entlastungshilfen	S. 100
5.5.	Vielseitige Sitzstellungen	S. 102
5.6.	Regelmäßige Entlastungspausen	S. 104
5.7.	Alternativen zum Sitzen	S. 106
5.8.	Bewegliche Sitzgelegenheiten	S. 107
5.9.	Ergonomisches Sitzmobiliar	S. 108
5.10.	Ergonomische Sitzeinheit	S. 110
5.11.	Physiologisches Arbeitsverhalten im Sitzen	S. 111
6.	Verbesserung der Haltungswahrnehmung und -steuerung	S. 113
6.1.	Haltungskontrolle der Wirbelsäule mit Hilfsmitteln	S. 113
6.2.	Dehnung verkürzter Muskeln	S. 115
6.3.	Kräftigung abgeschwächter Muskeln	S. 118
6.4.	Entlastung im Hängen	S. 120
6.5.	Koordination der Gesamtmuskulatur auf dem Sitzball	S. 122
6.6.	Statische und dynamische Gleichgewichtssicherung	S. 123
	– mit Partnern	S. 124
	– in Ruhe an Ort	S. 125
	– im Hüpfen und Springen	S. 125
	– an Ort auf beweglichen Geräten	S. 126
	– in Fortbewegung auf beweglichen Geräten	S. 127
	– Kraftausdauer als Voraussetzung	S. 128
7.	Erwachsene als Vorbilder	S. 130
8.	Literatur	S. 131

IV. Aspekte einer Physiologie des Sitzens
Senn

Historischer Rückblick als Einleitung .... S. 133

1. Das Problem des Sitzens in der Schule .... S. 133
2. Die Kritik an den bisherigen prophylaktischen Maßnahmen .... S. 135
3. Der Fersensitz der Primaten .... S. 135
4. Die Beckenstellung als Ursache für verschiedene funktionelle Wirbelsäulenformen .... S. 136
5. Die Ursachen für die Belastung der Bandscheiben und Wirbelkörper während der verschiedenen Sitzhaltungen .... S. 141
6. Das Labile der Gleichgewichtslage jeder aufrechten Haltung .... S. 144
7. Jede Sitzhaltung beansprucht den Gesamtkörper .... S. 144
8. Die aktive und passive Entlastung .... S. 145
9. Die üblichen und neuartigen Sitzkonstruktionen .... S. 146
10. Das Sitzen als Verhalten .... S. 147
11. Quellenhinweise .... S. 148
12. Literatur .... S. 148

V. Haltungsprobleme Scheuermann
Schlumpf

- A. Haltungsprobleme im Wachstumsalter .... S. 151
  - 1. Problemdarstellung .... S. 151
  - 2. Das "gefährliche" Alter .... S. 152
  - 3. Die Häufigkeit von Haltungsschäden im jugendlichen Alter .... S. 152
  - 4. Fehlhaltung und Fehlform .... S. 153
  - 5. Die ideale Haltung .... S. 153
  - 6. Verschiedene Haltungsformen .... S. 154
  - 7. Konsquenzen für die Praxis .... S. 155
  - 8. Literatur .... S. 156

- B. Die Scheuermannsche Krankheit .... S. 157
  - 1. Problemdarstellung .... S. 157
  - 2. Definition und Historie .... S. 159
  - 3. Krankheitsentstehung .... S. 159
  - 4. Häufigkeit .... S. 160
  - 5. Symptome und Verlauf .... S. 160
  - 6. Funktionelle Frühbehandlung .... S. 161
  - 7. Sportliche Belastbarkeit der jugendlichen Wirbelsäule .... S. 162
  - 8. Literatur .... S. 164

VI. Biomechanische Überlegungen zur Belastung der Wirbelsäule beim Sitzen
Stüssi

1.	Einleitung	S. 165
2.	Biomechanische Grundlagen des Bewegungsapparates, im speziellen der Wirbelsäule	S. 168
2.1.	Form und funktionelle Anatomie der Wirbelsäule	S. 168
2.2.	Das Bewegungssegment der Wirbelsäule	S. 169
2.3.	Der Wirbel	S. 171
2.4.	Die Zwischenwirbelscheibe	S. 172
2.5.	Der Bandapparat	S. 173
2.6.	Zur Trophik der Strukturen der Wirbelsäule	S. 173
2.7.	Belastungsgrenzen	S. 174
3.	Statik und Dynamik der Wirbelsäule beim Sitzen	S. 175
3.1.	Statik	S. 175
3.2.	Haltungsprobleme	S. 176
3.3.	Dynamik des Sitzens	S. 177
4.	Konsequenzen für den Schulunterricht	S. 179
4.1.	Sitzhaltung	S. 179
4.2.	Sitzmöbel	S. 179
4.3.	Ausgleich zum Sitzen	S. 179
5.	Literatur	S. 180
5.1.	Verwendete Literatur	S. 180
5.2.	Weiterführende Literatur	S. 180
5.2.1.	Allgemeine Artikel	S. 180
5.2.2.	Bandscheiben	S. 180
5.2.3.	Muskeln, Knochen	S. 181
5.2.4.	Haltung	S. 181
5.2.5.	Biomechanische Modelle	S. 182

VII. Physiologische Grundlagen zur menschlichen Haltung
Baviera

1.	Warum eine Physiologie der Haltung?	S. 183
2.	Rückenschulen: Das Resultat von verpaßten Chancen in der Schule	S. 185
3.	Chronologie und Vielfalt der Angebote - auch in der Schweiz	S. 186
4.	Der Gebrauch fördert die Belastbarkeit unserer Gewebe	S. 187
5.	Die Wirbelsäule ist modulär aufgebaut	S. 189
6.	Die Wirbelsäule - ein architektonischer Kompromiß	S. 191
7.	Die Bauchmuskulatur - ein Haltungselement ersten Grades	S. 193
8.	Die Bedeutung der Bewegung im Kleinen	S. 194
9.	Haltung ist eine Ausdauerleistung unseres gesamtem Bewegungsapparates	S. 195
10.	Fehlbelastungen und Streß führen zu Rückenschmerzen	S. 197
11.	Auch Sitzen und Bewegung sind erlernt	S. 198
12.	Literatur	S. 199

VIII. Literatur und Fachbegriffe
Schlumpf

Weiterführende Literatur .... S. 201

1. Praxis Schulstunde .... S. 201
2. Praxis Sportunterricht .... S. 201
3. Praxis Freizeit .... S. 201
4. Physiologie des Sitzens .... S. 202
5. Haltungsprobleme, Scheuermann .... S. 203
6. Biomechanische Belastung beim Sitzen .... S. 203

Allgemeine Artikel .... S. 203

Spezielle Literatur .... S. 203

Verzeichnis von Fachbegriffen mit Erklärungen .... S. 206

Das Verzeichnis der Lieferanten aller im Buch aufgeführten Hilfsmittel kann beim Verlag angefordert werden.

Patronate

Folgende Institutionen haben ihre Unterstützung für die geplante Informationskampagne und für das begleitende Handbuch «Sitzen als Belastung – wir sitzen zuviel» zugesagt:

Erziehungs- und Kulturdirektion
Kanton Appenzell A. Rh.
Der Landammann und Erziehungsdirektor:
Hans Höhener

Erziehungsdepartement
Kanton Basel-Stadt
Der Vorsteher:
Prof. Dr. H. R. Striebel

Erziehungs- und Kulturdirektion
Kanton Basel-Landschaft
Der Regierungsrat:
Peter Schmid

Erziehungsdirektion
Kanton Glarus
Der Erziehungsdirektor:
Fritz Weber

Erziehungsdepartement
Kanton Graubünden
Der Regierungsrat:
Joachim Caluori

Erziehungsdepartement
Kanton Luzern
Die Regierungsrätin:
Brigitte Mürner-Gilli

Erziehungsdirektion
Kanton Nidwalden
Der Erziehungsdirektor:
Dr. Viktor Furrer

Erziehungsdepartement
Kanton Obwalden
Der Departementssekretär:
Hugo Odermatt

Erziehungsdepartement
Kanton Schaffhausen
Der Vorsteher:
Ernst Leu

Erziehungsdepartement
Kanton Schwyz
Die Regierungsrätin:
M. Weber-Röllin

Erziehungsdirektion
Kanton Uri
Der Erziehungsdirektor:
Dr. Hansruedi Stadler

Schweizerischer Physiotherapeuten-Verband (SPV)
Der Zentralpräsident:
Marco Borsotti

Dachverband Schweizerischer Lehrerinnen und Lehrer (LCH)
Der Zentralpräsident:
Beat Zemp

Ausschuss für Turnen und Sport in der Schule (der ESK)
Der Präsident:
Hansueli Grütter

Eidgenössische Sportkommission ESK
Die Präsidentin:
Heidi Haussener

Schweizerische Gesellschaft für Sozial- und Präventivmedizin
Fachgruppe Schulärzte
Der Präsident:
Dr. med. Ruedi Östreicher

Einführung

1. Vorgeschichte zur Haltungsbelastung durch das Sitzen

Der Körper als Thema der Pädagogik

Noch bis ins frühe 19. Jahrhundert war in der Schulpädagogik und Schulorganisation das **Sitzen eine Disziplinierungsmassnahme,** in der eine **Kontrolle über den Körper** und das Lernverhalten der Schüler angestrebt und gleichzeitig die Gefügigkeit von Kollektiven gefördert wurde. Ziel jeder Erziehung war insbesondere eine **«aufrechte Haltung»,** die mit entsprechendem Sitzmobiliar geradezu erzwungen wurde.

das Problem der Körperhaltung in der Schule. Als Ursache eines **Verfalls der Körperhaltung** der Schüler kritisieren beide eine mangelhafte körperliche Betätigung durch die zu frühe Verweisung in die Schule, den Zwang zum Sitzen sowie unzweckmässige Einrichtung der Tische und Bänke. Sie fordern eine harmonischere Entwicklung geistiger und körperlicher Kräfte im Unterricht. Neben gymnastischen Übungen (von Clias) werden von Hanhart vermehrte Abwechslung im Sitzen und Stehen beim Unterricht sowie Unterrichtspausen mit Spaziergängen und Spielen im Freien vorgeschlagen.

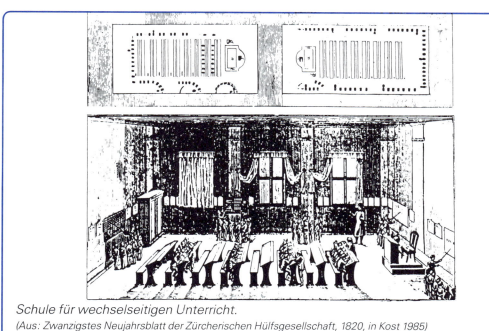

Schule für wechselseitigen Unterricht.
(Aus: Zwanzigstes Neujahrsblatt der Zürcherischen Hülfsgesellschaft, 1820, in Kost 1985)

So beschreibt u.a. Gottfried Keller in seinem Buch **«Der grüne Heinrich»** in den zwanziger Jahren von dieser Disziplinierung und Kontrolle des Körpers und damit auch des Lernverhaltens in Kollektiven durch eine spezielle Schulzimmermöblierung und Unterrichtsorganisation.

Trotzdem finden wir 1829 in den Schriften des Berner Gymnastiklehrers P. H. Clias und des Baslers R. Hanhart Hinweise auf

Der Winterthurer Arzt H.U. Toggenburg (1832), später auch C.J. Lorinser (1836) erwähnen im Zusammenhang mit der Neuorganisation des Zürcher Schulwesens, dass das **Sitzen in der Schule gesundheitsgefährdend** sei. Die Hauptgefahr liege **in der «Ansammlung der Säfte in den Unterleibs- und Beckenorganen»,** wodurch das Nervenleben und mit diesem der ganze Lebensprozess in jenen Organen unverhältnismässig gesteigert und gereizt wird.

Der Arzt/Pädagoge D.G.M. Schreber zielt in seinen Schriften zur Haltungserziehung in der Schule (u.a. im Organ des Schweiz. Lehrervereins 1858) auf eine **gerade Haltung** und eine absolut **symmetrische Ausbildung beider Körperhälften:** «Auf eine gesundheitsgemässe Körperhaltung ist mit mehr Strenge zu achten. Während des Schreibens soll die Schulterachse horizontal und parallel zur Tischkante stehen, der Rücken gestreckt sein, die Vorderarme auf dem Tisch und die Füsse auf dem Boden aufruhen.» Er fordert ein **ununterbrochenes Sitzen von allerhöchstens zwei Stunden und bei Schulbänken eine Rückenlehne,** die aber nicht zum Anlehnen während der Arbeit, sondern zum Ausruhen in der Mitte und am Ende der Unterrichtsstunde dient. Seine Forderungen gipfeln in der Verwendung eines speziellen Haltungsapparates **(einem Geradehalter),** der das Vorbeugen des Oberkörpers verhindern soll.

Bis zu diesem Zeitpunkt erscheint der Mensch dieser Disziplinierung (insbesondere im entsprechenden Sitzmobiliar) als gelehrige Maschine:
1. Zur Verteilung der Individuen im Raum
2. Zur Kontrolle der schulischen Tätigkeit in ihrer Beziehung zur Zeit
3. Zur Organisation und Entwicklung des Lernens und Übens
4. Zum wechselseitigen Unterricht (Schüler unterrichten Schüler).

Der hygienische Diskurs und die Schulbankfrage

Erst in der zweiten Hälfte des 19. Jahrhunderts im Zuge einer Schulhygienebewegung, ausgelöst durch den Zürcher Arzt H. C. Fahrner (1863) und später ergänzt durch A. Baginsky (1883) (insbesondere nach ihren Schulbankstudien), wurde diese Art des

Anwendung ergonomischer Entlastungshilfen:

Geradehalter von Schreber

bei Fig. C mit Sitzkissen und Fussstütze

bei Fig. D mit Pultaufsatz für ein kurzsichtiges Kind

(Aus: Schreber, 1858; in Kost 1985)

Die einzige wichtige, nicht von einem Arzt stammende Schrift über die gesundheitsschädigende Wirkung der Schule (und Fabrikindustrie) stammt vom Glarner Pfarrer B. Becker (1860). Becker kritisiert die einseitige **«Geistschule».** Die Schule kümmere sich nicht um den **«ganzen Menschen»** und sie **beachte den Körper nicht.** Die Schule wie das Christentum tragen zur Vernachlässigung des Körpers bei. Er fordert eine anders gestaltete Schule mit einem gesund eingerichteten Schullokal und mit einem Spiel und Tummelplatz. Zusätzlich sollen die Lehrer in den Seminarien in der Gesundheitslehre ausgebildet und zum Turnen, Schwimmen und Baden angehalten werden. Beim Schulehalten sollen sie auf eine angepasste Hygiene der Schüler achten. So hat etwa jede zweite Stunde einer vielfältigen körperlichen Bildung (u.a. Handarbeiten, Turnen, Spielen und Wandern) und dabei der Hygiene der Schüler zu dienen.

«pädagogischen Zugriffs auf den Körper des Kindes» in Frage gestellt. Die beginnende Flut ähnlicher Schriften in dieser Zeit zwischen 1865–1900 zeigt, dass damals ein neues Denken über das Verhältnis von Schule und Gesundheit der Schüler allgemein aufkommt. In W. Reins «Enzyklopädischem Handbuch der Pädagogik» (1899) befasst sich die Schulhygiene u.a. mit dem **Einfluss des Schullebens auf die Gesundheit des Kindes.** Darin wird die Schulbankkritik mit der Frage der Schuldisziplin allgemein in Verbindung gebracht. Fahrner (1863) geht nun selbst davon aus, dass von 10 Schülern nur einer beständig eine gute Stellung einnimmt, 3 bis 4 dagegen ständig eine schlechte. Die Folge dieser **«naturwidrigen Stellung»** seien **Kurzsichtigkeit und Schiefwuchs.** Auch wenn die Schule nicht die einzige Ursache dieser Krankheiten darstelle, käme diese hauptsächlich durch die Schule zu ihrer Entwicklung. Der

Hauptgrund liege dabei in der **Ermüdung der Schüler,** die durch die **fehlerhafte Konstruktion der Schulbänke und -tische** bedingt sei. Diese Übermüdung ist auf die **Wirkung der Schwerkraft** zurückzuführen, die (beim schlechten vorhandenen Sitzmobiliar) durch die Vorneigung des Kopfes und des Rumpfes einen zusätzlichen Zug auf die Nackenmuskulatur ausübt. Fahrner unterscheidet in seiner physiologischen Studie (an fast allen Schulkindern der Stadt Zürich) vier wesentliche Aspekte:

1) Abstand Sitzhöhe zum Tischrand (Differenz)
2) Abstand Bankvorderkante zur Senkrechten der Tischkante (Distanz)
3) Neigung der Tischplatte
4) Art der Lehne (Kreuzlehne)

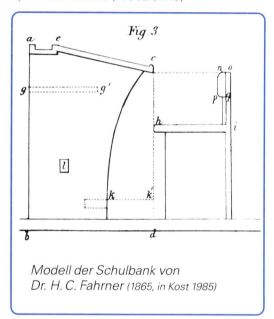

Modell der Schulbank von Dr. H. C. Fahrner (1865, in Kost 1985)

Die wichtigsten Aspekte von Fahrners Schultischstudie

1. Die Körperhaltung der grossen Mehrzahl der Schüler ist schlecht und wirkt sich übel auf die körperliche Entwicklung der Schüler aus, besonders auf den Rücken (Wirbelsäulenverkrümmung) und die Augen (Kurzsichtigkeit).
2. Diese Haltung ist nicht allein und nicht in erster Linie eine Frage der Disziplin, sondern ein physiologisches Problem, das wissenschaftliche Behandlung erfordert.
3. Es geht darum, das Mobiliar den Körperdimensionen möglichst gut anzupassen.
4. Diese Anpassung erfordert ein «rationelles» Vorgehen: Zergliederung von Mensch und Mobiliar in ihre relevanten Dimensionen unter Beachtung von Naturgesetzen, Vermessung dieser Dimensionen und In-Beziehung-Setzen zu einer Wachstumsnorm, zur Altersnormgrösse.

5. Schliesslich beruft sich Fahrner auf die «experimentelle» Erprobung seiner Schulbank in verschiedenen Schulen.

Nach Fahrners Schulbankkritik endet eine Schulhygienebewegung, die mehrheitlich **Kritik am Zeitgeist** übt, und es entwickelt sich erstmals ein **wissenschaftlicher Diskurs,** in dem das Problem mit **exakter physiologischer Forschung** angegangen wird. Es geht nun nicht mehr um eine Kritik jener Zeit im Lichte einer gesünderen, vergangenen Epoche, sondern um ihre **rationelle Beherrschung.** Es geht auch nicht mehr um eine **Kompensation des Sitzens,** sondern darum, dieses so **«rationell und natürlich» wie möglich zu gestalten.** Der

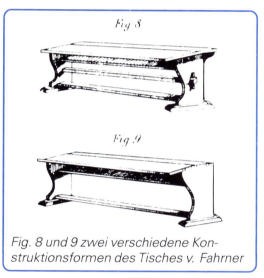

Fig. 8 und 9 zwei verschiedene Konstruktionsformen des Tisches v. Fahrner

Körper ist nicht mehr eine Grenze für den zivilisatorischen Fortschritt, der von einem bestimmten Punkt an krank wird, sondern wird als Instrument betrachtet, das sich besser an äussere Zwecke (wie Sitzmobiliar) anzupassen hat. Diese Einsicht setzte der Rorschacher Seminardirektor A. Ph. Largadèr (1867, 1874, 1881 u. a. in der «SLZ») um, indem er selber Mobiliar auf technische Verbesserungen zum Sitzen entwirft. Dabei kann er sich auf die Abhandlungen einer **«Theorie des Sitzens»** beziehen, die der Zürcher Anatomieprofessor H. Meyer (1867 und 1874) entwickelt hat.

Diese Auseinandersetzung mit der Schulbank und das **«hygienisch richtige Sitzen»,** die Fahrner 1863 als «Bahnbrecher» aufgeworfen hat, beschäftigt Pädagogen und Mediziner während den nächsten 40 Jahren sehr intensiv und teils widersprüchlich. So stellt beispielsweise Zollinger (1901) eine **«zyklische Bewegung der Schulbankfrage»** fest: Man sei wieder am Anfang bei Fahrner angelangt.

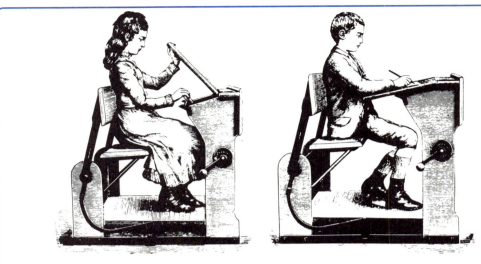

Verstellbares Schüler-Hauspult für gehobenere Schichten, System Schenk, Bern
(Aus: Zollinger, 1901, in Kost 1985)

Der Einfluss der Reformpädagogik

Erst mit den gewandelten Unterrichtsprinzipien einer **«Reformpädagogik und Arbeitsschule»** verändert sich das immer noch starre System des Mobiliars. Die italienische Pädagogin und Ärztin M. Montessori äussert sich dazu 1911 mit einer scharfen Kritik an der **«Sklavenbank»**. «Die Sklaverei ist das einzige leitende Prinzip der ganzen Pädagogik. Die Schulbank wird nun gar zum Symbol dieser obsolet (veraltet) gewordenen Pädagogik. Das rationellste Mittel zur Bekämpfung der Haltungsschäden (Skoliose) der Schüler wäre offensichtlich, ihre Arbeit zu ändern, so, dass sie nicht mehr da gezwungen wären, mehrere Stunden am Tag in einer schädlichen Haltung zu bleiben.» **Sie vertritt die Idee einer Freiheit im Sitzen** (1912).

1933 sind der Hygieneprofessor W. von Gonzenbach und der Kreuzlinger Seminardirektor und Reformpädagoge W. Schonhaus einhellig der Meinung, dass die Grundsätze des bisherigen Schulhausbaus und des Schulmobiliars nach siebzigjährigem Kampf um deren hygienisch-pädagogische Gestaltung sowohl vom hygienischen wie auch vom pädagogischen Standpunkt aus unhaltbar geworden sind. Die Unterwerfung des Schülers unter die hygienische Zweckmässigkeit der Schulbankmaschine ist das Kernstück der Kritik: «Kein normaler Mensch käme jemals auf die Idee, Kinder oder Erwachsene ausserhalb der Schule in solchen Apparaten arbeiten zu lassen.» Aufgrund des Einflusses dieser Reformpädagogen beschliesst der Lehrerkonvent der Stadt Zürich (1930), eine neue **freie Bestuhlung mit Zweiertischen und Einzelstühlen einzuführen**.

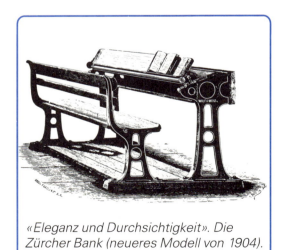

«Eleganz und Durchsichtigkeit». Die Zürcher Bank (neueres Modell von 1904).
(Aus: Wipf, in Kost 1985)

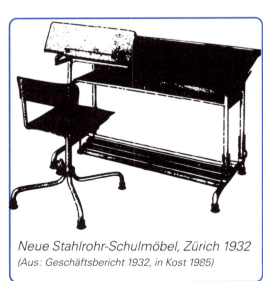

Neue Stahlrohr-Schulmöbel, Zürich 1932
(Aus: Geschäftsbericht 1932, in Kost 1985)

Die Schulbankfrage, ein gelöstes Problem?

Es scheint, als ob die Bank tatsächlich der Inbegriff der «alten Schule» sei, und dass deren ausschliessliche Orientierung an einer leeren Disziplin und an der Beherrschung der Schüler nun endgültig überwunden sei. Aber ist die Frage damit wirklich gelöst?

Jedenfalls hat die Einführung der freien Bestuhlung kaum eine gravierende Änderung des Sitzverhaltens bewirkt. Ich habe während meiner ganzen Pflichtschulzeit (1951–60) keine einzige Stellung der Tische erlebt, die vom früheren starren Banksystem abgewichen wäre. Viele Denkmuster sind trotz der radikalen Abkehr geblieben. **So bleibt auch heute wie schon früher die Disziplin ein zentrales Argument der Schulbankfrage resp. des freien dynamischen Sitzens.** Natürlich hat sich der Begriff der Disziplin gewandelt; es frägt sich aber nur, was man heute unter Disziplin versteht. Gonzenbach schreibt 1933: «Wer mit Unteroffiziersmentalität im Kadavergehorsam eines Kasernenhofes den idealen Zustand einer Schule erblickt, mit dem ist hier nicht zu streiten. Wer aber unter Disziplin das willige Sichunterordnen unter den Führer versteht, dem braucht bei der freien Bestuhlung nicht bange zu werden. Was also 1865 schon die alte (damals neue) Schulbank versprach, verspricht 1933 auch die neue freie Bestuhlung. Und wer braucht da eigentlich noch die Schüler zu fixieren und zu überwachen, wo sich doch die Massen freiwillig dem Führer (sprich Lehrer) unterordnen. Ist es heute wirklich so viel anders geworden?»

(Die Grundlage zu dieser historischen Rückschau lieferte Franz Kost in seinem Buch: Volksschule und Disziplin, Zürich 1985).

Die Pausengymnastik in den 60er Jahren

Nach einer längeren Pause der Umstellung vom alten starren Banksystem zu einem flexibleren Sitzmobiliar, teilweise bis weit in die 50er Jahre hinein, entdeckte dann u. a. der Churer Seminarturnlehrer Chr. Patt im Rahmen seines Turnunterrichts einen Haltungszerfall der Schüler, den er auch auf die Sitzbelastung in den übrigen Schulfächern zurückführte. Sein Projekt, «**die stündliche Gymnastikpause**» wurde aber (obschon ärztlich begleitet) von Behörden, Lehrerschaft und auch von Schulärzten nicht genügend unterstützt und blieb leider bei einem Versuch stecken. Erst Ende der 60er Jahre hatte dann ein weiterer Versuch **«Mach mit – blit fit»** der Erziehungsdirektion Zürich mit Seminardirektor H. Futter als Initiant mehr Erfolg. Diese Anregungen, als illustrierte Lehrunterlagen konzipiert, beeinflussten den Unterricht im Schulzimmer, in der Turnhalle und auch die Freizeit zu Hause noch Jahre nach deren Einführung. In der Folge versuchten einige Kantone mit unterschiedlichem Erfolg, das Sitzproblem mit einer Pausen- resp. Stuhlgymnastik in den Griff zu kriegen.

Die SVSS-Kampagne «Sitzen als Belastung – wir sitzen zuviel»

1984 hat der Schweizerische Verband für Sport in der Schule (SVSS) eine vom Bund beauftragte Lehrerfortbildungsorganisation für den Bereich Sport in der Schule, das Problem der Belastung durch das Sitzen in der Schule erkannt und im Rahmen einer Arbeitsgruppe aufgearbeitet. Die Arbeitsgruppe stützte ihre Aktivitäten v. a. auf die wissenschaftlichen Erkenntnisse von **Prof. Dr. E. Senn ab,** der damals die Schule für Physiotherapie am Kantonsspital Zürich leitete, nebenbei an der Sportlehrerausbildung der ETH unterrichtete und seit 1988 einen Lehrstuhl für Physikalische Medizin in München innehat. Dank der Initiativen von **S. Bühler und K. Weckerle, beides Vorsteher der kantonalen Sportämter GR resp. SH,** die den Anstoss durch den SVSS **schon 1985 zusammen mit Schulärzten und Physiotherapeuten** umsetzten, kann die Arbeitsgruppe von längerfristigen Erfahrungen und Rückmeldungen der Lehrerschaft profitieren. Diese Erfahrungen aus der Praxis «Schulstunde» wurden durch **S. Riesen,** Lehrerin in Diessenhofen/TG, und durch **H. Gasser,** Lehrer in Chur/GR, schon 1986 gefestigt, indem sie die Aspekte der Sitzphysiologie von **E. Senn** an den eigenen Schülern erprobten und mehrmals über die Tagespresse der Öffentlichkeit darüber berichteten. Weitere Erkenntnisse über die Belastung des Bewegungsapparates beim Sitzen, die in einem integrativen Sportunterricht vermindert werden können, hat die Turnlehrerin **D. Attinger** zu sinnvollen Anregungen zusammengetragen. Die durch den Wegzug von E. Senn entstandene Lücke in der Arbeitsgruppe konnte durch **Dr. med. U. Schlumpf,** leitender Arzt «Rheumatologie» am Kantonsspital Luzern, ausgefüllt werden. Ihm ist nebst wissenschaftlichen Beiträgen zur Belastung der Wirbelsäule im Wachstumsalter auch zu verdanken, dass die **Fachgruppe Schulärzte der Schweiz. Gesellschaft für Sozial- und Präventivmedizin (SGSP) und der Schweiz. Physiotherapeuten-Verband für die Unterstützung dieses Projekts des SVSS gewonnen werden konnten.** Ein Rohentwurf dieses vorliegenden Handbuches – mit praktischen Hilfen für die Lehrerschaft und die Eltern – ist dann im Rahmen eines Expertenhearings 1989 überprüft und weitere Bedürfnisse erhoben worden. So wünschten die Teilnehmer weitere, wissenschaftlich abgestützte Belastungsmessungen und -werte zur Verdeutlichung der Problemstellung. Dazu hat **Dr. E. Stüssi**, Leiter des Biomechanischen Instituts der ETH Zürich, seine Mitarbeit zugesichert. Ein Theoriebeitrag zur Belastung und Beanspruchung des Bewegungsapparates beim Sitzen aus biomechanischer Sicht wird derzeit von ihm als Ergänzung für das vorliegende Handbuch geschrieben und liegt voraussichtlich Ende 1991 zur Veröffentlichung bereit.

2. Grundidee der SVSS-Kampagne

Vom belastenden Sitzen zu einem bewegten Unterricht

Den Verantwortlichen dieser Informationskampagne ist es nun nach einer relativ langen Erfahrungsphase ein wesentliches Anliegen, dass die Sitzbelastung in der Schule nicht nur isoliert als eindimensionales Problem behandelt wird. Im Rahmen einer integrativen Erziehung, die **«Bewegung als lebensnotwendiges Prinzip»** versteht, sollte vielmehr die Lehrerschaft das Belastungsproblem beim Sitzen über einen **bewegten Unterricht** vermindern, **dynamisches Sitzen sowie Bewegungs- u. Entlastungspausen** überall im schulischen Leben initiieren, vorleben und überdauernd ins **Bewusstsein der Schüler einprägen.** Diese pädagogische Grundhaltung sollte über die Schüler ins **Elternhaus ausstrahlen** und so für alle zu einem **Lebensprinzip** werden resp. zu einem veränderten **Lebensverhalten** führen.

Darin bietet sich der Schule geradezu die Chance zur Erweiterung und Verflechtung ihres Einflussbereiches mit anderen (auch ausserschulischen) Lebensfeldern an.

Mit einem erweiterten Verständnis für das Phänomen «Bewegung» und einem entsprechenden Vorbildverhalten kann die Lehrerschaft (u. a. über die Lebenskunde) einen weit grösseren Verantwortungsbereich «Bedeutung der Bewegung im menschlichen Leben» erschliessen und damit einen wichtigen Beitrag in der Gesundheitsprophylaxe leisten.

Vom Unterrichtsbereich **«Sport»** über einen **«bewegten Unterricht»** in der Schule zum **«bewegten Verhalten» – auch in der Freizeit** – wird uns eine logische Verbindung deutlich sichtbar. Diese wird aber nur wirksam, wenn die Lehrerschaft die Sportstunden, die übrigen Unterrichtsstunden im Schulzimmer, aber auch die Unterrichtspausen, der Weg zur Schule und (im Übergang zur Freizeit) sogar die Lernzeit für die Schule zu Hause (die Hausaufgaben) darin einschliesst.

Die **«Bewegung als existentielles Lebensprinzip»** kann – wenn es ganzheitlich verstanden und bewusst als lebensgestaltendes Element eingesetzt wird – in all diese genannten Lebenssituationen eingreifen und zur Lernwirksamkeit und zur Lebensqualität beitragen. **Wir Lehrer können als Vorbilder mit unserer Einstellung und unserem eigenen Verhalten den Schülerinnen und Schülern dazu verhelfen.**

Konsequenzen für die Schule

Mit dieser Kampagne möchte die Arbeitsgruppe folgende praktische Massnahmen für eine physiologisch begründbare Prophylaxe gegen Haltungsbeschwerden und -schäden in der Schule anregen:
1. Reduktion der Dauer des konventionellen und monotonen Sitzens
2. Anpassung des vorhandenen Sitzmobiliars nach ergonomischen Aspekten:
   – Abstimmung der Stuhl- und Tischhöhe
   – Schrägstellung der Schreibfläche (je nach Tätigkeit auch $>16^0$)
   – Benutzung von Sitzhilfen (Sitzkeil, -kissen, Lendenrolle, Fussstütze)
   – Benutzung von Schreibhilfen (Pultaufsatz, Vorlagehalter)
3. Sukzessives Einführen von:
   – alternativen dynamischen und damit entlastenden Sitzarten
   – dynamischen Sitzgelegenheiten beisp. (Sitzball, Kniehocker «Balans», «Move», «Tendel»)
   – Alternativen zur sitzenden Tätigkeit (Stehen, Knien, Liegen)
4. Schaffen von Gelegenheiten zu Entlastungsstellungen und -bewegungen
   – im Sitzen, Knien, Liegen, Hangen
5. Verändern von statischen in dynamische Unterrichtsformen, als ganzheitlicher, lernwirksamer und damit **«bewegter Unterricht»**

6. Ermöglichen regelmässiger bewegter Unterrichtspausen durch:
   - genügend lange Pausendauer
   - anregende Pausenplatzgestaltung
   - Spiel- und Gleichgewichtsgeräte zum dynamischen Ausgleich
7. Vermehrte Akzentuierung der Haltungsproblematik im Sportunterricht:
   - Betonung des Muskel-Ausdauertrainings unter dem Aspekt «Körpererfahrung»
   - Anleitung zum «Stretching» verkürzter Muskelgruppen
   - Förderung der Gleichgewichtsfähigkeit durch vielfältige Bewegungsaufgaben
   - Einbezug korrekten Atmens während der körperlichen Leistung
   - Vermeidung einseitiger Spitzenbelastungen des wachsenden Körpers
8. Information der Eltern als begleitende Massnahme zur umfassenden Beeinflussung des Sitzverhaltens der Schülerinnen und Schüler bzw. als Beitrag zur Haltungsprophylaxe auch im Alltag
9. Regelmässige Selbst- und Fremdkontrolle des Sitzverhaltens während eines Tagesverlaufs, in und ausserhalb der Schule, in Verbindung mit Wissensvermittlung
10. Sensibilisieren der Lehrerschaft und der Eltern hinsichtlich ihrer Vorbildfunktion bezogen auf das dynamische Sitzverhalten

3. Ausblick

Die Leitidee dieser landesweiten Informationskampagne

Die langfristig vom SVSS geplante Kampagne für ein dynamisches Sitzen im Schulunterricht und im Alltag soll einen Beitrag leisten gegen die signifikant zunehmenden Rückenbeschwerden bei Kindern und Jugendlichen, im Zusammenhang mit der Sitzbelastung während der Schulzeit. Die Aktion richtet sich an alle Verantwortlichen im Rahmen des schulischen Erziehungsauftrages. Dabei verfolgt sie in der Umsetzung ihres integrativen Aspektes die didaktische Forderung **«Bewegung als Unterrichtsprinzip». Diese Kampagne soll so breit wie möglich abgestützt sein, auf verschiedenen Ebenen ansetzen und längerfristig wirken.**

Dezentralisierte Umsetzung

Eine erfolgreiche und anhaltende Wirkung im Rahmen der Schule ist nur gewährleistet, wenn das Bewusstsein für die Belastung im Sitzen bei Schulbehörden, bei Lehrerbildungsverantwortlichen, bei der Lehrerschaft, bei Eltern und auch bei Schülerinnen und Schülern gleichzeitig geweckt und als Verhaltensänderung überdauernd aufgebaut wird.

Dies bedingt aber, dass sich die Kampagne nebst zentraler Informationsmittel (wie Tages- und Fachpresse sowie Schweiz. Fortbildungs- und Informationsveranstaltungen) spezielle auf das Kantonsgebiet beschränkte resp. örtlich begrenzte, vielseitig vorhandene Informationskanäle (wie Tageszeitungen und Schulblätter) für ihre Verbreitung nutzbar macht.

Vernetzte Zusammenarbeit

Grundsätzlich hat jede Lehrkraft die Möglichkeit, durch einen dynamisch gestalteten Unterricht und sein Vorbildverhalten dem Sitzproblem bei Schülerinnen und Schülern entgegenzuwirken. Die Kräfte aller in diesem Problembereich sensibilisierten Leute können aber optimal genutzt werden, wenn sich engagierte Lehrerinnen und Lehrer innerhalb einer Schule oder eines Schulkreises gemeinsam mit dem verantwortlichen Schularzt absprechen und ihr Interesse an einem begleiteten Projekt anmelden. Durch die Kontaktnahme mit einem (speziell durch die Rheumaliga dafür ausgebildeten) Physiotherapeuten kann dann eine fachlich fundierte Information im Rahmen der Schule, des Schulkreises, der Schulpflege oder gar der Schulgemeinde geplant und durchgeführt werden. Dabei bietet das SVSS-Handbuch «Sitzen als Belastung – wir sitzen zuviel» diesbezüglich eine ideale Hilfe. Eine solch vielseitig getragene und damit umfassend wirkende Informationsaktion hat aber noch grössere Erfolgschancen, wenn sie in Verbindung mit den Schulbehörden ausgelöst wird und von ihnen gestützt ist. Damit können je nach Situation und Bedürfnis auch benötigte Mittel beantragt werden, um eine längerfristige Betreuung (beispielsweise durch den Schularzt resp. einen speziell dafür beauftragten Physiotherapeuten) sicherzustellen oder das Sitzmobiliar sinnvoll zu ergänzen.

Die ideale Unterstützung durch das Kantonale Erziehungsdepartement dürfte durch die bereits erfolgte zentrale Information gegeben sein. Im weiteren müsste geprüft werden, wo und wie laufende Konzepte und evtl. entsprechende Verantwortliche im Bereich der Rückenschulen (z.B. der Rheumaliga, der Vita oder der Migros) unterstützend oder ergänzend zu den unter der Schulhoheit stehenden Projekte für die Lehrerschaft beigezogen werden können.

Zentraler Informationsdienst

Die einzelnen evtl. örtlich begrenzten Projekte sollen sinnvollerweise über eine zentrale Stelle im Kanton (Kantonaler Lehrerverein, Kantonale Stufenvereinigung, Kantonale Lehrerkonferenz, Kantonales Sportamt oder Kantonales Erziehungsdepartement) koordiniert werden.

Darüber hinaus will aber auch der Dachverband der Schweizerischen Lehrerinnen und Lehrer (LCH) und der Schweizerische Verband für Sport in der Schule (SVSS) längerfristig gemeinsam folgende Dienste anbieten:
- Informationen in den Fachorganen (Schweiz. Lehrerzeitung, Sporterziehung in der Schule, Wir Eltern, Kant. Schulblätter)
- Zentrale Informationsstelle für Gutachten ergonomischen Sitzmobiliars (Gütesiegel) resp. für Bezugsquellen
- Angebot von kostengünstigen Sitzhilfen (Sitzbällen)
- Organisation von zentralen Fortbildungs- resp. Informationsveranstaltungen
- Zentrale Adressenkartei von Verantwortlichen laufender Projekte resp. von geeigneten Referenten
- Vertrieb didaktischer Hilfen für die Information von Schülern und Lehrern, wie z.B. Handbücher für Lehrer: «Sitzen als Belastung – wir sitzen zuviel» und «Bewegte Pausengestaltung», mit vielen Zeichnungen und Fotos zur Veranschaulichung guter Beispiele
- Vermietung eines Videofilmes mit beispielhaften Sequenzen aus der Unterrichtspraxis

Weitere geplante Massnahmen:

In einem 10-Punkte-Programm sind bereits folgende Massnahmen geplant:
1. Veröffentlichung eines Plakates zur Bewusstmachung der Sitzproblematik im Alltag, aufgrund eines Wettbewerbs in den verschiedenen Schulstufen
2. Herstellung und Ausstrahlung eines Videofilms, wenn möglich im Rahmen des Schulfernsehens DRS sowie evtl. im Sendegefäss «Familie und Bildung»
3. Angebote für günstige, ergonomische Sitzmöbel und Hilfsmittel zum Sitzen
4. Ergänzung des Handbuches mit einer Broschüre zum Thema «Aspekte zur Biomechanik des Sitzens»
5. Ergänzung des Handbuches mit einer Broschüre zum Thema «Bewegter Unterricht» und «Bewegte Pause»
6. Herausgabe eines Schwerpunktheftes der Schweizerischen Lehrerzeitung zum Thema «Bewegter Unterricht»
7. Konzeption von dezentralisierten Informationstagen zum Thema «Bewegter Unterricht» für Lehrerinnen und Lehrer
8. Aufbau von Referententeams für diese Informationstage
9. Organisation weiterer Kaderseminare durch den SVSS, auch mit spez. Akzenten
10. Erweiterung dieser Aktion auf den romanischen Sprachraum, im Falle eines positiven Echos in der Deutschschweiz

4. Dank und Hoffnung

Mit der Veröffentlichung dieses Handbuches hat die Autorengruppe eine arbeitsintensive aber sicher für alle befriedigende Arbeitsphase abgeschlossen. Ich möchte allen für ihren uneigennützigen Einsatz herzlich danken. Möge dieses Handbuch und die begleitende Informationskampagne in den Kantonen den Anstoss zu einem veränderten Unterrichtsverhalten der Lehrerschaft resp. zu einem bewussteren Lebensverhalten unserer Jugend geben und damit einen wesentlichen Beitrag zur Gesundheitsprophylaxe leisten.

Urs Illi

1. Bewusstes Sitzverhalten als Teilziel der Gesamterziehung

1.1 Haltungsschulung als integratives Unterrichtsprinzip

In der persönlichen Entwicklung jedes jungen Menschen nimmt die **Schule** neben der **Familie** einen wichtigen Platz ein.

Mit dem Schuleintritt übernehmen die Lehrer/Innen einen grossen Teil der Verantwortung für die ihnen anvertrauten Kinder. Diese Verantwortlichkeit beschränkt sich aber keineswegs nur auf die geistige Entwicklung des Kindes. Laut Lehrplan ist mit einer gezielten **Körper- und Haltungserziehung** auch die physische Entwicklung des Kindes zu fördern.

Stellt man dieses Bildungsideal den Aussagen von Schulärzten und Orthopäden gegenüber, so fragt man sich mit Recht, wo denn die Ursachen für die vielen Rückenbeschwerden bei Jugendlichen im Schulalter liegen.

Ein Blick in unsere Schulstuben führt uns die beiden Hauptübel deutlich vor Augen:

> Auch für die Schüler ist, wie vielerorts für die Erwachsenen, der sitzende Arbeitsplatz typisch geworden.

Monotonie anstelle von **Dynamik** macht sich in unseren Schulstuben breit.

Die Entwicklung vom «Spielkind» zum «Sitzkind» verläuft rasant.

> Die Arbeitsplatzgestaltung in unseren Schulen hinkt bezüglich Information und Realisierung den Möglichkeiten hinterher.

Ergonomische Schulmöbel, wie sie die Industrie schon heute anbietet, trifft man nur in wenigen Schulen an.

Viel öfter sieht man Schüler in vornübergeneigter Haltung an Flachpulten oder an falsch adaptierten Schulmöbeln arbeiten.

Als Konsequenz der gemachten Feststellungen sind die nachfolgenden Forderungen abzuleiten:

> - Körper- und Haltungserziehung in der Schule ist ein sehr komplexer Themenbereich, der entsprechendes Wissen, Verstehen und Handeln erfordert.
> - Als Teil der schulischen Gesamterziehung kann die Haltungsschulung nur dann Erfolg haben, wenn sie zum integrativen Unterrichtsprinzip erklärt wird.
> - Damit der Lehrer nicht überfordert ist, braucht er die ideelle und finanzielle Unterstützung der Eltern, Schulärzte und Schulbehörden.

Bewusstes Haltungsverhalten als integratives Unterrichtsziel

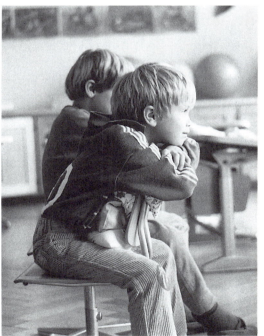

Ursachen für Rückenbeschwerden während der Schulzeit

Alternatives Sitzen zur Entlastung der Wirbelsäule als Haltungsschulung und integratives Unterrichtsprinzip

1.2 Thesen zur aktiven Prophylaxe vor Wirbelsäulenleiden – Erziehung zu bewusstem Sitzverhalten

● These 1 – Bedeutung der Lehrerpersönlichkeit

Haltungsverhalten des Lehrers als Vorbildfunktion

Als eine der wichtigsten Bezugspersonen des heranwachsenden Kindes muss der Lehrer **Vorbild** sein.

Seine Überzeugungen gelangen nicht nur über die Sprache an seine Schüler. Seine **Gesamthaltung** und seine **Körpersprache** unterstützen seine Argumentation und beeinflussen das Denken und Verhalten der Schüler.

Das **Haltungsverhalten des Lehrers** ist für die Schüler sehr aussagekräftig und wegweisend.

● These 2 – Bedeutung des Lernumfeldes

Individuelle Arbeitsplatzgestaltung

Ein intaktes Lernumfeld fördert das **physische und psychische Wohlbefinden des Kindes.**

Die Gestaltung des Klassenzimmers soll für alle Schüler behaglich sein und der jeweiligen Unterrichtssituation angepasst werden.

Der Arbeitsplatz des Schülers soll eine gewisse Individualität aufweisen und nicht zu einem sterilen «Normarbeitsplatz» verkümmern.

● These 3 – Bedeutung der Lernweise

Vom dynamischen Sitzen zu einem «bewegten» Unterricht

Unabdingbare Voraussetzung für effizientes und lustbetontes Lernen sind **ergonomisch optimal eingerichtete Arbeitsplätze** sowie ein fantasievoller, abwechslungsreicher Unterricht, der **verschiedene Arbeitsstellungen und somit Bewegungswechsel** zulässt.

2. Arbeitsplatz und Sitzhaltung

2.1 Grundforderungen zur Sitzergonomie

Den zentralen Gedanken zur Problematik des Sitzens in der Schule formulierte Spitzy (1926) in folgendem Zitat:
«Die Schulbank ist um so besser, je weniger das Kind drin sitzt!»

Trotz der Forderung nach weniger Sitzmonotonie und mehr Bewegung im Unterricht werden auch in Zukunft Pulte und Stühle das Bild unserer Klassenzimmer prägen. Es wird auch weiterhin vor allem sitzend geschrieben, gelesen, gebastelt usw.

Deshalb wird zu Recht gefordert:

> Haltungsveränderung
> - Der Arbeitsplatz des Schülers soll, wie später im Berufsleben, nach ergonomischen Gesichtspunkten eingerichtet werden.
> - Das Bewusstsein um die Bedeutung dieser Sitzergonomie soll vom Lehrer gezielt geweckt und gefördert werden.

Die **Ergonomie**, ein Wissenschaftszweig, der sich seit ungefähr 1950 mit dem Verhalten, den Reaktionen und den Belastungen des Menschen am Arbeitsplatz beschäftigt, hat seither zu einer wesentlichen Verbesserung der Schulmöbel geführt. Konstruktionsbedingte Fehlbelastungen des Haltungsapparates sollten so vermieden und eine normale Wirbelsäulenentwicklung begünstigt werden.

Dabei gilt es aber, nicht zu vergessen:

> Auch das idealste Mobiliar kann dem Schüler eine aktive, aufrechte Sitzhaltung nicht abnehmen.
> Diese physiologische Sitzhaltung muss unter kundiger Anleitung gelernt, kontrolliert und korrigiert werden und zu einem richtigen Sitzverhalten hinführen.

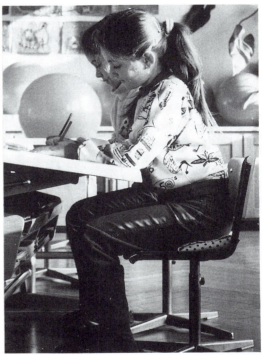

Sitzergonomie auch in der Schule

Die physiologische Sitzhaltung muss durch gezielte Information und Kontrolle ins Bewusstsein des Kindes wachsen

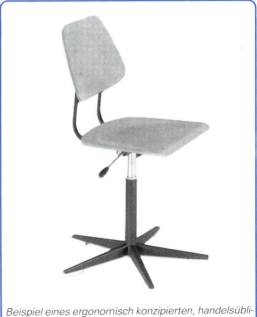

Bewusstes Sitzverhalten muss gelernt werden

Beispiel eines ergonomisch konzipierten, handelsüblichen Schulstuhles

2.2 Anforderungsprofil an den Schulstuhl

Ein physiologisch richtiger Stuhl für Schüler kann niemals bloss ein verkleinerter Erwachsenen-Stuhl sein – der wäre der kindlichen Wirbelsäule nicht angepasst.

Verantwortungsvolle Eltern, Lehrer und Schulärzte fordern daher mit Recht **Schulstühle, die zu einer gesunden Wirbelsäulenentwicklung beitragen.**

Der ideale Schulstuhl ermöglicht ein dynamisches Sitzen

> Der ideale Arbeitsstuhl in der Schule soll trotz starrer Sitzfläche Veränderungen in der Sitzhaltung ermöglichen. Diese Dynamik, die sich als vordere, mittlere und hintere Sitzposition beschreiben lässt, ermöglicht damit ein dynamisches Training der Muskulatur.

Sitzfläche

① Die **Sitzfläche** ist grundsätzlich horizontal oder bis maximal 5° nach vorne geneigt. Sie muss eine rutschfeste Oberfläche haben.

② Die **Vorderkante der Sitzfläche** muss abgerundet sein, um Druckstellen am Oberschenkel zu vermeiden.

③ Die **Tiefe der Sitzfläche** ist so zu bemessen, dass zwischen Kniekehle (bzw. Unterschenkel) und Vorderkante der Sitzfläche genügend Spielraum (etwa 5–10 cm) vorhanden ist.

Lehne

④ Die **Rückenlehne** muss der Körperform angepasst, in vertikaler und horizontaler Richtung gewölbt und in der Höhe verstellbar sein.

⑤ In Schreib- und Lesehaltung soll die Lehne den Rücken in Form eines nicht federnden, aber beweglichen **Lendenbausches** in Höhe des Beckenrandes (Übergang Kreuzbein-Lendenwirbelsäule) abstützen.

Unterkonstruktion und Höhenverstellung

⑥ Die **Beinfreiheit** soll durch die Unterkonstruktion möglichst wenig eingeschränkt werden.
Beste **Standfestigkeit** garantieren 5-Stern-Fuss- oder Kufenmodelle.

⑦ Die Art der **Höhenverstellung** soll dem Alter und den Längenunterschieden der Schüler angepasst werden:

4-Kant-Schlüssel > Fixe Einstellung
Drehgriff
Griffschraube } Variable Einstellung
Gaslift

Der ideale Schulstuhl

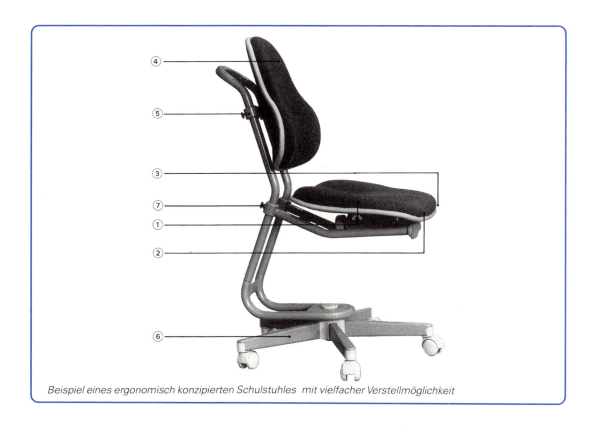

Beispiel eines ergonomisch konzipierten Schulstuhles mit vielfacher Verstellmöglichkeit

2.3 Anforderungsprofil an das Schulpult

Das Pult dient in erster Linie als **Arbeitsfläche**.

Nur am **Schrägpult mit mindestens 16°-Neigung** kann der Wunsch «halte dich gerade» vom Auge und von der Wirbelsäule ausdauernd befolgt werden. Mehrere Studien von Augenärzten und Arbeitsphysiologen haben gezeigt, dass die aufrechte physiologische Haltung erst bei verstärkter Tischschräge von 16° ideal eingenommen wird und während der ganzen Schreibaufgabe konstant bleibt.

Das «Schreiben mit der Nase» wird seltener, und durch überanstrengte Augen- und Nackenmuskeln verursachte Kopfschmerzen lassen sich weitgehend vermeiden.

Tischfläche

① Die **Tischplatte** muss mittels einfacher Mechanik um mind. 16° schrägstellbar sein. Dabei ist darauf zu achten, dass sich die Arbeitshöhe beim Neigen von 0° auf 16° und zurück nur unwesentlich verändert.

② Eine **rutschfeste Oberflächenbeschaffenheit** soll das Abrutschen von Heft oder Buch in Schrägstellung verhindern, so dass eine Leiste, die denselben Zweck erfüllen würde, überflüssig ist. Die Oberfläche sollte zudem reflexfrei sein und nur geringen Kontrast zum Schreibpapier bieten.

③ Die **Ablagefläche** für Schreibzeug soll so beschaffen sein, dass dieses auch bei einem Winkel von 16° nicht vom Tisch rollt (Materialschalen oder Materialrille).

Unterkonstruktion und Höhenverstellung

④ Die **Beinfreiheit** soll weder durch die Stellung der Pultbeine, noch durch allfällige Verstrebungen oder Fächer zur Unterbringung von Büchern und Mappen eingeschränkt werden.

⑤ Die **Mappenunterbringung** kann seitlich (Mappenhaken) oder vor den Knien (Tablar) geschehen. Gute Lösungen bieten auch Klapp- und Kastenpulte. Neben der Beinfreiheit ist auf bequeme Zugänglichkeit zu achten.

⑥ Die **Höhenverstellung** ist für eine Anpassung an die individuellen Schülergrössen unerlässlich. Am besten eignen sich Pulte mit fest umlegbaren Höhenverstellkurbeln, die eine stufenlose Höhenregulierung erlauben.
Wünschbar wäre eine Höhenverstellung, die auch das **Arbeiten im Stehen** (z. B. beim Experimentieren oder Basteln) ermöglichen würde.

Das ideale Schulpult ist verwendbar als:
— Flachpult
— Schrägpult
— Stehpult

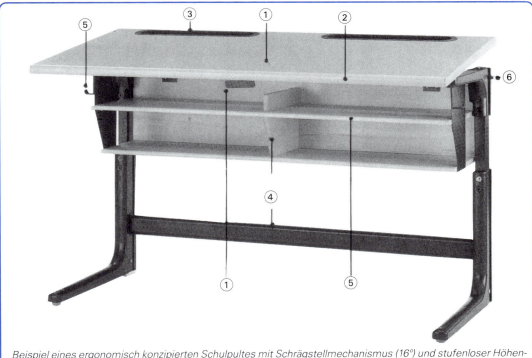

Das ideale Schulpult

*Beispiel eines ergonomisch konzipierten Schulpultes mit Schrägstellmechanismus (16°) und stufenloser Höhenverstellung. In gleicher Ausstattung auch als **Einer-Schüler-Pult**!*

2.4 Checkliste für die richtige Auswahl und Anpassung von Stuhl und Pult

① Sitzhöhe / Höhenverstellung
Beide Füsse müssen den Boden vollständig berühren. Dabei sollen die Kniegelenke in einem Winkel von 90° gebeugt sein.

② Sitztiefe (Stuhlnorm) / Sitzflächenkante
Die Rückseite des Unterschenkels darf den Sitz nicht berühren. Zwischen der Unterseite der Oberschenkel und dem Sitz an dessen Vorderkante darf keine Berührung bestehen, damit kein Druck auftritt.

③ Lehnenhöhe / Lendenbausch
Die bewegliche Stuhllehne soll den Rücken in Lese- und Schreibhaltung am Beckenrand abstützen und darf dort nicht federn. Dabei wird der Drehpunkt der Rückenlehne auf der Höhe des Beckenrandes eingestellt.

④ Pulthöhe / Höhenverstellung
Die Ellbogenspitze soll sich leicht unter der waagrecht gestellten Tischplatte befinden.

⑤ Pulthöhe / Pultunterkonstruktion
Zwischen Oberschenkel und Pultunterbau muss ausreichend Spielraum verbleiben.

⑥ Tischplattenneigung / Schrägstellmechanismus
Die Tischplatte soll in Schreib- und Lesehaltung auf mind. 16° schräggestellt sein.

Stuhl und Pult sind stets als ergonomische Einheit zu kontrollieren:
Damit das Höhenverhältnis zwischen Sitz- und Arbeitsfläche optimal auf das einzelne Schulkind abgstimmt werden kann, muss zuerst der Stuhl und erst nachher das Pult eingestellt werden!

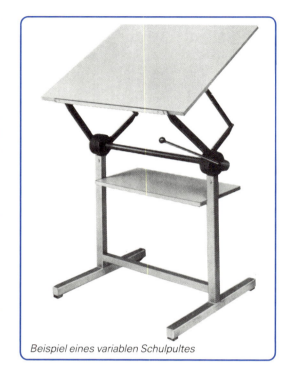

Beispiel eines variablen Schulpultes

Kontrolle von Stuhl und Pult als ergonomische Einheit

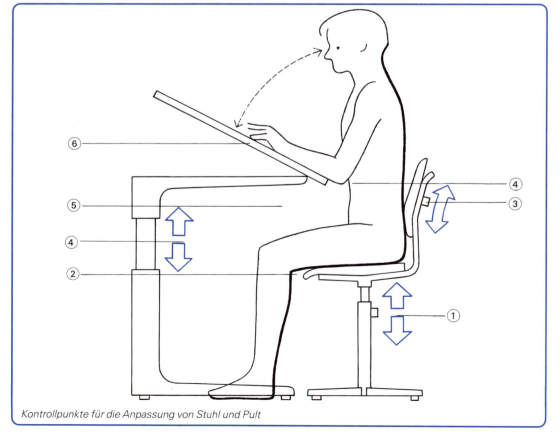

Kontrollpunkte für die Anpassung von Stuhl und Pult

28

2.5 Physiologische Sitzhaltung bei korrekter Mobiliaranpassung

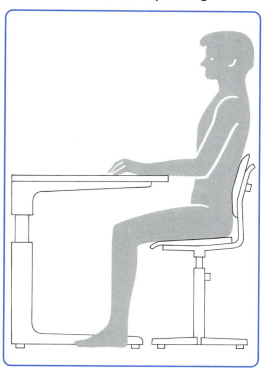

Hintere Sitzposition:
Korrekte und gesunde Hörhaltung bei richtig eingestellten Tisch- und Stuhlhöhen.

Physiologische Sitzhaltung am Flachpult mit Hilfsmitteln

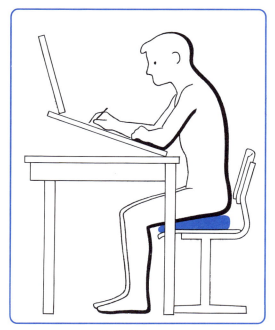

Mobiliaranpassung als Voraussetzung für physiologisches Sitzen

Vordere Sitzposition:
Ideale Lese- und Schreibhaltung mit sehr gutem Sichtwinkel bei Verwendung von Spreukissen oder Sitzkeil und Schrägpultaufsatz mit 16°-Neigung.

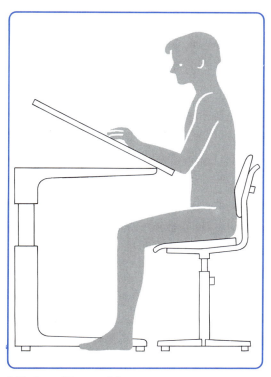

Mittlere Sitzposition:
Ideale Lese- und Schreibhaltung mit sehr gutem Sichtwinkel am Schrägpult mit mindestens 16°-Neigung.

2.6 Unphysiologische Sitzhaltungen bei fehlerhafter Mobiliaranpassung

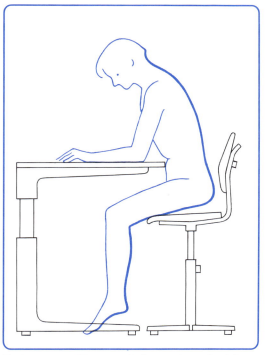

Zwingt zum Sitzen auf die vordere Stuhlkante, ohne Rückenstütze und Entlastung der Beine.

Die Verantwortung der Lehrerschaft für die Sitzergonomie in der Schule

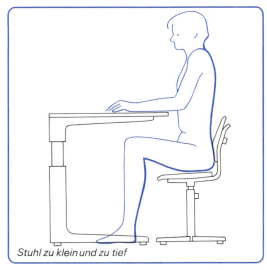

Sitzfläche zu klein, eingeengter Unterleib und falsche Höhe der Rückenlehne.

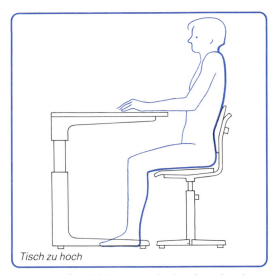

Verkrampfte Haltung mit hochgedrückten Schultern.

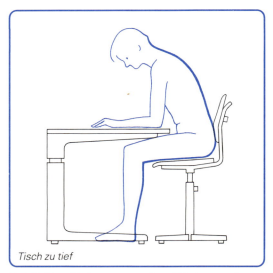

Gebückte Haltung, runder Rücken, eingeengter Unterleib.

2.7 Folgerungen für die Sitzergonomie in unseren Schulen

- **Lehrer** sollen sich stets für die Beschaffung ergonomisch konzipierter Schulmöbel einsetzen:
  - stufenlos höhenverstellbare Schulpulte mit Schrägstellung von mindestens 16°
  - Schulstühle mit einfacher Höhenverstellung (Drehgriff oder Gaslift) und anatomisch geformter Rückenlehne als Lendenbausch

- **Lehrer** sollen die Schulmöbel mindestens zweimal jährlich nach der Checkliste den sich im Wachstum befindlichen Schülern anpassen:
  - Immer zuerst den Stuhl, dann das Pult anpassen
  - Korrekt angepasste Stühle mit dem Namen des Benützers versehen; Stühle nicht mehr austauschen

- **Lehrer** sollen sich bei der Möblierung von Fachräumen wie Zeichen- und Werkräume, Handarbeits- und Hauswirtschaftszimmer, Sprachlabor, Computer- und Maschinenschreibzimmer usw. für zweckmässiges Mobiliar einsetzen:
  - Stühle mit einfacher individueller Anpassung mittels Drehgriff oder Gaslift
  - Den Arbeitsabläufen angepasste Tischhöhen und Schrägstellung
  - Verwendung von Vorlagehalterungen

- **Lehrer** sollen sich wegen den Grössenunterschieden innerhalb der Klassen für individuelle Lösungen einsetzen:
  - Anschaffung und Verwendung von Einzel-Schülerpulten wenn immer möglich
  - Anschaffung und Verwendung verschiedener Stuhlgrössen

- **Lehrer** sollen sich im Sinne einer umfassenden Prophylaxe für die Verwirklichung ergonomisch konzipierter Hausaufgabenplätze einsetzen:
  - Aufklärung und Beratung der Eltern

3. Sitzhaltungen im Unterricht

In unseren Schulen herrscht immer noch ein erhebliches Defizit an Information über die **Bedeutung der Haltungsprophylaxe im Sitzen** und deren praktischer Durchsetzung. Folgende Thesen fordern Massnahmen für eine verbesserte Rückenhygiene in der Schule.

● **These 1 – Bedeutung von Hilfsmitteln für alternatives Sitzen und Alternativen zum Sitzen**

Mit dem gezielten Einsatz **einfacher und kostengünstiger Hilfsmittel** können bestehende Unzulänglichkeiten beim Mobiliar als Ursache schlechter Sitzhaltungen ausgeglichen werden:

▶ **Sitzkissen** und **Sitzkeil** als nach vorne geneigte Sitzflächen
▶ **Sitzball (Physioball)** und **Sitzschaukel** als labile Sitzflächen
▶ **Spreukissen** und **Gymnastikmatten** als Alternativen zum Sitzen
▶ **Pultaufsatz** mit 16° geneigter Schreibfläche als Alternative zum Flachpult

● **These 2 – Bedeutung von Entlastungshaltungen und Entlastungsbewegungen**

Fehlende physische Voraussetzungen und mangelndes Haltungsbewusstsein der Schulkinder können durch ein **besseres Verständnis für optimale Lernvoraussetzungen** bzw. durch einen entsprechend «**bewegten**» **Unterricht** zu einem gewohnheitsmässig guten Sitzverhalten führen:

▶ Tolerieren von **Entlastungshaltungen beim Arbeiten** als Entlastung der ermüdeten Haltungsmuskulatur
▶ Durchführen und Tolerieren von **Entlastungsbewegungen** zur Verbesserung der Ausdauerfähigkeit der das Becken aktiv haltenden Rumpfmuskulatur, der Ernährung der Bandscheiben und der Tiefenatmung

3.1 Hilfsmittel für alternatives Sitzen und Alternativen zum Sitzen

Sitzkissen/Spreukissen

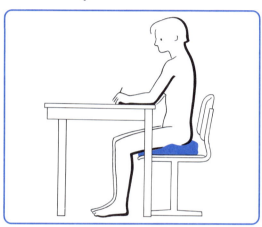

⊕
▶ einfach selbst herzustellen und kostengünstig
▶ vielseitig verwendbar für Entlastungshaltungen und Alternativen zum Sitzen
▶ durch nach vorne geneigte Sitzfläche wird der Rundrücken aufgerichtet

Sitzkeil

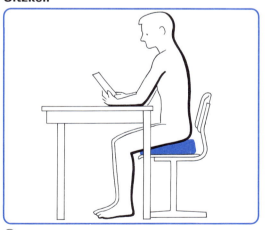

⊕
▶ kostengünstiges Hilfsmittel ermöglicht aufgerichtetes, aktives Sitzen

⊖
▶ benötigt rutschfesten Stoff- oder Plastiküberzug als Schutz vor Verunreinigung und mechanischer Abnützung

Mehr Information über Haltungsprophylaxe in der Schule

Sitzhilfen, einfach herzustellen

«Bewegter» Unterricht als Beitrag zur Rückenhygiene

Toleranz für individuelles Sitzverhalten

Alternatives Sitzen ist preiswert und gesund

Sitzball/Physioball/Therapieball

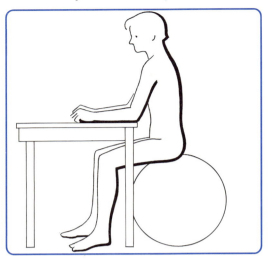

⊕
- kostengünstige echte Alternative zum herkömmlichen Stuhl
- labile und federnde Unterlage fördert ausgezeichnet das dynamische Sitzen mit grossem Hüftwinkel
- sehr geeignet für Gleichgewichts- und Entlastungsübungen

⊖
- verschiedene Grössen notwendig
- Raumbedarf für Lagerung
- mechanische Abnützung durch spitze Gegenstände

Sitzschaukel/Kniehocker

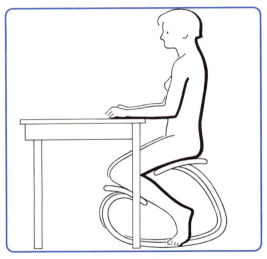

⊕
- sehr gut geeignet als Alternative zum herkömmlichen Stuhl
- nach vorne geneigte Sitzfläche ermöglicht aufgerichtetes, aktives Sitzen
- grosser Hüftwinkel ermöglicht freie Atmung
- Schaukelbewegung fördert die Ernährung der Bandscheiben und entlastet ermüdete Haltungsstrukturen

⊖
- noch zu hohe Kosten für Schulgebrauch
- Belastung der Kniegelenke bei vorbestehender Knieaffektion möglich und somit bei «Kniepatienten» ungeeignet

Pultaufsatz

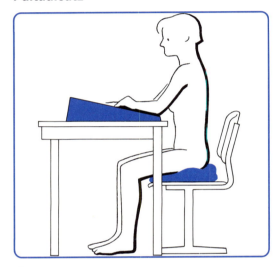

⊕
- einfach selbst herzustellen und kostengünstig
- 16° geneigte Schreibfläche ermöglicht gesunde Schreib- und Lesehaltung bei optimalem Sehabstand
- zusätzliche Vorlagehalterung vermeidet schmerzhafte Verspannungen der Nackenmuskulatur und ungesunde Vorneigung des Kopfes beim Lesen

⊖
- relativ hohe Kosten für industriell gefertigte Produkte
- Platzbedarf für Lagerung

Gymnastikmatte und Spreukissen

Alternative zum Sitzen

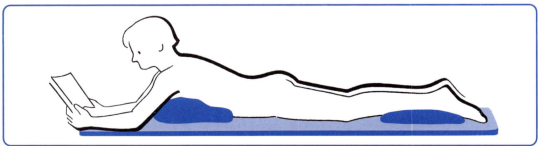

⊕
▶ Alternative zum Sitzen auf dem Stuhl, besonders geeignet bei Einzelarbeiten, Stillbeschäftigungen usw.
▶ geringere Haltungsbelastung im Liegen als im Sitzen

⊖
▶ relativ hohe Kosten, wenn nicht evtl. ältere Turnmatten verwendet werden
▶ Platzbedarf für Lagerung und Benützung

3.2 Entlastungshaltungen im Unterricht

● **Entlastungshaltungen** beruhen auf der physikalischen Gesetzmässigkeit, dass jedes Vergrössern der Unterstützungsfläche zur Entlastung des Körpers – speziell der Wirbelsäule – beiträgt.

▶ Dabei können **Stuhl** und **Pult,** aber auch die bereits erwähnten Hilfsmittel **Kissen, Keil** und **Ball** helfen, die natürliche Form der Wirbelsäule auch im Sitzen beizubehalten, sofern sie richtig eingesetzt werden.

▶ Die **Einfachheit und Nützlichkeit von Entlastungshaltungen** sollte möglichst viele LehrerInnen motivieren, deren Anwendung gezielt zu fördern.

▶ Das **Tolerieren von Entlastungshaltungen** und deren **bewusste Integration in den Unterrichtsablauf** ermöglichen neue abwechslungsreiche Unterrichtsformen und fördern die Konzentrationsfähigkeit der Schüler.

● **Phasen der Entlastung** sollten bewusst über den ganzen Tag verteilt in den Unterricht integriert werden.

Die **Poster 1–3** zeigen **geeignete Entlastungshaltungen** der drei häufigsten Schultätigkeiten:

① **Entlastungshaltungen beim Schreiben**
② **Entlastungshaltungen beim Lesen**
③ **Entlastungshaltungen beim Zuhören und Sprechen**

3.3 Entlastungsbewegungen im Unterricht

● Unter **Entlastungsbewegungen** versteht man die bewusste Unterbrechung der Monotonie der Sitzhaltung aktiver oder passiver Art bei stereotyper Überbeanspruchung, Überforderung des Bewegungsapparates – speziell der Wirbelsäule.

Bedeutung der Entlastung

▶ **Aktive Entlastungsbewegungen** haben zum Ziel, **mit sanften harmonischen Gegenbewegungen** die durch die aufrechte Haltung im Sitzen einseitig monoton belasteten Strukturen des Bewegungsapparates zu entlasten.
Dabei muss auf die physiologischen Bedingungen in den Bandscheiben Rücksicht genommen werden, um diese nach langandauerndem Bewegungsmangel nicht zu schädigen.

Aktive und passive Entlastungsmassnahmen in einem «bewegten» Unterricht

▶ **Passive Entlastungsstellungen** erzielen **durch Abgabe grosser Teile des Körpergewichtes auf Unterstützungsflächen** eine wohltuende passive Dehnung der verspannten Rumpfmuskulatur und eine Entlastung der Bandscheiben vor einseitigem Druck.

▶ Entlastungsbewegungen können vom Lehrer **gezielt im Klassenverband** oder nach erfolgter Instruktion **von den Schülern spontan** je nach Bedürfnis angewendet werden.

● Entlastungsbewegungen sollten in ihrem **Bewegungsumfang** immer den ganzen Körper erfassen und durch eine bewusste **Tiefenatmung** unterstützt werden.

Die **Poster 4 und 5** zeigen **geeignete Entlastungsbewegungen** im Unterricht:
④ **aktive Entlastungsbewegungen**
⑤ **passive Entlastungsstellungen**

Hinweis für die Anwendung von Poster 1–5:
Die ohne Text versehenen Zeichnungen sollen zum gemeinsamen Erproben anregen. Diese können durch bisher dargelegte ergonomische Erkenntnisse und durch Erfahrung gewonnene Hinweise ergänzt werden.

① **Entlastungshaltungen beim Schreiben**

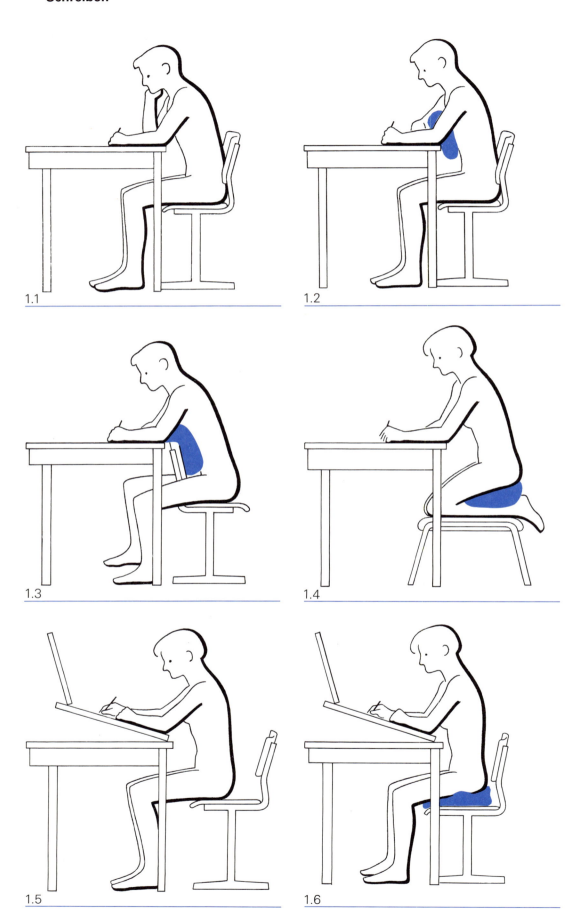

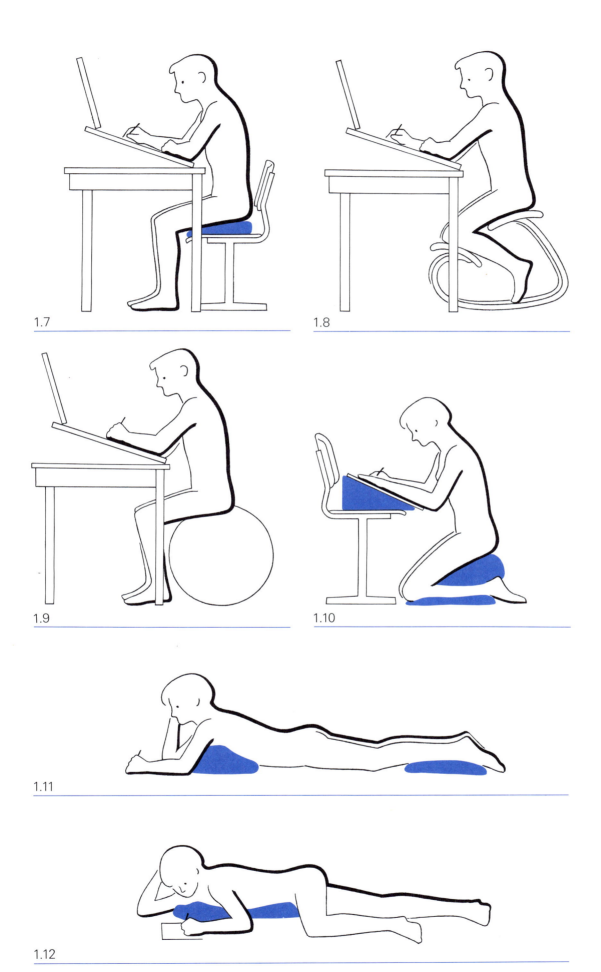

1.7

1.8

1.9

1.10

1.11

1.12

② **Entlastungshaltungen beim Lesen**

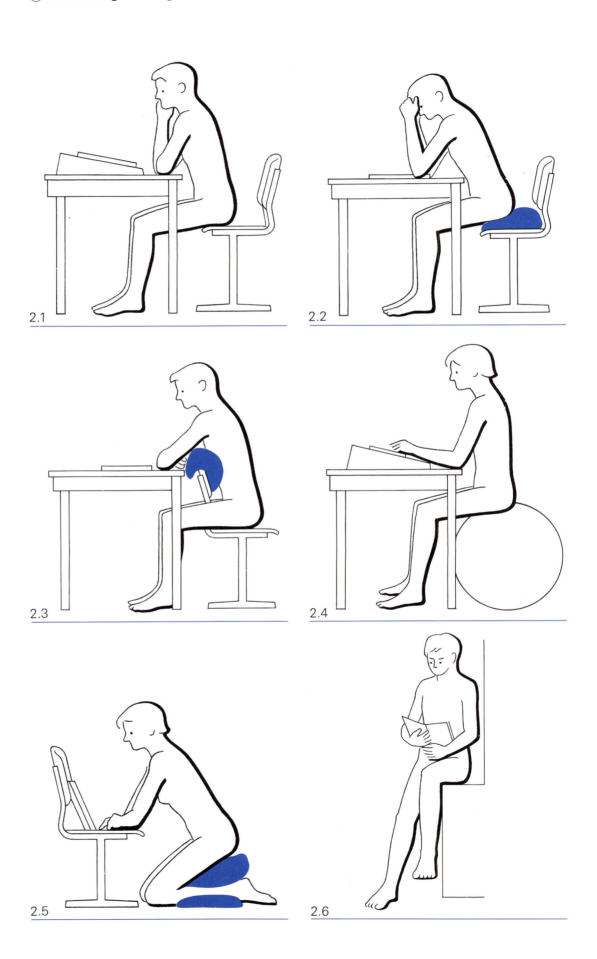

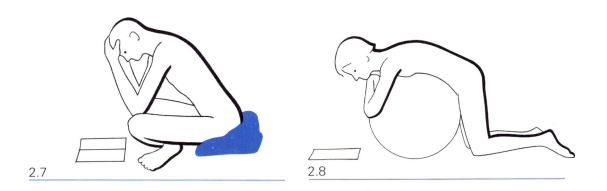

2.7

2.8

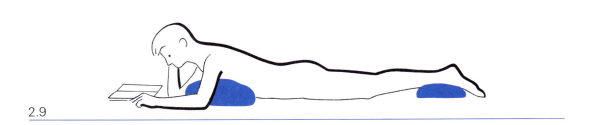

2.9

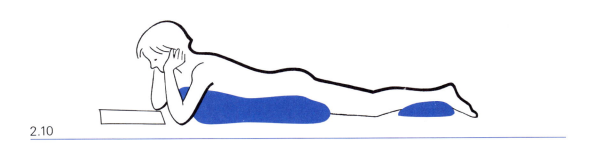

2.10

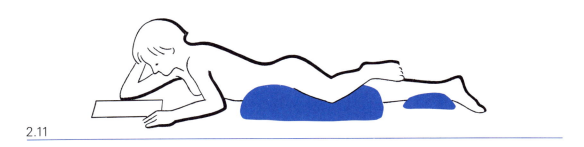

2.11

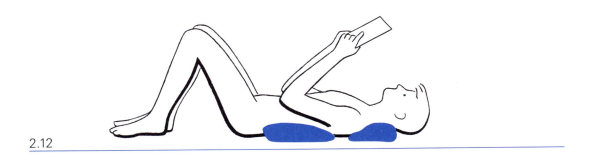

2.12

③ Entlastungshaltungen beim Zuhören und Sprechen

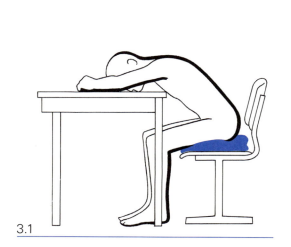
3.1

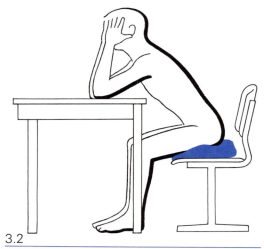
3.2

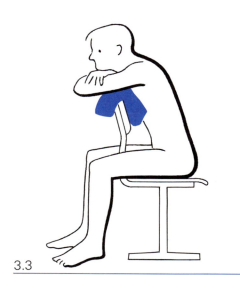
3.3

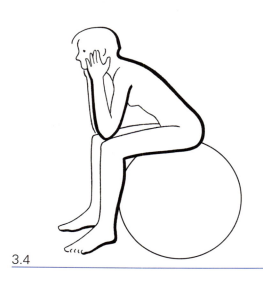
3.4

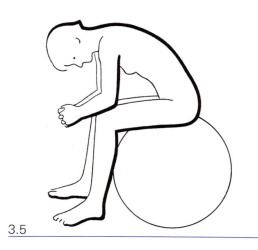
3.5

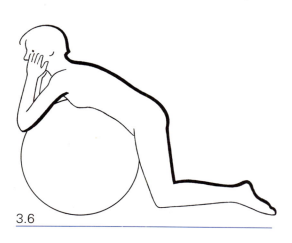
3.6

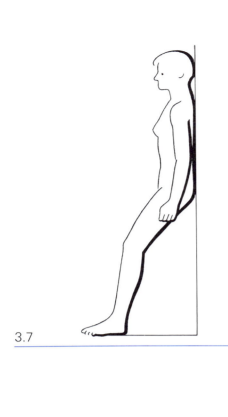

3.7

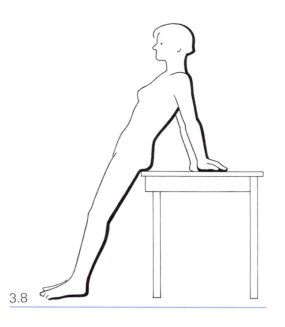

3.8

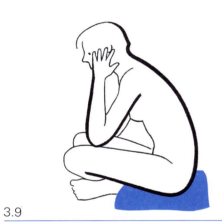

3.9

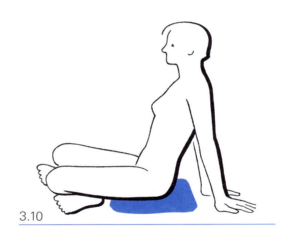

3.10

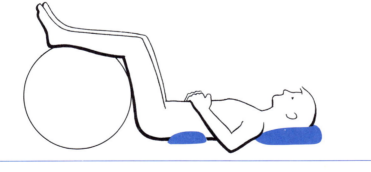

3.11

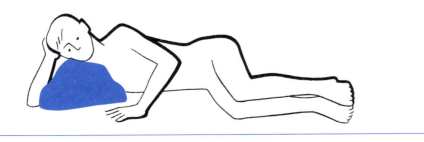

3.12

④ **Aktive Entlastungsbewegungen**

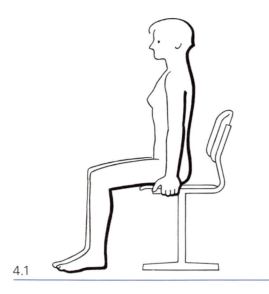
4.1

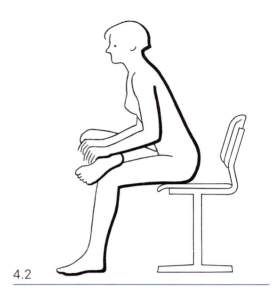
4.2

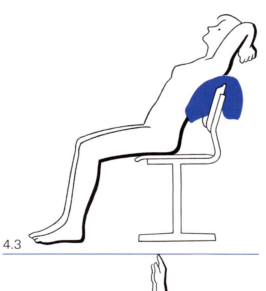
4.3

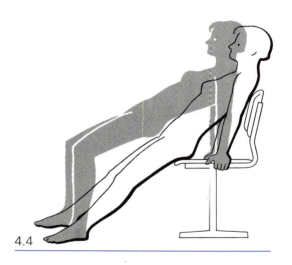
4.4

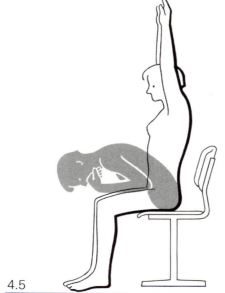
4.5

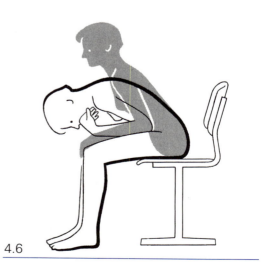
4.6

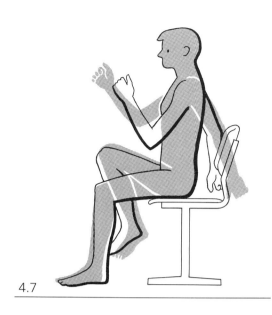

4.7

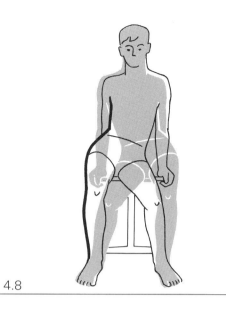

4.8

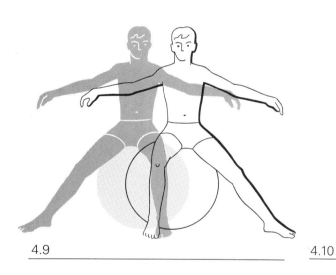

4.9

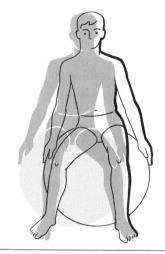

4.10

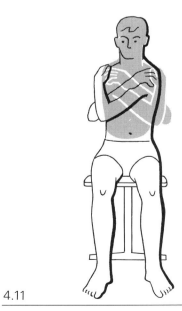

4.11

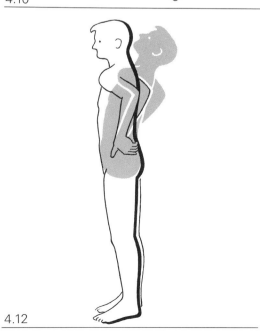

4.12

⑤ Passive Entlastungsstellungen

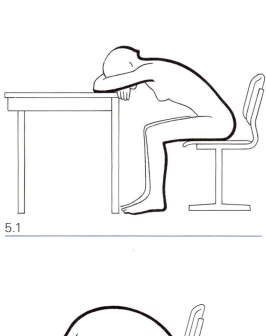

5.1

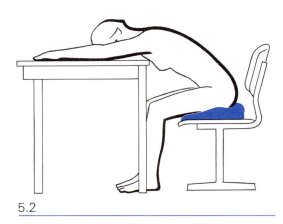

5.2

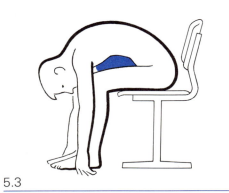

5.3

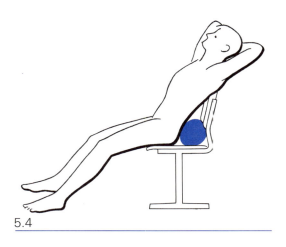

5.4

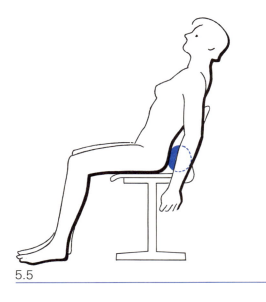

5.5

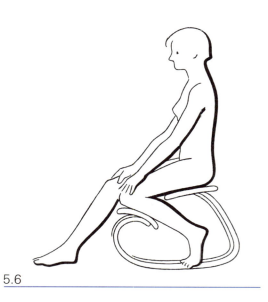

5.6

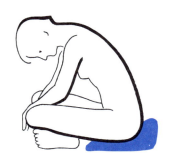

5.7

5.8

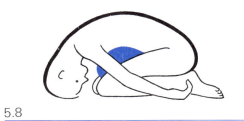

5.9

5.10

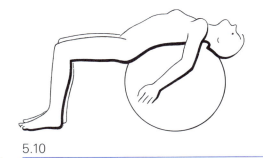

5.11

5.12

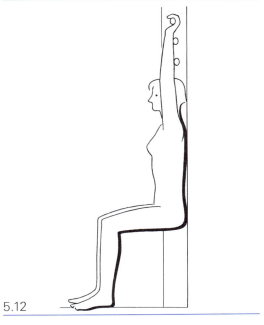

4. Praxisbeispiele im Schulunterricht

4.1 Ein Schulmorgen in einer Unterstufen-Zweiklassenabteilung

08.00: Einstimmung mit Bewegung

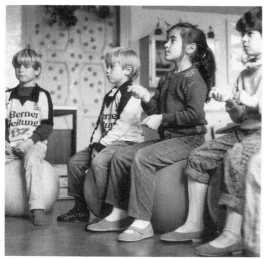

Die Schüler dürfen zum Stundenbeginn zwei Minuten auf den Bällen hopsen. Die Füsse «kleben» dabei am Boden.

▶ Spontanes Bewegungsbedürfnis wird befriedigt.

▶ Aufbau einer guten Haltung durch Aktivierung der Haltungsstrukturen.

08.02–08.30: Erarbeitung einer Sprachübung

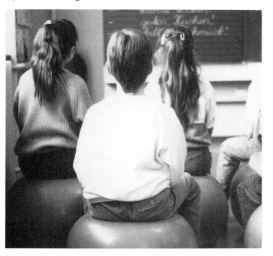

Mündliche Erarbeitung erfolgt auf Sitzbällen sitzend.

▶ Konzentration wird durch die von der labilen Sitzfläche des Balles geforderte aktive Sitzweise hergestellt.

Bewegte Einstimmung

▶ Freie Atmung unterstützt die Sprechtechnik.

08.30: Repetition der neueingeführten Rechnungen und Besprechen des Arbeitsblattes

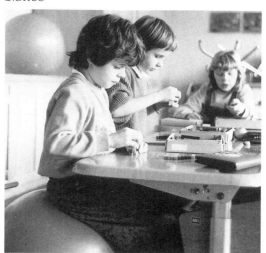

Mit den Bällen zurück zum eigenen Platz

▶ Tolerieren von individuellen Entlastungshaltungen auf Ball oder Stuhl.

Bewusste aktive Sitzhaltung

08.45–09.15: Lösen des Arbeitsblattes und individuelle Leseaufgabe

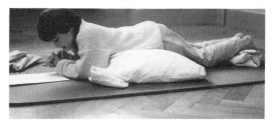

45

Während dieser halben Stunde kann jeder Schüler einen vorbereiteten Lesetext lesen, der auf einer Matte bereitliegt. Schüler bewegen sich ganz leise, damit niemand gestört wird.

▶ Möglichkeit, sich bei geringer Haltungsbelastung optimal auf den Lesetext zu konzentrieren.

Die neue Klasse übt Lesen oder Rechnen:
zu zweit
oder ganze Klasse zusammen

▶ Tolerieren von Entlastungshaltungen auf dem Fussboden fördert die individuelle Lernbereitschaft.

Entlastungsstellung beim Lesen

09.15–09.30: Die andere Klasse kommt neu dazu

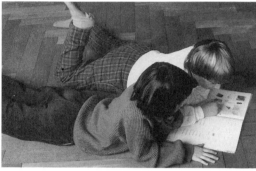

10.15–10.45: Sachunterricht / Stillbeschäftigung

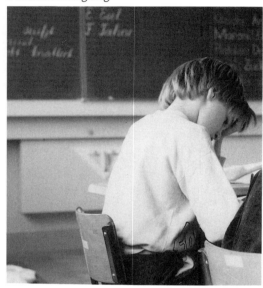

Beide Klassen versammeln sich im hintern Teil des Schulzimmers (genügend Platz); stehend:
Wir singen drei bekannte Lieder.
Wir tanzen ein bekanntes Tänzchen.
Schneidersitz: Ein neues Lied wird eingeführt. Der Refrain wird klatschend begleitet.

Geistige und körperliche Arbeit im Wechsel

▶ Singen und Tanzen mit rhythmischer Begleitung als sehr gute Möglichkeit von Entlastung und Ganzkörpertraining.

▶ Soziales Wohlbefinden durch Wechsel von geistiger und körperlicher Arbeit.

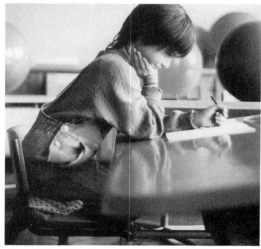

09.30–09.45: Die alte Klasse ist noch schriftlich beschäftigt

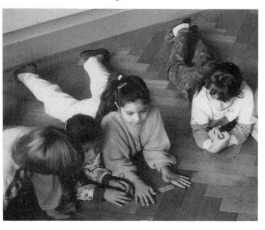

Neue Klasse – Sachunterricht:
Je nach Thema auf dem Boden / stehend / auf Bällen

Alte Klasse – Stillbeschäftigung
Schüler können Sitzpositionen auf ihren Stühlen selber wählen. Werden die Positionen gewechselt, geschieht dies ganz leise, um die andere Klasse nicht zu stören.

▶ Tolerieren von alternativen Sitzpositionen und Förderung des spontanen Sitzverhaltens.

10.45–11.00: «Gschichtli» weiterhören

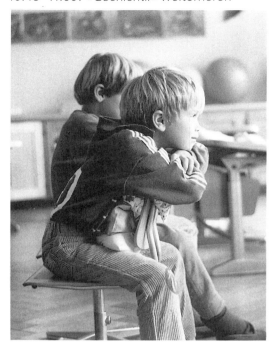

Die Bälle bleiben vorne liegen, jedes geht zu seinem Platz. Während der Geschichte sind verschiedene Hörhaltungen erlaubt.

▶ Möglichkeit zur passiven Entlastung der Haltungsstrukturen.

11.05–11.25: Die neuen Begriffe aus dem Sachunterricht lesen und üben

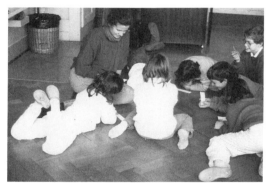

Die Schüler kauern, knien, sitzen oder liegen auf dem Fussboden!

▶ Dynamik im Unterricht und im Haltungsverhalten.

11.25–11.45: Stillbeschäftigung

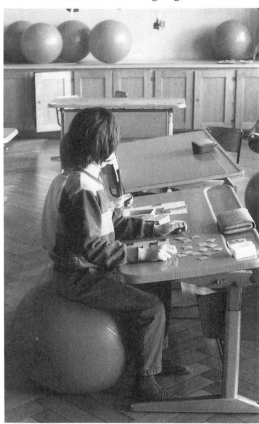

Entlastungsstellung beim Zuhören

Auf den Bällen sitzend

▶ Ideale Sitzposition am Schrägpult auf labiler Sitzfläche.

Lernen in entspannter Atmosphäre

11.45: Unterrichtsschluss

Bälle versorgen
Klasse geht nach Hause

4.2 Alternatives Sitzen und Alternativen zum Sitzen auf der Mittel- und Oberstufe

Bewusstes Sitzverhalten auch im Wachstumsalter

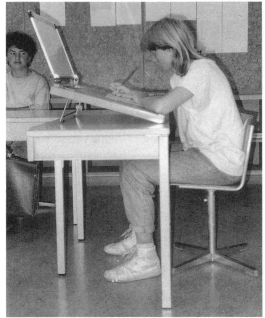

Schreiben/Lesen in korrekter vorderer Sitzhaltung mit Pultaufsatz.

Variante:
- Kissen oder Sitzkeil
- Sitz auf vorderem Stuhlrand
- Kopfabstützung

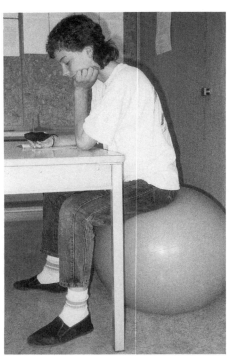

Schreiben/Lesen mit Sitz auf Physioball mit Kopfabstützung.

Variante:
- Verwendung von Keil oder Pultaufsatz zur Optimierung des Sehabstandes
- Dynamisches Sitzen durch Entlastungsbewegungen auf dem Ball

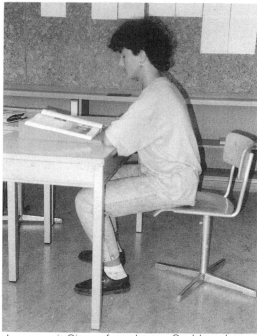

Lesen mit Sitz auf vorderem Stuhlrand. Sitzkeil als geneigte Buchunterlage.
Variante:
- Kissenpolsterung an der Pultkante bei vornübergeneigter Lesehaltung mit Kopfabstützung

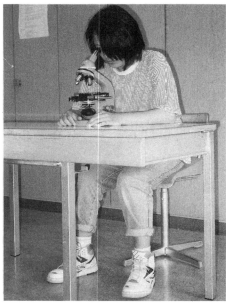

Korrekte vordere Sitzhaltung mit Sitzkeil beim Mikroskopieren.

Variante:
- Hirsekissen
- Sitz auf vorderem Stuhlrand
- Sitz auf höhenverstellbarem Hocker
- Wichtig, dass öfters entspannende Gegenbewegungen durchgeführt werden

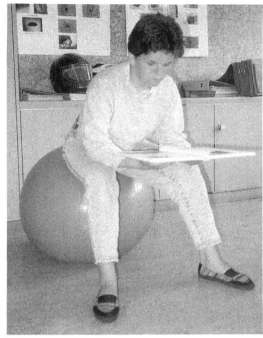

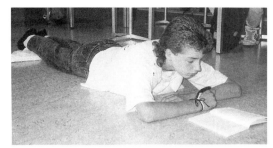

Lesen in Bauchlage mit Kissenunterstützung von Brust und Fussrist.

Variante:
- Liegen auf Gymnastikmatte
- Seiten- oder Halbseitenlage mit Kopfabstützung

Lesen im Kutschersitz auf dem Physioball.

Variante:
- aufrechter Sitz auf dem Sitzball

Lesen in Entlastungsstellungen

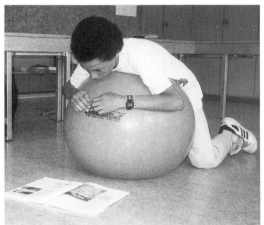

Lesen im Liegen auf Sitzball, Kinn abgestützt

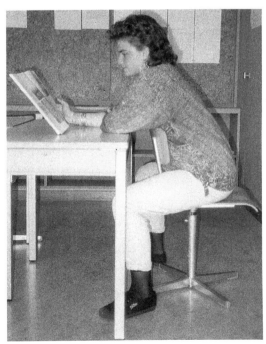

Lesen/Schreiben mit Sitz auf dem umgekehrten Stuhl.

Variante:
- Kissenpolsterung und Kopfabstützung bei vornübergeneigter Lesehaltung

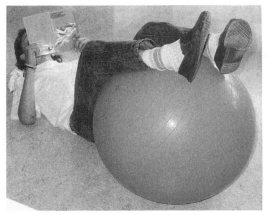

Lesen in Rückenlage mit Kissenunterstützung von Hals- und Lendenwirbelsäule. Beine liegen auf Sitzball auf.

Variante:
- Beine liegen auf Stuhlsitzfläche auf

4.3 Unterrichtssituationen auf der Mittel- und Oberstufe

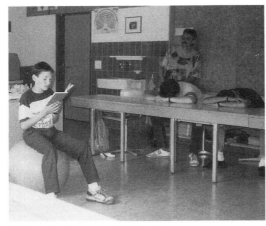

Vorlesehaltung auf Sitzball.
Zuhörhaltung mit auf Pultfläche abgelegtem Oberkörper.

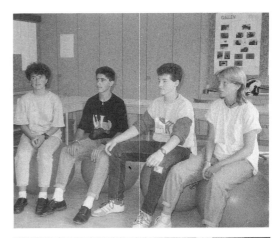

Die Unterrichtsweise bestimmt die Arbeitshaltung

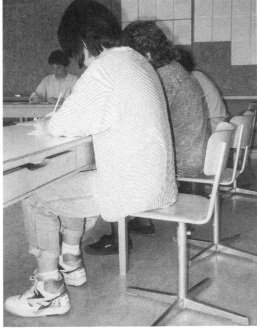

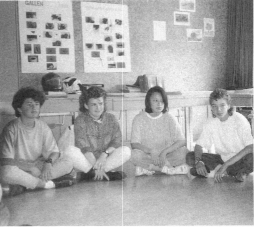

Klassengespräch/Diskussion im Schneidersitz auf Hirsekissen oder Sitz auf Physioball.

Sitzhaltung auf dem vorderen Stuhlrand beim Schreiben.

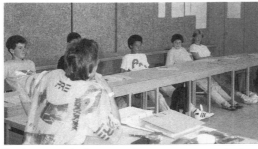

Entlastungshaltung mit ganz vorgeschobenem Becken, ausgestreckten Beinen und locker hängenden Armen beim Zuhören.

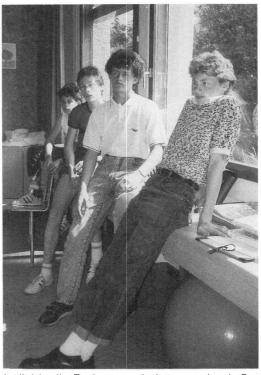

Individuelle Entlastungshaltungen durch Gewichtsabgabe auf Unterstützungsflächen bei einer Filmbetrachtung.

4.4 Entlastungspause mit einer Oberstufenklasse

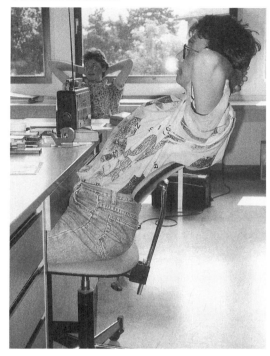

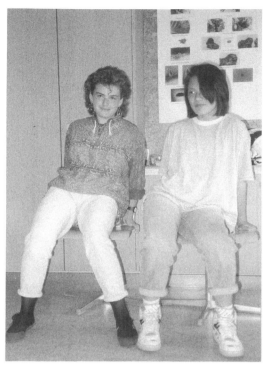

Vorbildwirkung des Lehrers bzw. der Lehrerin

«Beckenschaukeln»:
Hüftisolation abwechselnd nach links und rechts vor den stützenden Armen; je 5× links/rechts.

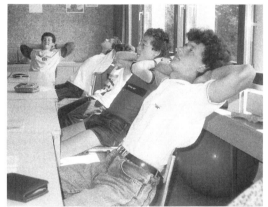

«Brustkorbdehnung»:
In Dehnstellung 4× ein- und ausatmen; 2× wiederholen.

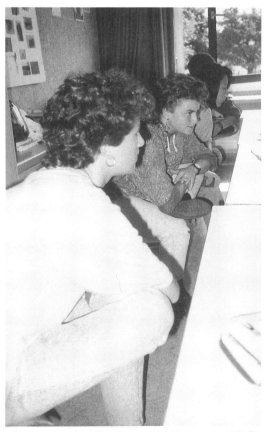

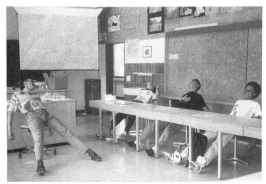

Passive Entlastung: Vorschieben des Beckens an den vorderen Stuhlrand; Beine ganz ausgestreckt; Arme locker hängen lassen; ca. 20″ verharren.

«Dehnung der Gesäss- und äusseren Hüftmuskulatur»: jede Seite während ca. 20″ dehnen.

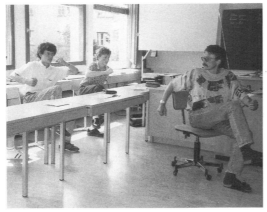

«Schinkenlaufen»:
Vor- und Zurückwandern mit den Sitzhökkern auf der Sitzfläche durch wechselseitiges Pendeln mit Armen und Beinen; mehrmals wiederholen, vor und zurück.

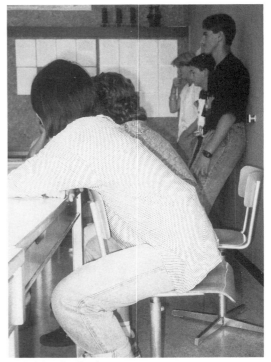

Individuelle Entlastungspause:
Bewusste Kontrolle der Atmung.

Rückbeugen der Wirbelsäule zur Entlastung der Bandstrukturen

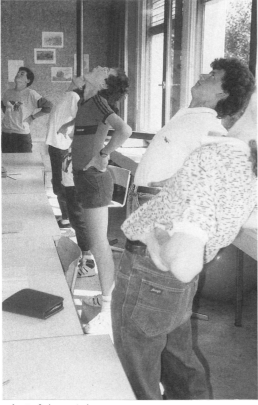

«Autofahrerdehnung»:
Aus dem aufrechten Stand den Oberkörper langsam zurückneigen; Hals lang ziehen; Hände stützen auf dem Becken; ab Hüfte bleibt am gleichen Ort; mehrmals wiederholen.

4.5 Gegensatzerfahrungen zum Erspüren der physiologischen Sitzhaltung

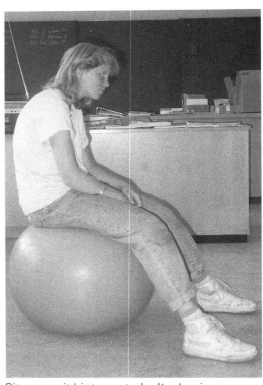

Sitz zu weit hinten; starke Kyphosierung der Lenden- und Brustwirbelsäule.

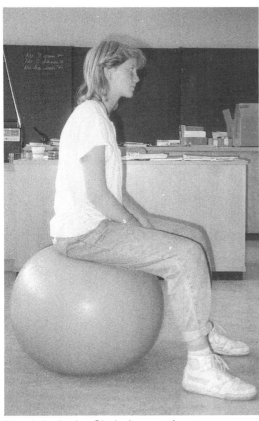

Physiologische Sitzhaltung mit grossem Hüftwinkel und aktiv gehaltenem Becken.

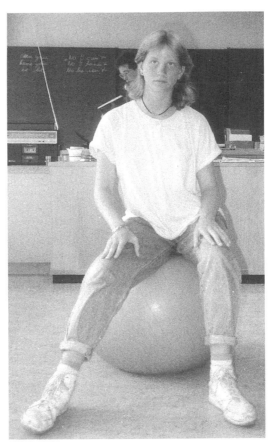

Erspüren der Mitte

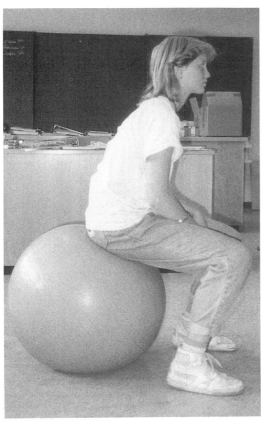

Sitz zu weit vorne; Position ist mit grosser Kraftanstrengung verbunden.

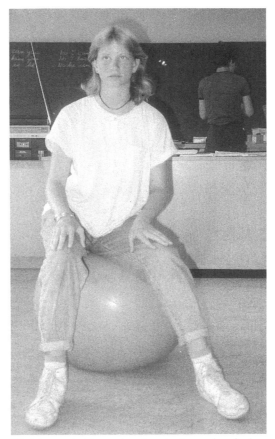

Gleichgewichtssuche durch abwechselnde Hüftisolation nach links und rechts, vor und zurück und kreisende Beckenbewegungen.

Vorbereiten des Arbeitsplatzes

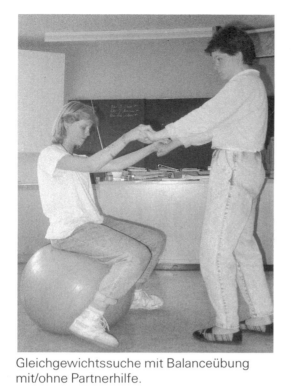

Gleichgewichtssuche mit Balanceübung mit/ohne Partnerhilfe.

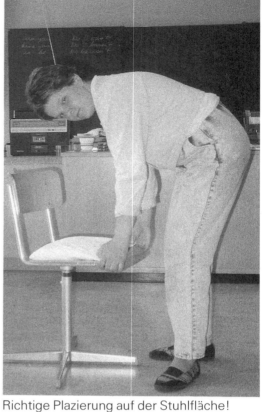

Richtige Plazierung auf der Stuhlfläche!

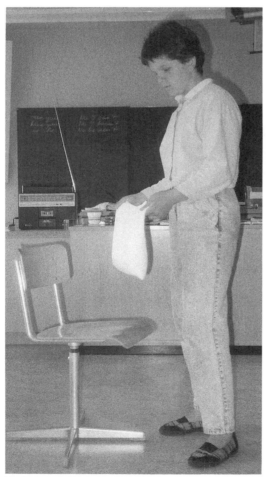

Vorbereitung für das Sitzen auf dem Hirsekissen:
Füllmaterial soll nach hinten fliessen!

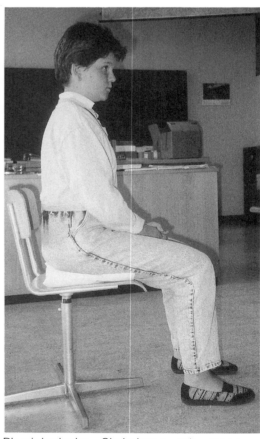

Physiologische Sitzhaltung mit grossem Hüftwinkel und aktiv gehaltenem Becken.

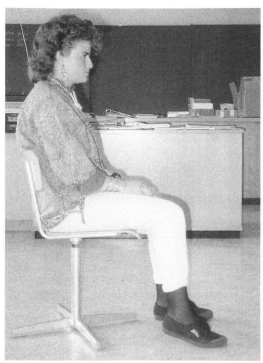
Mittlere Sitzposition mit Beckenrandabstützung.

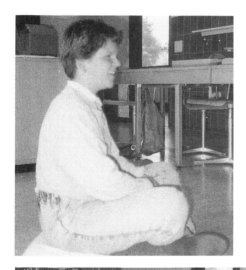

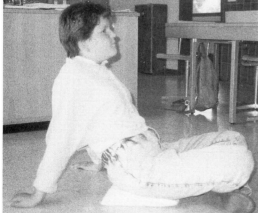
Physiologische Sitzhaltungen im Schneidersitz auf Hirsekissen.

Das Hirsekissen fordert ein gesundes Sitzverhalten heraus

Verwendete Literatur

(1) Baumgartner H.: *Sitzhaltung und Arbeitsplatz. Aus: Zschr. Forum R Nr. 9, S. 4 u. 5, August 1987*

(2) Berquet K.-H.: *Sitz- und Haltungsschäden – Auswahl und Anpassung der Schulmöbel. Georg Thieme Verlag, 1988*

(3) Brügger A.: *Gesunde Körperhaltung im Alltag. Eigenverlag, 2. Aufl., 1988*

(4) Diethelm M.: *Schulmöbel – Schularztdienst des Kantons St. Gallen, Moosbruggstrasse 11, 9001 St. Gallen*

(5) Grandjean E., Hünting W.: *Sitzen sie richtig? – Sitzhaltung und Sitzgestaltung am Arbeitsplatz. Bayrisches Staatsministerium für Arbeit und Sozialordnung, 1983*

(6) Zürcher H. P.: *Ratgeber für eine bessere Körperhaltung. Publikation der Metewi AG, 4417 Ziefen, 1986*

(7) Müller D.: *Sitzordnungen – Physiologische und pädagogische Aspekte. Diplomarbeit Physiotherapieschule Luzern, 1988*

(8) Senn E., Menschel M.: *Entlastungsstellungen und -übungen gegen die monotone Sitzbelastung. Skript Schule für Physiotherapie Zürich, 1983*

(9) Schlumpf U., Schönen U.: *Schone deinen Rücken, Merkblatt Nr. D 108, Schweiz. Rheumaliga Zürich*

(10) Weckerle K.: *Wir sitzen zu viel...! Unterrichtshilfe Nr. 10, Turninspektorat Schaffhausen, 1986*

(11) Wotzka G.: *Eine neue Wissenschaft – Gesundes Sitzen in der Schule, Publikation der Embru-Werke, Rüti*

Weiterführende Literatur

(1) Baud B.: *Leben mit der Bandscheibe. Huber Verlag Bern, 1979*

(2) Brügger A.: *Gesunde Körperhaltung im Alltag. Eigenverlag, 2. Aufl., 1988*

(3) Klein-Vogelbach S.: *Ballgymnastik zur funktionellen Bewegungslehre. Springer Verlag, 2. Aufl., 1985*

(4) Klein-Vogelbach S.: *Funktionelle Bewegungslehre. Springer Verlag, 3. Aufl., 1984*

(5) Kost F.: *Volksschule und Disziplin – Aus der Zürcher Schulgeschichte zwischen 1830 und 1930. Limmat Verlag 1985*

(6) Ritter M.: *Bewusste Körperschulung – Das Übungsprogramm für die Wirbelsäule. Mosaik Verlag, 1987*

(7) Senn E., Albrecht K.: *Stretch – Die aktive Ruhe. Sphinx Verlag, 1986*

(8) Spring H., Illi U., Kunz H-R., Röthlin K., Schneider W., Tritschler T.: *Dehn- und Kräftigungsgymnastik.*
Thieme Verlag, 3. Auflage 1990

1. Haltungsförderung im Sportunterricht

> **Die Voraussetzungen für eine physiologische, bewusste Haltung im Alltag können im Sportunterricht geschaffen werden**
>
> **Fehlhaltungen sind mit geeignetem Ganzkörpertraining aktiv korrigierbar**

Mittel dazu sind:
- der Abbau von unnötiger Muskelspannung
- die Entlastung von überbeanspruchten Körperpartien, Gelenken und Muskelgruppen
- das Dehnen verkürzter Muskelpartien
- das Kräftigen erschlaffter Muskelgruppen für ausdauernde Haltefunktionen
- die Schulung der Koordination und des Körperbewusstseins

Die Schulung kann in allen **Lektionsteilen** erfolgen, also sowohl in der Einleitung als auch im Hauptteil sowie im Ausklang einer Lektion.

Bezüglich der **Unterrichtsmethoden** sind keine Grenzen gesetzt. Eine Abweichung von einer allzu starren Form des Haltungsturnens im herkömmlichen Sinn ist jedoch begrüssenswert. Es geht dabei aber nicht darum, haltungsfördernde Übungen in Frage zu stellen, sondern diese in einer motivierenderen Form zu präsentieren.

So können z.B. konventionelle haltungsfördernde Übungen durch spielerischen Partnerkontakt, Miteinbezug eines Gerätes und Bewegungsaufgaben aufgelockert werden.

Ihr vorbeugender und heilender Gehalt bleibt dabei erhalten. Durch Variation von Grundübungen hat der Lehrer die Möglichkeit, zielgerichtet zu schulen, ohne dem Schüler das Gefühl von endlosen Wiederholungen zu geben. Die Freude am Erleben, die gerade das (kindliche) Spiel auszeichnet ist dabei die beste Voraussetzung, um eine gute Ausführung der Haltungsübungen zu gewährleisten.

Bei der **Auswahl von Spielen** sollte bedacht werden, dass sich bestimmte Spielformen und Sportspiele besser als andere zur Formung der aufrechten Haltung eignen. Als Beispiele positiver Art seien hier genannt: Volleyball, Sitzball, Ball über die Schnur, Brennball, Basketball, Badminton. Dies sind alles Spiele, die den Körper in die Höhe strecken und in die Weite bewegen.

Für bereits haltungsschwache Kinder sind Spiele wie Tischtennis, Soft- oder Eishockey eher weniger geeignet, da die Kinder bereits in der Ausgangsposition in gebückter Stellung sind (speziell die grossgewachsenen Kinder).

> Eine ausgewogene Vielfalt von sportlicher Ganzkörperaktivität mit angepasster Belastung ermöglicht die Ausformung einer gesunden Wirbelsäule.

2. Spannungsabbau und Entlastung

Gegenbewegungen zur Entlastung

Wechsel zwischen Spannung und Lösung

Bsp. Dehnung verkürzter Muskeln

> **Um eine Bewegung optimal ausführen zu können, muss der Mensch zuerst von unnötigen psychischen und physischen Spannungen befreit werden**

Der Abbau von **psychischen Spannungen** ist wichtig, weil diese einen direkten Einfluss auf die Grundspannung der Muskulatur einerseits sowie der Lernbereitschaft andererseits haben.

Durch den Abbau von psychischen Spannungen werden die Voraussetzungen geschaffen, die die Schulung des Bewusstseins für den eigenen Körper und dessen Funktionen ermöglichen. Hierzu gehört im wesentlichen das Spüren und Erfahren von Bewegungsmöglichkeiten, vom Wechsel zwischen Spannung und Lösung, von Entspannung und Ruhe sowie von fliessender Atembewegung.

Die Verspannung gewisser Muskelgruppen kann auch **physischen** Ursprungs sein. So kann eine falsche Haltung, die über längere Zeit eingenommen wird, zu einer einseitigen Beanspruchung der Muskulatur führen. Dies kann unter Umständen Verkürzungen gewisser Muskelgruppen bewirken, die oft auch schmerzhaft sind.

Ein Beispiel hierfür ist die Nackenmuskulatur, die bei Überbeanspruchung mit einem erhöhten Grundtonus und später mit Verkürzung reagiert. Dadurch löst sie den bekannten Lesekopfschmerz aus (siehe auch Kapitel 7: Biomechanik des Sitzens).

Wie können überbeanspruchte Strukturen entlastet werden?

Eine Entlastung kann **passiver** oder **aktiver** Art sein, indem entweder im Liegen oder Sitzen (Rumpf-)Gewicht auf eine breite Unterlage abgegeben wird (passive Entlastung) oder durch eine aktive Veränderung der Körperposition einseitige Belastungen reduziert werden.

Beispiele zur Entlastung:
Passive Strukturen, die meist auf Zug belastet sind, können entlastet werden, indem man Gegenbewegungen ausführt, die sie von diesem Zug befreien

Um beispielsweise das hintere Längsband der Wirbelsäule, das bei einer vornehmlich runden Sitzhaltung fortwährend gedehnt wird, zu entlasten, muss die Wirbelsäule nach hinten gebogen werden (Abb. 1 und 2). Der Zug auf das hintere Längsband wird dadurch verringert, währenddem das vordere, das oft durch eine runde Gewohnheitshaltung verkürzt ist, gedehnt wird. Dies gilt auch für die Längsbänder im Nackenbereich (Abb. 3).

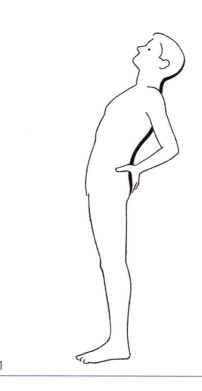

1

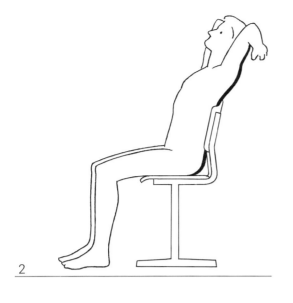

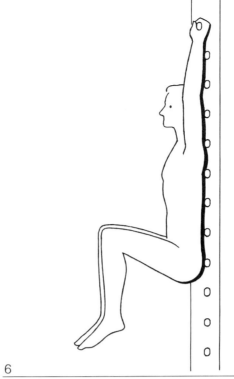

Hangen zur Entlastung der Bandscheiben

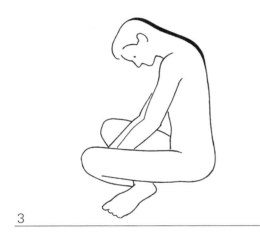

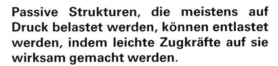

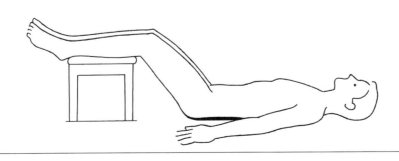

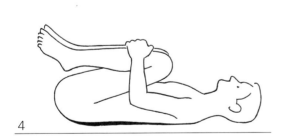

Passive Strukturen, die meistens auf Druck belastet werden, können entlastet werden, indem leichte Zugkräfte auf sie wirksam gemacht werden.

Die Zwischenwirbelscheiben sind hierfür ein klassisches Beispiel: Als dämpfender und Bewegungen ermöglichender Bestandteil der Wirbelsäule wird die Bandscheibe oft recht grossen Druckbeanspruchungen ausgesetzt (siehe auch Kapitel 7: Biomechanik des Sitzens). In Rückenlage mit angezogenen Beinen wird der Druck, der im Bereich der Lendenwirbelsäule auf die Bandscheiben wirkt, um ein Vielfaches gegenüber im Stehen verringert (Abb. 4 und 5). Wird die Wirbelsäule sogar noch leicht auseinandergezogen, wie dies durch einen Partner oder eine hängende Haltung geschehen kann (Abb. 6), so wird die Bandscheibe noch stärker entlastet. Dies gilt auch für Strukturen wie den Gelenksknorpel.

Eine Muskelgruppe wird entlastet, indem eine Haltung eingenommen wird, bei der die betreffenden Muskeln nur noch minimal beansprucht werden. Es ist ihr dadurch die Möglichkeit gegeben, sich zu entspannen.

So erhält z.B. die Rumpfmuskulatur die Möglichkeit, sich zu entspannen, wenn der Rumpf flach in Bauch- oder Rückenlage abgelegt wird. Die Nackenmuskulatur kann sich entspannen, wenn der Kopf mit der Stirn (auf einem Tuch) aufgestützt wird.

Ein allgemein zu hoher Muskeltonus wird auf das notwendige Mass reduziert, indem allgemeine entspannende Massnahmen ergriffen werden. Dies kann z.B. die Zufuhr von Wärme (Bad) oder eine Massage sein.

Hier einige **Beispiele,** um muskuläre Spannungen auf spielerische Art abzubauen:

Raupe:
Ohne Gebrauch der Arme auf dem Rücken in Richtung Kopf kriechen. Bewegung im Becken auslösen (Abb. 7).

Personenslalom:
Auch zwischen den Beinen durchkriechen, mit kleinen Abständen oder sich bewegenden «Slalomstangen».

Berührfangis:
Zu zweit einander vis-à-vis; jeder versucht, durch Berühren der Kniekehlen (oder des Rückens oder des rechten Fusses) des Gegenübers Punkte zu erzielen und gleichzeitig eine Berührung durch den anderen zu verhindern.

Ballmassage:
In Bauchlage rollt der/die PartnerIn einen Gymnastikball massierend auf dem Rücken mit kleinen kreisenden Bewegungen und variierendem Druck.

Siamesische Zwillinge:
Zu zweit Rücken an Rücken stehen oder sitzen. Den Druck auf verschiedenen Ebenen des Rückens variieren. Sich auch Rücken an Rücken durch den Raum und über Hindernisse verschieben.

Liegefangis:
In Rückenlage, zum Aufstehen auf den Bauch kehren.

Plakatzeichner:
Zu lockerem Hüpfen und Federn verschiedene Muster mit den Händen zeichnen. Auch mit einem Spiegelbild.

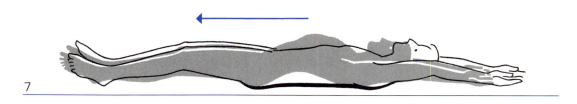

7

3. Dehnen

> **Langandauerndes, gleichförmiges und passives Sitzen vermindert die Beweglichkeit.**
>
> **Muskelverkürzungen verhindern die freie Einnahme einer physiologischen und aufrechten Haltung.**

Durch Dehnen verkürzter Muskelgruppen, Sehnen und Bänder wird die Voraussetzung für eine physiologische Haltung geschaffen. Durch Fehlhaltungen beim Sitzen verkürzen sich am häufigsten die folgenden tonischen Muskelgruppen:

(a) die Hüftbeugemuskulatur
(b) die Brustmuskulatur
(c) die kurze Nackenmuskulatur
(d) die Sitzbein-Unterschenkelmuskulatur

Die folgenden Bewegungsaufgaben haben eine spezifische Dehnfunktion für die oben angesprochenen Muskelgruppen:

3.1 Dynamische Dehnübungen

☐ Mit den Hüften einen grossen Kreis um einen Ball ausführen (a), (b), (d).

☐ Einen Ball aus dem Fersensitz beidhändig hoch über den Kopf rückwärts werfen. Ball lange begleiten (c), (d).

Abb. 8: Mit grossen Ausfallschritten (wie mit Siebenmeilenstiefeln) durch den Raum gehen (a).

Abb. 9: Brücke im Schulterstand (a), (c).

Abb. 10: Bauchlage, Arme seitwärts neben den Schultern aufgestützt. Hochdrücken des Oberkörpers. Das Becken muss unbedingt auf dem Boden liegen bleiben (a), (b).

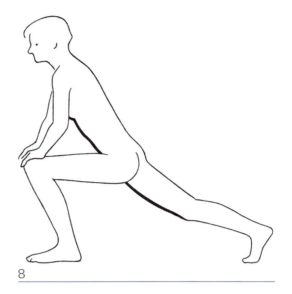

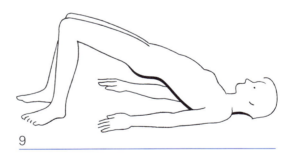

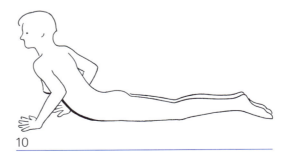

Abb. 11: Mit angezogenen Beinen an der Sprossenwand hangen. Dabei auch ganz kleine Kreise machen (b), (d).

Abb. 12 und 13: Im Schneidersitz mit einer oder beiden Händen der Wirbelsäule vom Hals her nachtasten. Das gleiche von unten. Das Becken ist aufgerichtet! (b), (d).

Abb. 14 und 15: Im Päckli schaukeln vom Gesäss zu den Schultern oder von einer Seite zur anderen und zurück (c), (d).

Abb. 16: «Fechten» mit dem Stab im grossen Ausfallschritt (a).

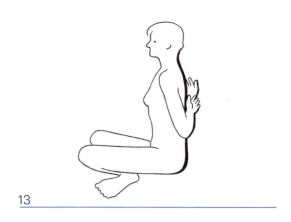
13

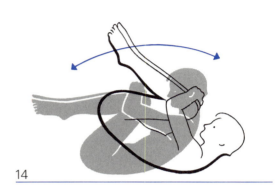
14

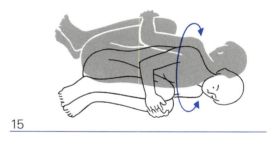
15

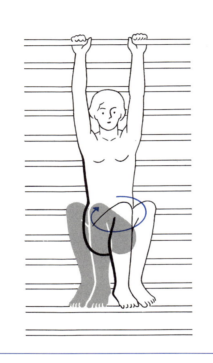
11

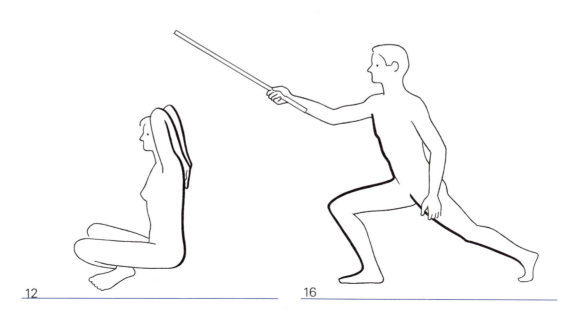
12 16

3.2 Aktive Dehnübungen mit Stab und Partnerbezug

Abb. 17: Zu zweit den Stab in der Vorhalte beidhändig fassen. Vom Kopf her bis zur Hocke mit rundem Rücken einrollen. Fersen bleiben dabei am Boden (c), (d).

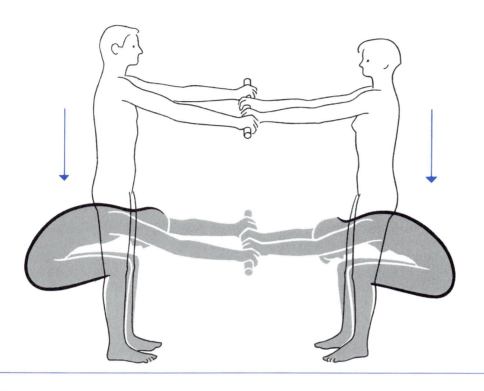

17

Satellit

Abb. 18: Zu zweit Rücken an Rücken im Sitz (Schneidersitz, Grätschsitz, Kurzsitz etc.) den Stab beidhändig in der Hochhalte längs oder quer gefasst, Arme und Körper gut gestreckt:

Langsames Kreisen des Stabes über den Köpfen. Die Rücken sollen sich dabei auf ganzer Länge berühren (b), (d).

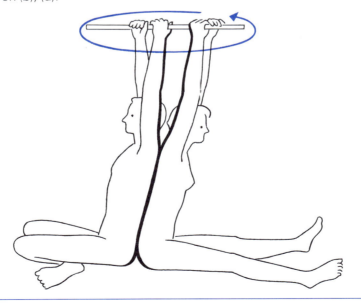

18

Stab-Walzer

Abb. 19: Zu zweit gegenüber, Stäbe waagrecht an den Enden gefasst:

Die Stäbe im Walzertakt nach re und li schwingen und in einer Walzerdrehung über den Kopf führen und selbst in entgegengesetzter Richtung untendurch drehen (der eine dreht nach links, der andere nach rechts). Dabei die Bauchmuskulatur bewusst gespannt halten (a), (b), (d).

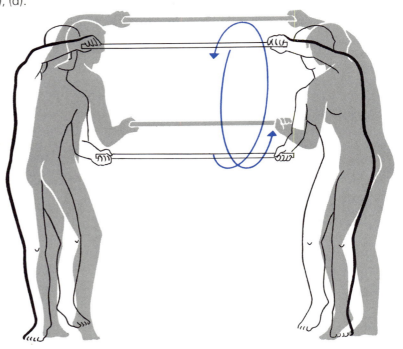

19

Liegestuhl

Abb. 20: Langsitz, Rücken auf ganzer Länge aneinander, den waagrechten Stab in der Hochhalte von beiden gefasst:

Wechselseitiges Rumpfbeugen schräg vorwärts hoch mit leichtem Hochziehen des Partners in die Spannbeuge rückwärts. Bewegung unbedingt langsam ausführen, Körpergrösse beachten (b), (d).

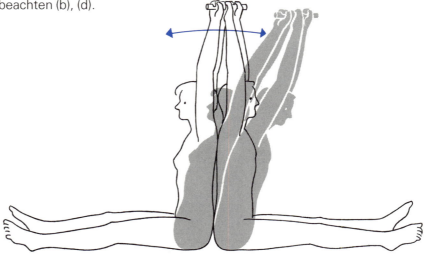

20

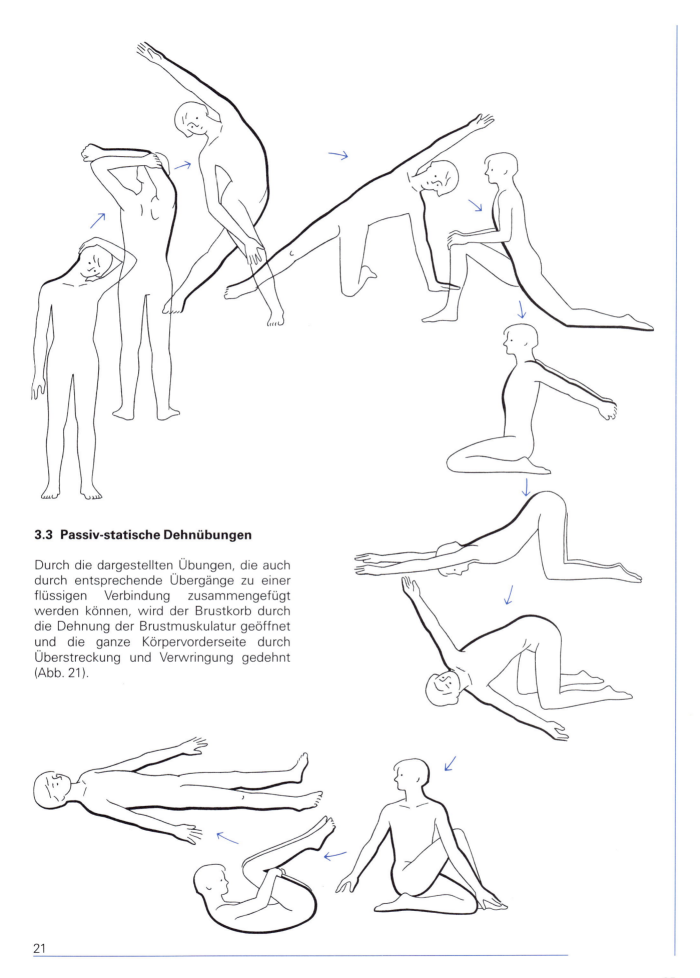

3.3 Passiv-statische Dehnübungen

Durch die dargestellten Übungen, die auch durch entsprechende Übergänge zu einer flüssigen Verbindung zusammengefügt werden können, wird der Brustkorb durch die Dehnung der Brustmuskulatur geöffnet und die ganze Körpervorderseite durch Überstreckung und Verwringung gedehnt (Abb. 21).

21

4. Kräftigen

> Langandauerndes gleichförmiges Sitzen führt zur Abschwächung der Haltemuskulatur speziell im Bereich des Rumpfes.

Es werden drei Hauptformen des Muskelkrafttrainings unterschieden:

- Kraftausdauer
- Schnellkraft
- Maximalkraft

Entscheidend für eine gute Haltung im Stehen oder Sitzen ist die **Kraftausdauer.** Sie wird auch anschaulich als «Ermüdungswiderstandsfähigkeit» bei langandauernden Kraftleistungen bezeichnet.

Muskelgruppen, die durch eine falsche Sitzhaltung häufig abschwächen, sind

- die Bauchmuskulatur
- die Gesässmuskulatur
- die Strecker der Brustwirbelsäule

Beachte

● Um gute muskuläre Voraussetzungen für eine beschwerdefreie, physiologische Haltung zu schaffen und zu erhalten, ist ein angepasstes **dynamisches Kraftausdauertraining** gut geeignet, bei dem die Übungen eher **langsam** und in **grosser Wiederholungszahl** ausgeführt werden.

● Bei den **Bauchmuskelübungen** mit mässig trainierten Schülern den Oberkörper bewusst nur so weit abheben, dass das Kreuz den Boden nicht verlässt. Übungen in mässigem bis langsamem Tempo ausführen (Bezug zur Haltearbeit im Sitzen).

● Durch unterschiedliche Abstützung verschiedener Wirbelsäulenabschnitte und Stellungsvarianten bei den **Rückenmuskelübungen** können gezielt einzelne Teile des Rückens – im mittleren und oberen Bereich – gekräftigt werden (z.B. Abstützen auf Kasten, auf Kissen, im Fersensitz).

4.1 Kombinierte Dehn-Kräftigungs-Koordinations-Übungen

Schinkenlaufen

Abb. 22: Im Langsitz durch Heben und Vorwärtsschieben der Hüften sich vorwärts beziehungsweise rückwärts bewegen

Zauberstab

Abb. 23: Im Schneidersitz, den senkrecht auf den Boden gestellten Stab mit beiden Händen (und gestreckten Armen) am oberen Ende fassen:

Griff lösen der oberen Hand und erneutes Fassen des Stabes direkt unterhalb der anderen Hand. Wechselseitig dem Stab entlang bis nach unten Griff lösen und erneut fassen. Fortgesetzt abwärts und aufwärts. Beachte: der Stab bleibt immer senkrecht und der Rücken gestreckt!

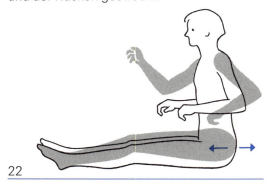

22

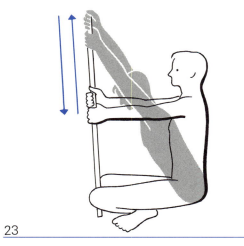

23

Blätter aus dem Wasser fischen

Abb. 24: Fersensitz mit nach vorne abgelegtem Oberkörper, Arme in Hochhalte, Stirne am Boden aufgestützt. Abwechslungsweise einen Arm heben und wieder senken, ohne den Körper zu drehen oder das Gesäss zu heben.

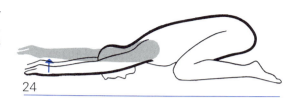
24

Chügelibahn

Abb. 25: Einen Ball kontrolliert in verschiedenen Stellungen (Bauchlage, Vierfüsser etc.) vom Nacken zum Gesäss rollen lassen.

Tam-Tam

Abb. 26: Abwechslungsweise im einbeinigen Fersensitz (anderes Bein rückwärts weggestreckt) weit vorne auf den Boden und hinter dem Rücken (Rhythmen) klatschen.

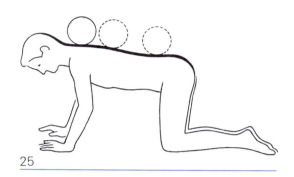
25

Schaukel

Abb. 27: Im Stütz rücklings mit den Füssen so weit als möglich nach vorne und hinten spazieren. Zur Abwechslung auch einmal das Becken anheben.

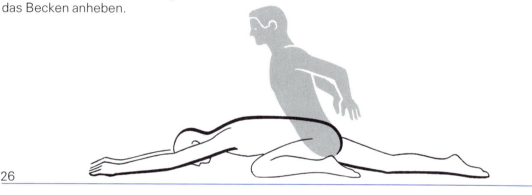
26

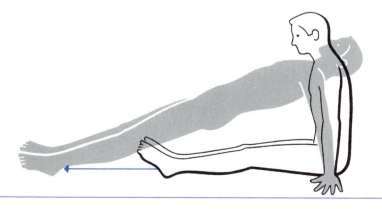
27

4.2 Kräftigungsübungen für die Bauchmuskulatur

Klemm den Ball

Abb. 28: Ball unter dem Kinn einklemmen. Mit den Knien dort abholen. Dann wieder (mit den Knien) unter das Kinn klemmen.

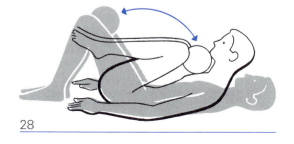
28

67

Go luege

Abb. 29: Rückenlage mit hochgelagerten Beinen. Langsam Wirbel für Wirbel vom Boden abheben, bis zu den Lendenwirbeln (evtl. kurz verharren), dann ebenso langsam wieder senken. Die Arme werden mit den Handflächen nach oben links und rechts zu den Füssen gestreckt. (Obere Bauchmuskulatur)

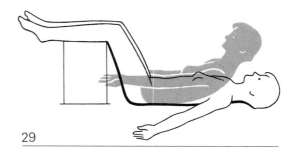

Zapfenzieher

Abb. 30: Rumpfheben (bis zu den Lendenwirbeln). Gleichzeitig beide oder wechselseitig je einen Arm diagonal an den Knien vorbei resp. in die Hochhalte ziehen. (Schräge Bauchmuskulatur)

Servierbrett

Abb. 31: In Rückenlage Beine rechtwinklig abgehoben. Unter der Lendenwirbelsäule eine Unterlage. Unterschenkel horizontal «gegen die Decke» stossen und damit Becken von der Unterlage abheben. (Untere Bauchmuskulatur)

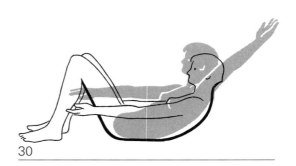

4.3 Kräftigungsübungen für die Rückenmuskulatur

Ball kreisen

Abb. 32: In Bauchlage einen Ball möglichst weit aussen (gestreckte Arme) kreisförmig von einer Seite über die Hochhalte zur anderen Seite rollen und zurück.

Denkerstirn

Abb. 33: In Bauchlage mit aufgestützter Stirne, Arme in gebeugter oder gestreckter Seithochhalte abheben (Schulterblätter zusammenziehen).

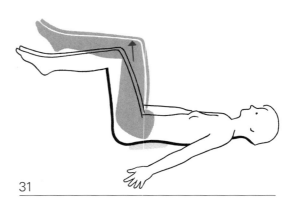

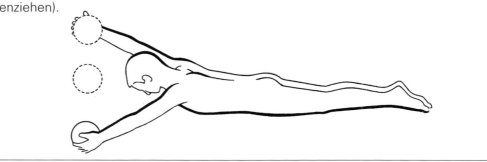

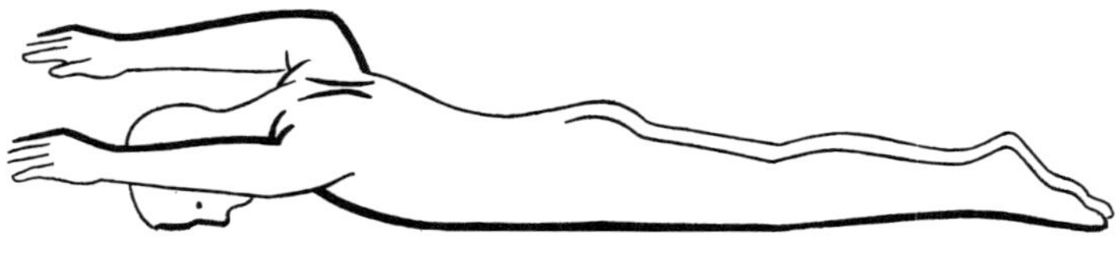

Zieh Dich lang

Abb. 34: Aus aufgerichtetem Sitzen (Schulterblätter nach unten fixiert) Arme in die Hochhalte führen und Rumpf absolut gestreckt nach vorn beugen. Sich dabei stets noch «länger» ziehen. (Drehpunkt Hüfte)

Abb. 35 und 36: Bauchlage über einem Kastenoberteil. Knie berühren den Boden. Handflächen rückseitig an die Stirn gelegt. Rücken strecken und die Ellbogen hochdrücken.

Abb. 37, 38 und 39: Gleiche Übung, aber in der Streckung nach links resp. rechts abdrehen. (Rücken bleibt dabei gestreckt)

Abb. 40: Rückenlage mit hochgelagerten Beinen. Ein Knie mit horizontal gewinkeltem Unterschenkel gegen die Decke stossen und gleichzeitig Hüfte der anderen Körperseite strecken.

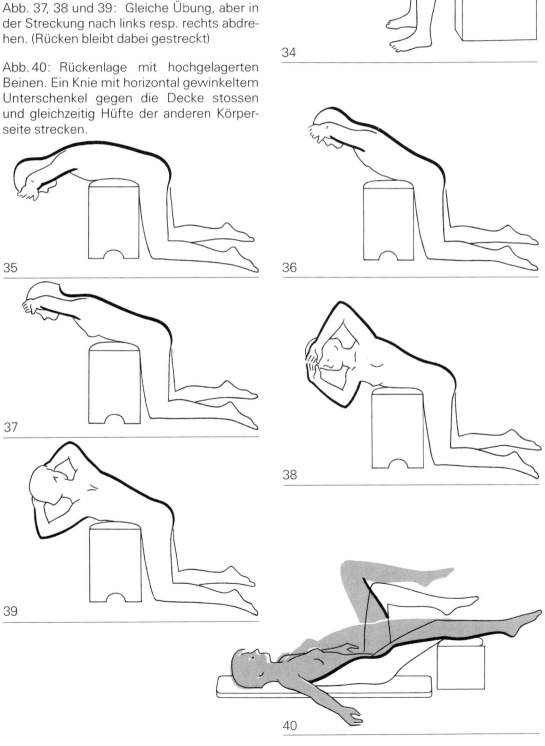

5. Schulung der Ausdauerfähigkeit

Eine gute **allgemeine aerobe Ausdauerfähigkeit** (psycho-physische Ermüdungswiderstandsfähigkeit) verhindert eine frühzeitige Ermüdung der (Halte-)Muskulatur, und ist Voraussetzung für eine optimale Haltung.

Im Schulsport müssen die **Dauermethode** (gleichmässige, mittlere Belastung von mehr als 10 Minuten Dauer) und die **extensive Intervallmethode** (relativ lange Pausen zwischen den Belastungen) bevorzugt werden.

Als Mittel zur **Förderung der Ausdauerfähigkeit** eignen sich beispielsweise folgende sportliche Tätigkeiten:

- **Wandern**
- **Laufen, Langlauf**
- **Velofahren, Langlauf**
- **Schwimmen**
- **Spiel- und Stafettenformen**

Durch den rhythmischen und längerdauernden Belastungswechsel wird nebst der Organbelastung die Wirbelsäule auch physiologisch günstigen Reizen ausgesetzt und somit die Ernährung der Bandscheiben sichergestellt. **(Die Bandscheiben leben von der Bewegung!)**

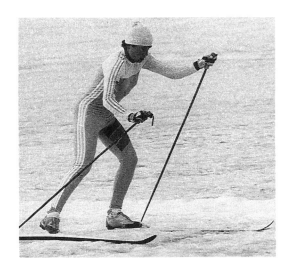
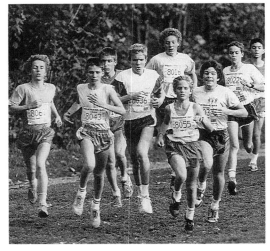
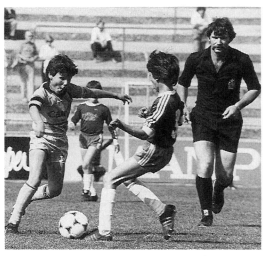
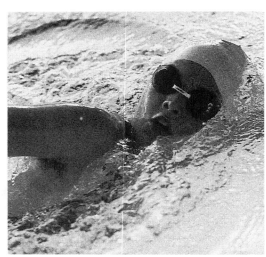

6. Schulung von koordinativen Fähigkeiten und Körperbewusstsein

> Um im Sitzen oder Stehen eine quasi-statische Gleichgewichtslage aufrechterhalten zu können, sind laufend dosierte Spannungs- und Entspannungswechsel vieler Muskeln durch fein abgestimmte Steuerungs- und Regulationsprozesse erforderlich.

Die Schulung von Fähigkeiten zur Gleichgewichtskontrolle, zur räumlichen Orientierung und zur Differenzierung des Muskeleinsatzes schafft Voraussetzungen dazu.

Die **Gleichgewichtsfähigkeit** wird durch Balancierübungen, speziell auch auf einer labilen Unterlage wie z. B. einer Matte, einem Kreisel oder einem Ball, geschult. Durch die andauernd wechselnden Ansprüche an das Stabilisierungsvermögen werden hohe Trainingsreize für die Haltemuskulatur gesetzt. Werden diese Trainingsreize auch fortwährend während der Wachstumsphasen gesetzt, so ermöglicht dies unter anderem eine gute Ausbildung der Wirbelsäule.

Die **Orientierungsfähigkeit** bezeichnet das Vermögen eines Menschen, Gelenkstellungen und die Lage seines Körpers im Raum zu erkennen und zu steuern.

Um eine bestimmte Haltung zielgenau überhaupt einnehmen zu können, muss dieses Lagebewusstsein geschult werden.

Um die dazu notwendige Muskulatur im richtigen Mass aktivieren zu können, braucht es wiederum eine gut ausgebildete **Differenzierungsfähigkeit.**

Gleichgewichts-, Differenzierungs- und Orientierungsfähigkeit stehen in enger Beziehung zueinander, zur Atmung und zu den konditionellen Voraussetzungen (Kraftausdauer und Beweglichkeit). Sie sollten dementsprechend parallel zueinander geschult werden.

Einige praktische Beispiele mit direktem Bezug zum Sitzen:

Gleichgewichtsfähigkeit

☐ Niedersprünge von Geräten mit abgedämpfter Landung auf einer Matte zum stabilen Stand mit gebeugten Knien.

Abb. 41: Sitzen oder stehen auf einem Kastenoberteil, der auf mehreren Bällen aufliegt, und sich gegenseitig einen Ball zuspielen.

☐ Einen Stab (später auch ein Ball) im Stehen oder Sitzen auf verschiedenen Körperteilen balancieren.

☐ Mit dem Spielbein einen Ball um das Standbein rollen.

☐ Sitzend, kniend oder liegend auf einem grossen Therapieball balancieren.

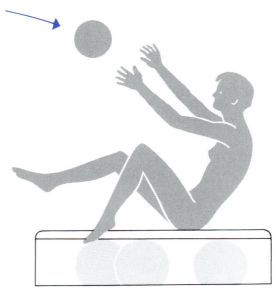

41

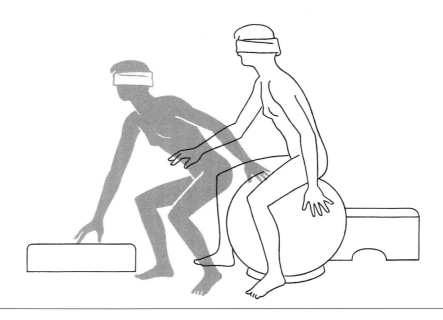

42

Differenzierungsfähigkeit

☐ Mit geschlossenen Augen eine bestimmte Strecke im Sitzen vor/zurück, diagonal oder seitwärts pendeln. Zur Kontrolle Spielbändel berühren.

Abb. 42: Sich (mit geschlossenen Augen) auf verschiedene Sitzgelegenheiten, die nebeneinanderstehen, im Wechsel kontrolliert niedersetzen.

☐ Mit einem Partner gegenseitig angelehnt eine Statue darstellen. Einander immer so viel Widerstand geben, dass sich die Körperstellung nicht verändert. Druck fortwährend variieren.

Orientierungsfähigkeit

☐ Verschiedene kleine Gegenstände (z.B. kleine Bälle) gemäss ihrer Farbe aus verschiedenen Körperstellungen (Bauchlage, Kopfstand, Kniehang, Seitlage) in ein entsprechendes Gefäss zuordnen. Lage auch fortwährend wechseln.

☐ Sich im Sitzen nach vorne beugen oder seitwärts drehen (wegschauen). Auf ein akkustisches Signal hin aufsitzen und die vom Partner an wechselnden Orten gezeigte Anzahl Finger ablesen.

Abb. 43: Rolle vorwärts oder Rückenschaukeln im Päckli. Die Bewegung abbremsen, bevor die Füsse den Boden berühren.

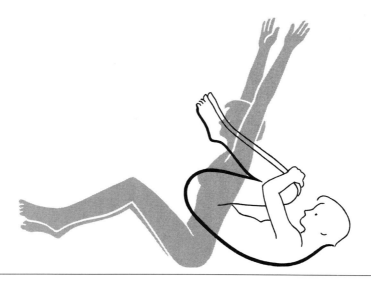

43

Atmungsbewusstheit

Das Bewusstsein für eine richtige **Atmung** darf Zusammenhang mit dem Körperbewusstsein nicht vernachlässigt werden. Beachtenswert ist, dass die Atmung bewusst und unbewusst gesteuert werden kann (Atemübungen, Ohnmacht). Die willkürliche Einflussnahme ist dabei im Vergleich zu anderen Prozessen wie z.B. dem Herzschlag oder der Verdauung am direktesten möglich.

Bei einer natürlichen, tiefen **Einatmung** durch die Nase senkt sich das Zwerchfell ab. Dadurch wird der Brustraum vergrössert und bietet den Lungen mehr Platz. Durch das Absenken des Zwerchfells werden die Eingeweide zusammengedrückt. Da diese nur wenig komprimierbar sind, sollte die Auswölbung des Bauches nicht durch Kleidung oder eine ungünstige Haltung eingeschränkt sein. Die Bauchmuskulatur arbeitet bei tiefer Einatmung mit, indem sie mehr Raum für die Baucheingeweide schafft (Bauchatmung) (Abb. 44).

Gleichzeitig stabilisiert sie das Becken in einer aufgerichteten Position. Bei tiefer Einatmung hebt sich der Brustkorb sichtbar (Brustatmung).

Die **Ausatmung** geschieht im Normalfall nicht aktiv muskulär, sondern auf Grund des Aussendrucks durch Nase und Mund und der Eigenelastizität der Lunge. Eine bestimmte Menge Luft bleibt immer in der Lunge. Ein Teil davon kann bei aktiver, tiefer Ausatmung durch Einsatz von Bauch und Zwischenrippenmuskulatur noch zusätzlich ausgeatmet werden.

Mit Hilfe der Atmung können **Erregungszustände und die Befindlichkeit des Menschen beeinflusst werden** (Dämpfung, Anregung). Vorgänge der Entspannung als auch der Aktivierung sind mit der Atmung eng verbunden. Grundsätzlich sollte bei entspannenden Übungen das Verhältnis von Ein- und Ausatmung so sein, dass das Ausatmen länger dauert. Ein Richtwert ist dabei 1:3. Bei körperlich-passiven Übungen kann zwischen Ein- und Ausat-

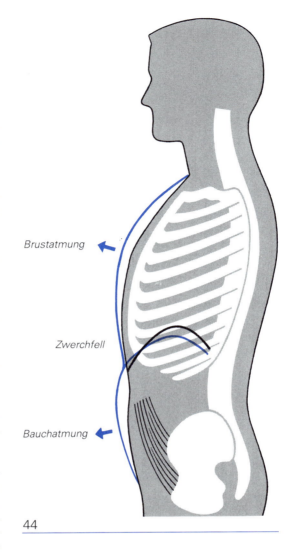

44

mung auch eine bewusste Pause eingeschaltet werden. Bei allen Übungen, die mit körperlicher Bewegung verbunden sind und besonders bei allen aktivierenden Übungen soll aber der Übergang zwischen Ein- und Ausatmung fliessend sein. **Häufig vorkommende falsche Atemgewohnheiten sind das Anhalten der Atmung bei gymnastischen Bewegungen, das Pressen der Luft bei Kraftanstrengungen, hastiges Luftschnappen mit geöffnetem Mund nach Anstrengung sowie ungenügende Abstimmung von Atemrhythmus und Bewegungsstruktur.**

7. Zum Problem der Belastungsdosierung

> Das Belastungsmass, die Ausführungsform und die momentane psycho-physische Verfassung des Schülers sind meist die entscheidenden Kriterien dafür, ob eine Turnübung zu stark belastend (und damit problematisch) oder entwicklungsfördernd auf den Bewegungsapparat wirkt.

Spitzenbelastungen (speziell dynamische Stoss- und Biegebelastungen) sowie **monotone einseitige Belastungen** müssen auf jeden Fall vermieden werden. Dies gilt insbesondere für Übungen, die die «Schwachstellen» der Wirbelsäule, nämlich die **Hals- und Lendenwirbelsäule,** übermässig beanspruchen. Eine Zusammenstellung solcher Grundübungen findet sich weiter unten.

Bei den meisten dieser Übungen wird das **Kreuz** extrem oder häufig lordosiert. Dies ist, vor allem mit zusätzlichen Stauchungen, wegen einer Überbelastung der Lendenwirbelsäule gefährlich und sollte deshalb vermieden werden (z.B. Niedersprünge ins hohle Kreuz).

Generell sollen alle Turnübungen nur in einem **physiologischen Ausmass** (belastungsdosiert und schmerzfrei) ausgeführt werden. Da dieses von Person zu Person verschieden ist, kann es manchmal schwierig sein, die zumutbaren Grenzen zu erkennen. Im Zweifelsfall gilt: Stabilität vor Hypermobilität, da speziell die im Wachstum befindliche Wirbelsäule anfälliger auf Fehl- und Überbelastungen reagiert. Es ist deshalb wichtig, Warnsignale, wie z.B. Wirbel- oder Gelenkschmerzen zu beachten und ernst zu nehmen.

7.1 Kräftigung der Bauchmuskulatur

NICHT SO

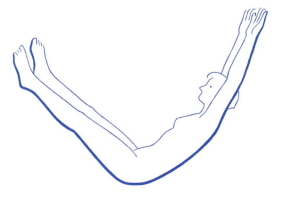

Beine und/oder Oberkörper gestreckt abheben (Klappmesser).

Diese Übungen setzen schon eine gute Bauchmuskulatur voraus!

SONDERN SO

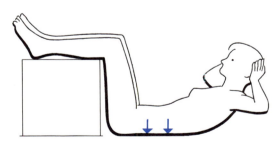

(siehe auch S. 11)

Ausgangsposition mit gebeugten Knie- und Hüftgelenken.

Hände neben den Hüften, am Kopf oder auf dem Brustbein.

Kopf, Schultergürtel und Brustwirbelsäule vom Boden ablösen.

7.2 Dehnung der Körpervorderseite

NICHT SO   *SONDERN SO*

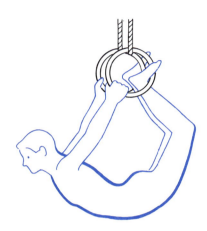

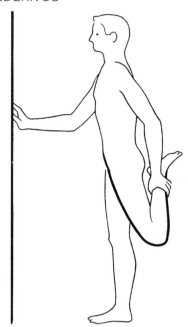

Nesthang an den Ringen
Passive Überdehnung der Körpervorderseite, Stauchung der Lendenwirbelsäule.

46

Bauchmuskulatur immer anspannen! Im aufrechten Stand die Ferse zum Gesäss ziehen. Das gebeugte Knie nach hinten stossen.

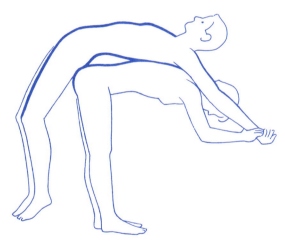

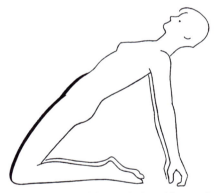

Partnerschaukel
Die Übung wird oft unkontrolliert ausgeführt.

47

Gesässmuskulatur im Kniestand mit rücklings aufgestützten Armen anspannen. Becken anheben.

Im Kniestand auf einem Bein das Gewicht zum vorderen Bein verlagern, so dass das Hüftgelenk des hinteren Beines gestreckt wird. Wirbelsäule stabilisieren.

7.3 Dehnung der Körperrückseite

NICHT SO

SONDERN SO

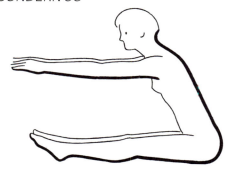

Gestreckter Rücken.

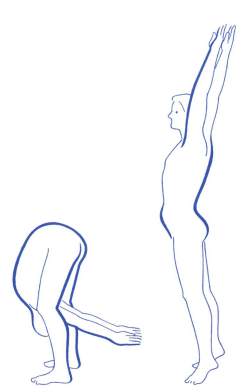

48 Schwunghaftes Rumpfbeugen (Holzhacken) mit Ausholbewegung ins Hohlkreuz.

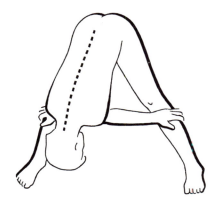

Sanftes Ziehen.

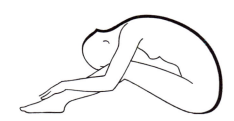

Passives Hängenlassen.

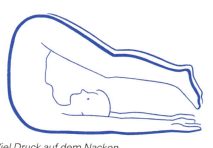

49 Viel Druck auf dem Nacken.

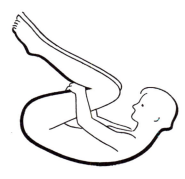

Päcklihaltung im Stand, Kurz- oder Langsitz, Schneidersitz oder im Liegen.

7.4 Ruckartige Dehnungen

Die leider noch allzu verbreiteten Dehntechniken mit federnden, wippenden, ruckartigen und schlagenden Bewegungen führen zur Auslösung von Dehnreflexen der Muskulatur. Diese verursachen der Dehnung entgegenwirkende Muskelkontraktionen zum Schutz derselben. Es können so sogar Verletzungen provoziert werden.

Richtig ist es, den Muskel, der gedehnt werden soll, erst in die Länge zu strecken und ihn dann kontinuierlich unter immer stärker werdendem Zug zu dehnen. Es dürfen keine Schmerzen auftreten. Es kann in der Dehnstellung verharrt werden, diese langsam auflösen.

7.5 Landungen

Speziell im jüngeren Kindesalter sollte **variantenreich** gesprungen und gelandet werden. Harte Landungen ohne Abfedern in einer mittleren Gelenkstellung (Bewegungskette Fuss-Knie-Hüfte-Rumpf) und in Hohlkreuzhaltung müssen aber vermieden werden. Es ist vorteilhaft sich bei «weichen» Landungen (spez. von Geräten) an das Berühren des Bodens mit den Händen zu gewöhnen. Vorsicht bei Niedersprüngen aus grosser Höhe auf Weichmatten: Zu weiches Material kann durchschlagen! Unterlage dem Gewicht der Schüler anpassen. Kontrollieren lohnt sich!

7.6 Trampolinsprünge

Auf das Trampolinspringen sollte während der Primarschulzeit aus Gründen der passiven Belastung der Gelenke, insbesondere der Wirbelsäule, verzichtet werden. Trampolinsprünge sollten nur von Jugendlichen mit **guter Körperspannung** nach sorgfältiger Einführung ausgeführt werden. Geeignete Formen sind das Federn in versch. Körperlagen: Rückenlage, Knieliegestütz, Kniestand.

7.7 Heben und Tragen

Ein oft vernachlässigtes Problem im Sportunterricht! Die Schülerinnen und Schüler sind anzuleiten und zu kontrollieren, Lasten in einer richtigen Haltung («Hebetechnik») zu heben und zu transportieren. Dies gilt speziell für das Helfen und Unterstützen der Partner, aber auch für das Aufstellen und Wegräumen von Geräten.

NICHT SO

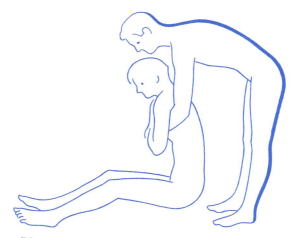

50 *Zu weit weg vom Körperschwerpunkt (Hebelarm).*

SONDERN SO

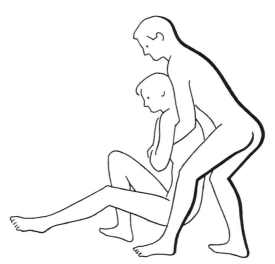

NICHT SO SONDERN SO

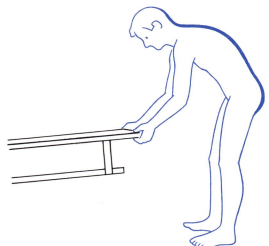 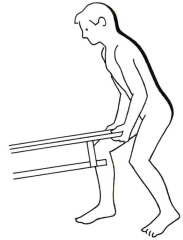

51 Lasten mit gestreckten Beinen, rundem Rücken und langem Lastarm heben!

Knie beugen, Rücken gerade halten, kurzer Lastarm.

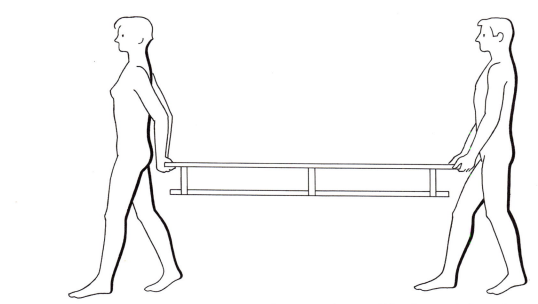

Lasten gemeinsam und körperbewusst heben und tragen.

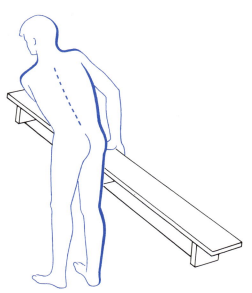

52 Gewichte mit schiefer Wirbelsäule heben!

8. Stundenbeispiele

> **Haltungstraining ist immer ein Ganzkörpertraining,** das die Kraftausdauer unter Berücksichtigung von Beckenstellung, Wirbelsäulenhaltung, möglicher Entlastung und Atmung mit gezielten Bewegungsreizen auch auf spielerische Art fördert.

8.1 Spielerisches Ganzkörper-Ausdauertraining in der Halle

Organisationsform: **Läufercircuit**

Ein Wechsel zwischen intensiver Belastung und unvollständiger Erholung wird durch die Arbeit an den Posten und die darauffolgende Erholungsphase während des Laufens in den Pausen erreicht. Die Übungen sollten mit gleichbleibender Intensität während 45 bis 120 Sekunden geturnt werden.

Posten 1: **Ballonjonglieren** (Abb. 53)

Drei Luftballons während möglichst langer Zeit ohne sie festzuhalten mit dem Oberkörper oder den Armen in der Luft behalten.

Posten 2: **Tauschwingen** (Abb. 54)

Über eine Langbank auf den Schwedenkasten laufen. Von dort mit dem Tau auf eine dicke Matte schwingen und zurücklaufen.

Posten 3: **Hindernislauf** (Abb. 55)

Tunnel unterkriechen, auf den Barren steigen, Langbank hinuntergleiten und im Slalomlauf zurück.

Posten 4: **Basketballparcours** (Abb. 56)

Wurf des Balles über das Seil oder die Reckstange und fangen auf der anderen Seite (4×). Im Slalomdribbling zurück.

Posten 5: **Markierungsklettern** (Abb. 57)

Reichhöhe mit gestreckten Armen bestimmen. Entsprechende Markierung (= Reichhöhe +1 m) bei der Kletterstange fortgesetzt erklettern.

Posten 6: **Hüpfballparcours** (Abb. 58)

Hüpfen mit den Hüpfbällen über die Reutherbretter und im Slalom um die Pfosten. Über die Langbank zurücklaufen und gleichzeitig den Ball prellen.

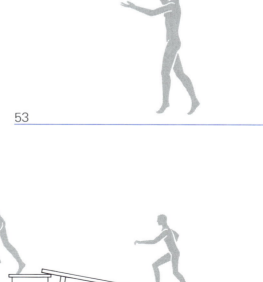

53

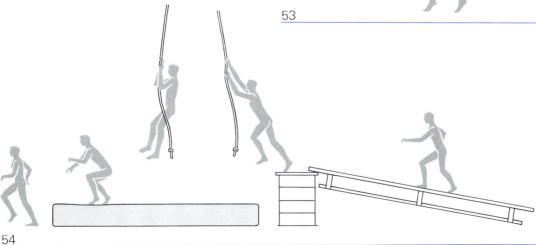

54

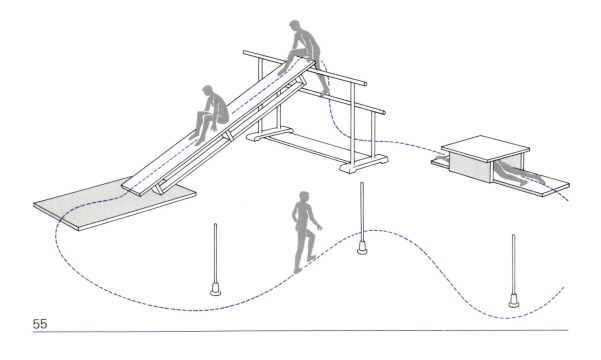

55

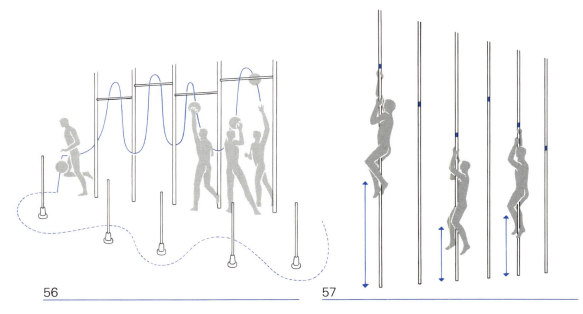

56

57

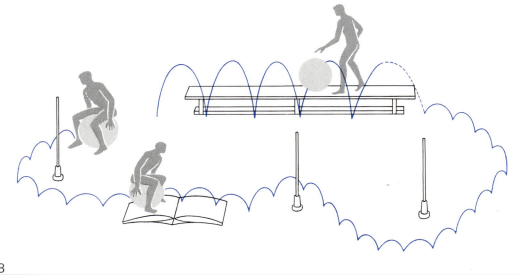

58

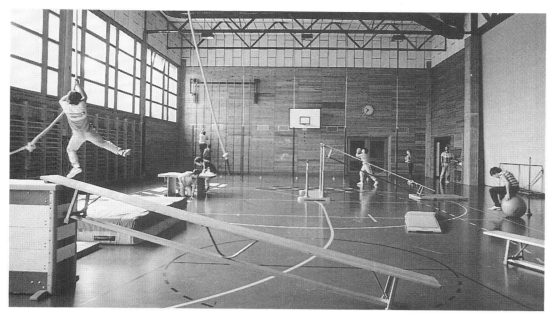

Gesamtansicht

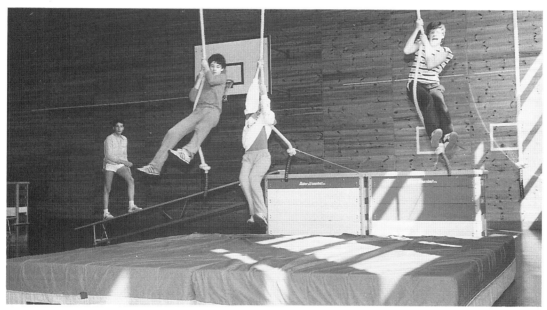

Tauschwingen

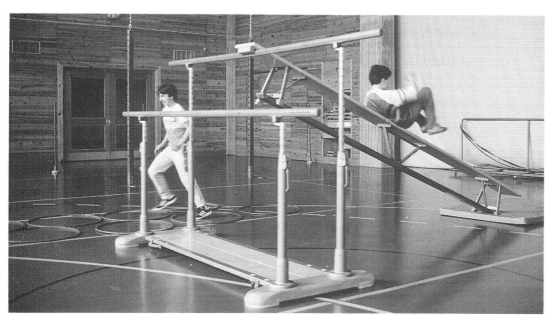

Hindernislauf

Markierungs-
klettern

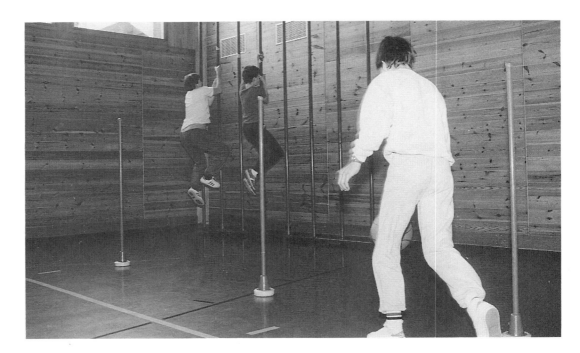

Basketball-
parcours

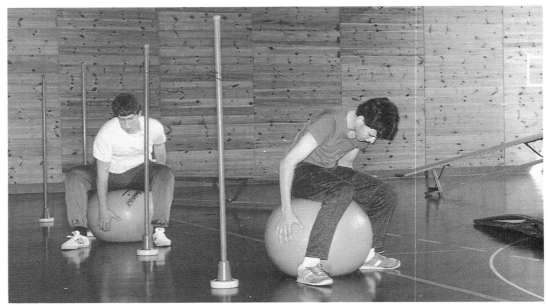

Hüpfballparcours

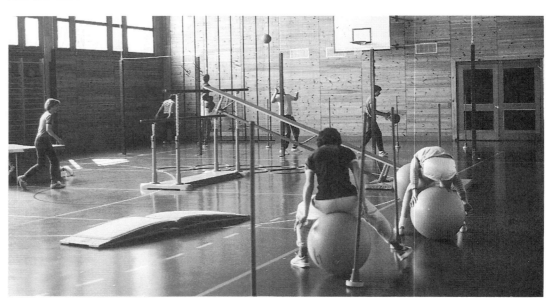

8.2 Circuit – Spiel

Gezielte Kräftigungs- und Dehnübungen zum Verhindern eines muskulären Ungleichgewichts werden (unter Umständen nach persönlichen Instruktionen für jeden Schüler) an den Posten ausgeführt. Statt einer Pause wird zwischen den Stationen mit dem Ziel einer aktiven Erholung Badminton, Volleyball oder Ball über die Schnur gespielt.

Posten 1: **Überzüge** (Abb. 59)

Aus Rückenlage mit angezogenen Beinen einen Schlauch oder Gummiband in Richtung Knie ziehen.

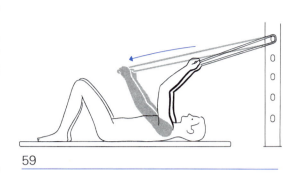
59

Posten 2: **Klimmzüge** (Abb. 60)

Sich aus dem Streckhang (mit oder ohne Bodenkontakt) in den Beugehang ziehen.

Posten 3: **Hüftstrecken** (Abb. 61)

Rückenlage, Arme in Hochhalte, Füsse auf einer Langbank abgestellt. Beidbeiniges oder einbeiniges Hochstemmen des ganzen Körpers zum Schulterstand.

Posten 4: **Affentransport** (Abb. 62)

Bändeli zwischen die Füsse klemmen und in den Kasten fallen lassen.

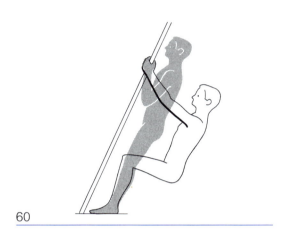
60

61

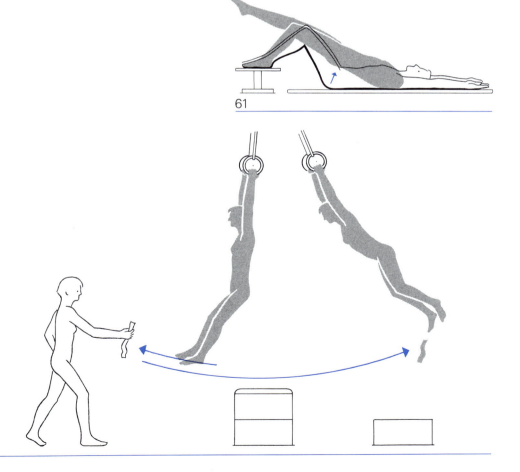
62

Posten 5: **Büchsentransport** (Abb. 63)

Zu zweit in den niedrigen Ringen stehend die Büchse vom einen Malstab holen und dem anderen Malstab aufstülpen.

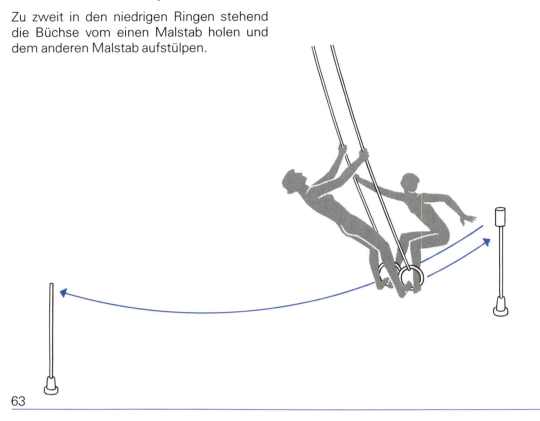

63

Die gleiche Trainingsspiel-Idee kann auch durch folgende Organisationsform realisiert werden: In einer Hallenhälfte wird gespielt. Auf der anderen Seite ist ein Hindernisparcours aufgestellt, der in einem bestimmten Turnus durchlaufen werden muss. Dies kann eine Art Bestrafung sein (wie z.B. wenn man beim Jägerball getroffen wird) oder ein Wechsel, der von der Zeit oder einer anderen definierten Grösse (wie z.B. der Anzahl gespielter Körbe im Basketball) abhängig ist.

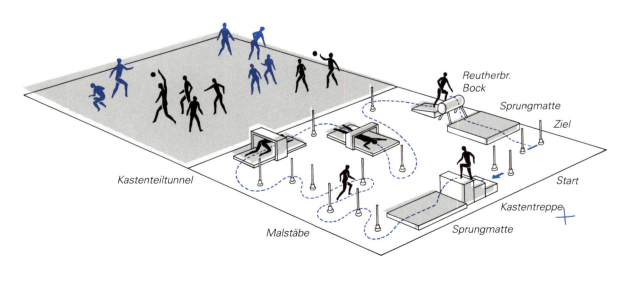

64 *nach P. Näf 1988*

Literatur

1. Brugger L., Schmid A., Bucher W.: *1000 Spiel- und Übungsformen zum Aufwärmen.* Hrsg.: Bucher W., Verlag Hofmann, Schorndorf, 1989, 280 S.

2. *Physioteam der Rennbahnklinik Muttenz. Kräftigung der Rumpfmuskulatur. Der Läufer, Vol. 5, No. 1, S. 36–38, 1988*

3. Sternad Dagmar: *Richtig Stretching für Leistungs- und Freizeitsportler.* blv Sportpraxis. blv Verlagsgesellschaft, München, 2. Auflage, 1987, 1128 S.

Weiterführende Literatur

1. Anderson B.: *Stretching.* Felicitas Hübner Verlag, Waldeck-Dehringhausen, 1982, 186 S.

2. Lodes H.: *Atme richtig. Der Schlüssel zur Gesundheit und Ausgeglichenheit.* München 1977/1981, 1985

3. Weineck J.: *Optimales Training.* Perimed Fachbuchverlag, Erlangen, 1980

4. Hotz A., Weineck J.: *Optimales Training.* Perimed Fachbuchverlag, Erlangen, 1983

5. Hirtz P.: *Koordinative Fähigkeiten im Schulsport*, 1985

6. Dreibsch M., Reichardt H.: *Schongymnastik.* blv Verlagsgesellschaft mbH, München, 1989

7. Albrecht K., Senn E.: *Stretch – Die aktive Ruhe. Illustriertes Übungsbuch mit theoretischen Grundlagen.* Sphinx Verlag, Basel, 1986

1. Vom Fehlverhalten zur Fehlhaltung

Alarmierende Zahlen

Die Resultate einer schweizerischen Untersuchung (Balagué 1988) im Kanton Freiburg ergaben folgendes Bild:

> Von den über 1700 befragten Schülerinnen und Schülern litten bereits bei den unter 13jährigen 27% an Kreuzschmerzen. Bei den ältern stieg der Prozentsatz auf über 50% an.

Entsprechende Studien aus dem Ausland bestätigen diese Zahlen. Erwiesen ist auch eine drastische Zunahme der Rückenbeschwerden seit dem Zweiten Weltkrieg.

Fehlverhalten (Haltungsrisiko)

Unter Fehlverhalten versteht man das Ausführen von körperlichen Tätigkeiten, die den Bewegungsapparat während längerer Zeit einseitig, übermässig belasten oder aber unphysiologisches, monotones, passives Verhalten, **wie etwa langes, stereotypes Sitzen in einer sog. «bequemen» Haltung (Totalrundrücken),** das immer die gleichen Gewebestrukturen beansprucht.

Fehlhaltungen (Haltungsschwächen)

Fehlhaltungen sind strukturell (noch) nicht fixiert und daher korrigierbar. Sie sind die Folge einer körperlichen Leistungsschwäche, einer ungenügenden Kraftausdauerfähigkeit der «Haltemuskulatur». Zusätzlich, beispielsweise verursacht durch langes, unphysiologisches Sitzen, können Muskelverkürzungen auftreten, welche die Haltungssituation verschlimmern. Fehlhaltungen sind ein Krankheitspotential.

Korrigierbare Fehlhaltungen können zu fixierten Fehlformen werden.

Fehlformen (Haltungsschäden)

Wenn die Fehlhaltung zur Gewohnheit wird, kann sie zur muskulär unkorrigierbaren, strukturell fixierten Fehlform, zu einem Haltungsschaden, zu einer Haltungsanomalie werden.

Falsches Freizeitverhalten kann ein entscheidendes Krankheitsrisiko für die Wirbelsäule sein.

Hauptrisikofaktor

Als besonderes Krankheitsrisiko für die Wirbelsäule gilt das bedauerlicherweise zunehmende passive Verhalten («sitzender Fernsehkonsum») auch in der Freizeit.

Verhaltensänderungen sind notwendig.

> **Forderungen und Konsequenzen**
>
> Das wichtigste Gebot für das Verhalten in der Freizeit heisst **«regelmässiges, sinnvolles Bewegen».** Die Monotonie der heute üblichen sitzenden Arbeitshaltung, mit der einseitigen, dauernden Beanspruchung immer der gleichen Strukturen des Bewegungsapparates, muss so oft wie möglich unterbrochen werden. Gehen, Stehen, Kauern, Fersensitz oder gar Liegen bieten sich oft als Alternativen zum Sitzen an. Eine gezielte Förderung der konditionellen Fähigkeiten (vor allem Kraftausdauer und Beweglichkeit) und der koordinativen Fähigkeiten (hauptsächlich Gleichgewicht) im Schul- und Vereinssport, aber auch zu Hause und auf dem Spielplatz, ist notwendig. Kinder und Erwachsene sind zu einer Freizeitgestaltung anzuleiten, bei der körperliche Aktivität einen wichtigen Platz einnimmt. Die Gewöhnung an eine physiologische Bewegungsführung, dazu gehört beispielsweise eine korrekte Hebetechnik, ist von entscheidender Bedeutung.

2. Risikofaktoren für Rückenbeschwerden

Rückenbeschwerden ein «nationales» Problem.

Im Rahmen des Schweizerischen Nationalfonds zur Förderung der wissenschaftlichen Forschung («Nationalfonds») gibt es ein Programm (NFP 26), das der Bundesrat am 9. Juni beschlossen hat, mit dem Titel «Die Gesundheit des Menschen in seiner heutigen Umwelt». Es hat als Zielsetzung, die Auswirkung von Lebensweisen und Umwelteinflüssen auf die Gesundheit abzuklären. Ein Schwerpunkt des Forschungsprogramms befasst sich mit chronischen Rückenkrankheiten, mit den gesellschaftlichen und zwischenmenschlichen Faktoren, die den Krankheitsverlauf beeinflussen.

In der Zeitschrift «Sozial- und Präventivmedizin» 2/90 werden erste Resultate des Forschungsprogramms vorgestellt. Aufschlussreich ist die Zusammenstellung der arbeitsbedingten Risikofaktoren (vergleiche Tabelle 1) aus fünf Übersichtsarbeiten. Die gespreizt gedruckten Faktoren werden in mindestens drei der fünf Arbeiten erwähnt.

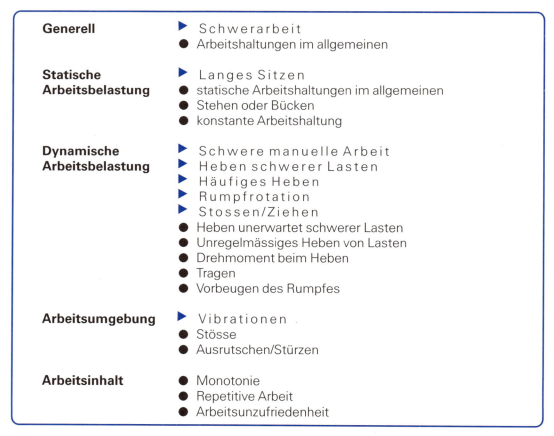

Abb. 1 Arbeitsbedingte Risikofaktoren für Rückenbeschwerden (aus «Sozial- und Präventivmedizin» 2/90)

3. Belastungssituationen im Alltagsverhalten

3.1 Bei verschiedenen Haltungen und Bewegungen

Abb. 2 (nach Nachemson, aus Junghans 1986)
Lage, Haltung und Bewegung des Körpers bestimmen die Beanspruchung der Bandscheiben. Die Messungen erfolgten am Lebenden zwischen dem 3. und 4. Lendenwirbel. Dargestellt werden die relativen Druckänderungen. Stehen (= 100) wird verglichen mit entspanntem Liegen, Gehen, Hüpfen, Sitzen in «schlechter» Haltung, Abheben des Oberkörpers und der Beine aus der Bauchlage und vollständigem Aufsitzen aus der Rückenlage.

Lage, Haltung und Bewegung bestimmen die Beanspruchung der Bandscheiben.

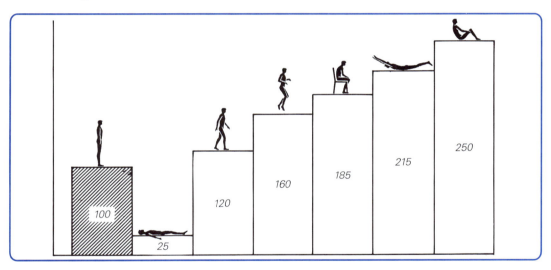

3.2 Beim Vorbeugen des Oberkörpers

Abb. 3 (nach Münchinger, aus Junghans 1986)
Die Belastung der Bandscheiben ist abhängig von der Stellung des Oberkörpers. Nach dem Hebelgesetz wurde die statische Belastung der Bandscheibe zwischen dem 5. Lendenwirbel und dem Kreuzbein gemessen. Beim vorliegenden Beispiel wurde ein Körpergewicht von 80 kg angenommen. Bei dynamischer Ausführung und nach vorn gekrümmter Wirbelsäule treten erheblich höhere Werte auf.

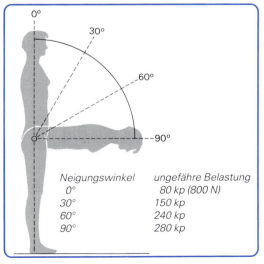

Neigungswinkel	ungefähre Belastung
0°	80 kp (800 N)
30°	150 kp
60°	240 kp
90°	280 kp

Bei unphysiologischem Heben und Sitzen vervielfacht sich die Belastung auf die Bandscheiben.

3.3 Bei unphysiologischem Heben

Abb. 4 (nach Kucera und Charvat, aus Heide M. 1983)
Die Belastungswerte beziehen sich auf den Lenden-Kreuzbein-Übergang. Dabei ist zu beachten, dass die Belastungen beim Tragen eines Gewichtes von 45 kg in aufrechter Körperhaltung bzw. beim Aufheben eines Gegenstandes von 10 kg in tieferer als horizontal vorgeneigter Oberkörperhaltung fast identisch sind.

3.4 Beim Stehen und unphysiologischen Sitzen

Abb. 5 (nach Wirhed 1984)
Beim unphysiologischen Sitzen, das durch einen Totalrundrücken gekennzeichnet ist, **verdoppelt sich die Belastung der Bandscheiben im Lendenwirbelsäulenbereich** im Vergleich zum aufrechten Stehen. Der Schwerpunkt des Oberkörpers verschiebt sich, bezogen auf den Lenden-Kreuzbein-Übergang, nach vorn.
Die Länge des vorderen Hebelarmes verdreifacht sich. Zur Erhaltung des Gleichgewichtes ist daher eine dreimal grössere Kraft (1200 N) als beim Stehen (400 N) erforderlich. Die auf die Bandscheiben wirkende Belastung (1200 N + 400 N = 1600 N) ist demnach zweimal so gross wie beim aufrechten Stehen (800 N).

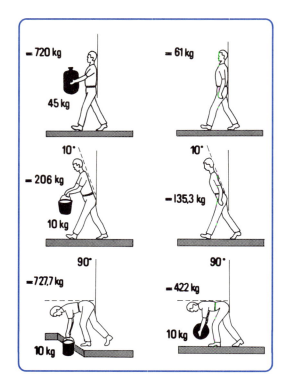

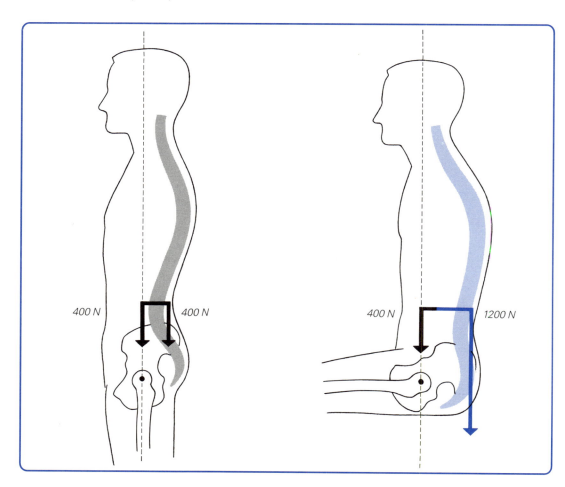

3.5 Bei dynamischen Belastungen im Sport

Unphysiologische Bewegungen erzeugen gefährliche Randspannungen bei den Bandscheiben

Der physiologische Bewegungsumfang des Hüftgelenks im Stand beträgt etwa 15° beim Strecken, 70° beim Beugen und 30° beim Seitneigen. Er wird vor allem durch die Gelenkkapsel, die Bänder und die beteiligte Muskulatur begrenzt. Eine grössere «Beweglichkeit» im Hüftgelenkbereich wird durch eine keilartige Verformung der Bandscheiben der Lendenwirbelsäule und einer entsprechenden Reaktion der Zwischenwirbelgelenke erreicht. Die dabei entstehenden Zug- und Druckbelastungen führen zu hohen «Materialbeanspruchungen», die sich vor allem bei zusätzlicher Einwirkung äusserer Kräfte, Landung nach Sprüngen im «Hohlkreuz» und ungenügender Hebetechnik, verhängnisvoll auswirken können.

Übermässiges Beugen und Strecken erzeugen eine keilförmige Verformung der Bandscheiben.

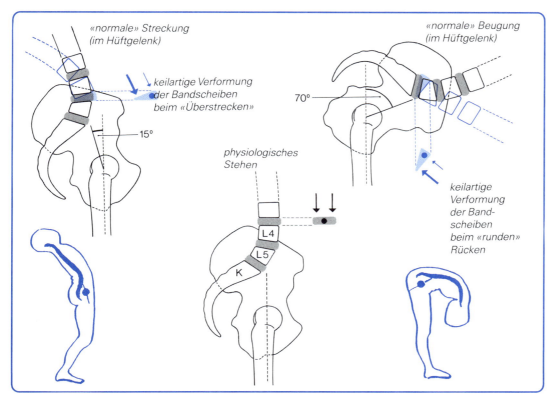

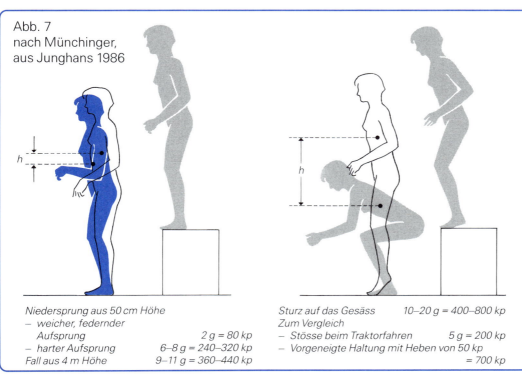

Abb. 7 nach Münchinger, aus Junghans 1986

Niedersprung aus 50 cm Höhe
– weicher, federnder Aufsprung 2 g = 80 kp
– harter Aufsprung 6–8 g = 240–320 kp
Fall aus 4 m Höhe 9–11 g = 360–440 kp

Sturz auf das Gesäss 10–20 g = 400–800 kp
Zum Vergleich
– Stösse beim Traktorfahren 5 g = 200 kp
– Vorgeneigte Haltung mit Heben von 50 kp
  = 700 kp

Niedersprünge mit weicher Landung müssen erlernt und geübt werden.

4. Leitbild für die ideale Haltung

4.1 Die axiale Belastungslinie im Stehen

Abb. 8 (nach Baviera 1990)
Bei einer optimalen, aktiven Haltung im Stehen liegen die Schwerpunkte der einzelnen Körperteile auf einer Belastungslinie. Abweichungen verursachen zusätzliche Drehmomente und führen dadurch zu einer vermehrten unphysiologischen Beanspruchung des Halteapparates.

Stehen im Lot muss regelmässig kontrolliert und bewusst geübt werden.

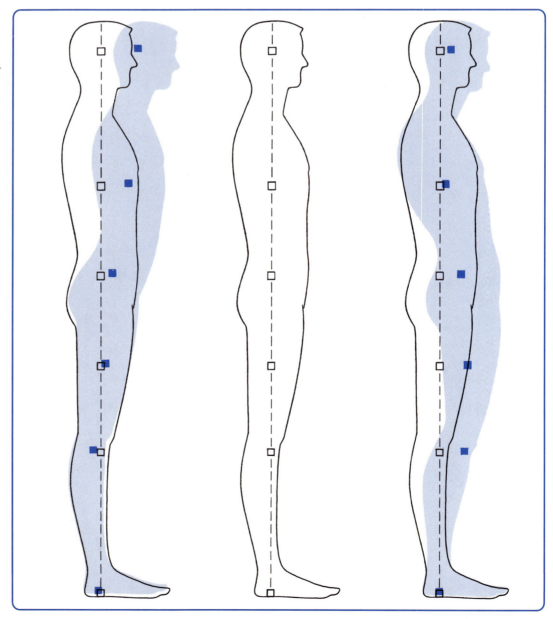

4.2 Die Rumpfstreckung im Sitzen

Abb. 9 (nach Senn 1989)
Leitbild für die ideale Sitzhaltung ist die physiologische Wirbelsäulenkrümmung, wie sie sich beim aufrechten Stehen bildet. Infolge der beibehaltenen leicht gekippten Beckenstellung haben nur noch die **Sitzbeinhöcker** Kontakt mit der Sitzunterlage. Eine wenig nach vorn abfallende Sitzfläche schafft deshalb ideale Voraussetzungen für eine optimale Haltung im Sitzen.

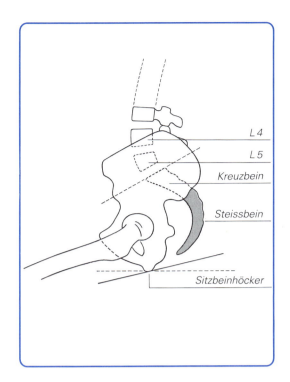

Die bewusste Kontrolle der Körperhaltung im Sitzen bezieht sich in erster Linie auf die Stellung der Wirbelsäule. Dabei sind folgende aktive Aufrichteaktionen gemäss des Zahnradmodells (nach Brügger 1989) vorzunehmen:

Halswirbelsäulenstreckung:
Korrigiert das Vorneigen des Kopfes (Schwanenhals) und damit die übermässige Belastung der Bandscheiben der Halswirbelsäule.

Brustkorbhebung:
Schafft Platz für die inneren Organe im Thoraxalbereich und ermöglicht eine freiere Atmung.

Beckenkippung:
Diese leichte Beckenkippung (analog dem aufrechten Stehen) ist Voraussetzung für die physiologische Wirbelsäulenkrümmung im Lendenbereich und schafft optimale Belastungsverhältnisse beim Lenden-Kreuzbein-Übergang.

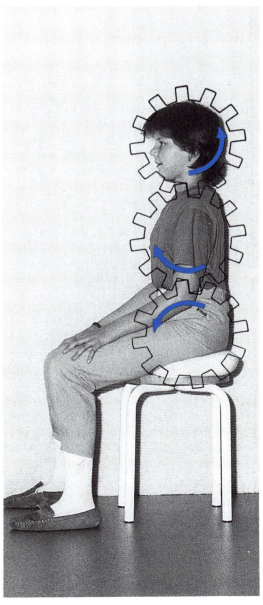

Haltungskontrolle im Sitzen zur Verminderung der Bandscheibenbelastung.

4.3 Die Fixation des Schultergürtels bei Armbewegungen

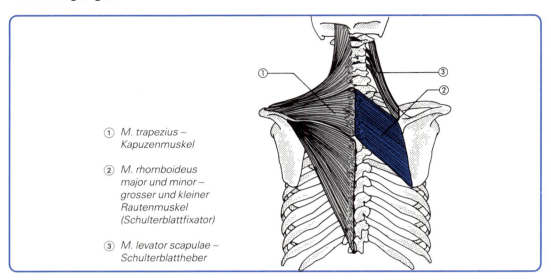

① M. trapezius – Kapuzenmuskel

② M. rhomboideus major und minor – grosser und kleiner Rautenmuskel (Schulterblattfixator)

③ M. levator scapulae – Schulterblattheber

Abb. 11 (aus Spring 1986)

Funktion dieser Muskeln:

- Heben den Schultergürtel
- **Ziehen die Schulterblätter gegen die Wirbelsäule (Schulterblattfixation)**
- Stabilisieren die Halswirbelsäule
- Unterstützen die Einatmung

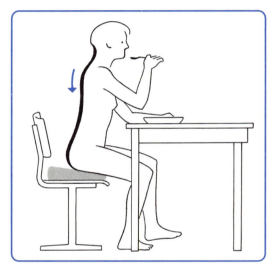

Schwache M. rhomboidei fixieren die Schulterblätter ungenügend. Die Schultern werden durch die Brustmuskulatur und das Gewicht des Schultergürtels nach vorne gezogen. Es kommt zu einer vornübergeneigten Haltung des Oberkörpers (Rundrükken) und einem Abstehen der Schulterblattflügel.

Nackenschmerzen gehen oft mit einer gleichzeitigen **Abschwächung der Schulterblattfixatoren** und einer Verkürzung des M. levator scapulae und des absteigenden Anteiles des M. trapezius einher.

4.4 Die Körperdrehung im Bewegungssektor beim Bücken

Das physiologische Sitzverhalten verlangt ein entsprechendes Wissen.

Die Beine und die Fussachsen begrenzen einen optimalen Bewegungssektor, gleichsam als physiologischer Aktionsradius für die Wirbelsäule beim Vorbeugen des Oberkörpers. Rumpfbeugebewegungen ausserhalb dieses Sektors wirken sich äusserst belastend auf die Bandscheiben und Wirbelgelenke aus. Als Grundsatz gilt:

Wird bei sitzender oder stehender Arbeit eine Vorbeugung des Oberkörpers ausserhalb dieses Bewegungssektors nötig, so ist die Grundstellung des Beckens samt derjenigen der Beine und Füsse zu verändern; d.h. vorerst sich zum angezielten Arbeitsort drehen und erst dann den Oberkörper gestreckt vorbeugen.

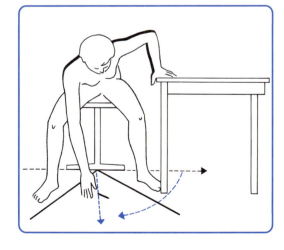

4.5 Die «Rumpfdynamik» und «Rückenstabilität» beim Bücken und Heben

● Vorbeugen in sitzender Tätigkeit

Die Bewegungsmöglichkeiten im Hüftgelenk sollen beim Vorbeugen so weit wie möglich genutzt werden (Rumpfdynamik), bevor die Wirbelsäule selbst eine Beugung nach vorn erfährt. D.h., die Wirbelsäule wird beim Bücken stabil und immer gerade gehalten und die Drehung stets im Hüftgelenk ausgelöst.

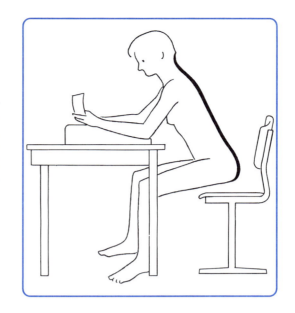

● Vorbeugen in stehender Tätigkeit

Beim Vorbeugen und Arbeiten im Stehen, wo sehr grosse Drehmomente entstehen und auf die Bandscheiben ungünstige einseitige Belastungen wirken, muss vermehrt auf eine gut stabilisierte Wirbelsäule geachtet werden. Dabei soll durch ein Abstützen so viel Körpergewicht wie möglich auf die Arbeitsfläche oder den zu bearbeitenden Gegenstand abgegeben werden. Wo immer möglich soll eine solche statische Arbeitshaltung aber vermieden werden. Wenn sie trotzdem nötig wird, ist auf einen minimalen Neigungswinkel des Oberkörpers zu achten.

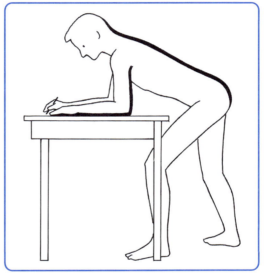

Regelmässige Haltungskontrolle auch bei der Arbeit.

● Heben von Lasten

Die korrekte Hebetechnik ist ein Arbeitsverhalten, das bewusst geübt werden muss:
– Den Körper frontal zum Objekt drehen (Bewegungssektor)
– Die Beine beugen
– Füsse mindestens hüftbreit aufsetzen
– Gewicht bei möglichst aufgerichtetem und gestrecktem Oberkörper nah am Körper fassen
– Anheben des Gewichtes durch Strecken der gebeugten Kniegelenke (vierköpfiger Schenkelstrecker) und der Hüftgelenke (Gesässmuskeln)

Bei der richtigen «Hebetechnik» ist also auf einen minimalen Neigungswinkel bei gestrecktem Rücken zu achten. Auf explosives Strecken resp. Anheben ist zu verzichten.

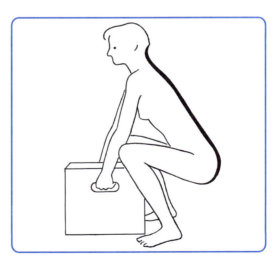

5. Verminderung der Sitzbelastung

5.1 Bewusste Sitzhaltung

Fehlhaltungen und damit verbundene Fehlbeanspruchungen kennen, wahrnehmen und korrigieren.

Die gesunde, aufgerichtete Haltung ist stets das Resultat einer mehr oder minder aktiven, gelernten und gekonnten Auseinandersetzung mit der Schwerkraft. Diese aktive Aufrichtung ist abhängig von der jeweiligen psychischen Befindlichkeit, von den vorhandenen physischen Möglichkeiten sowie vom bewussten Willen, Fehlhaltungen (und damit Überlastungen) der Wirbelsäule zu vermeiden. Fehlhaltungen können aber nur überdauernd sinnvoll korrigiert werden, wenn durch die Veränderung eine funktionsgerechte (physiologische) Wirkung auf den Bewegungsapparat erzielt wird.

Dies bedingt wiederum, dass der sitzende Mensch selbst über ein erworbenes Basiswissen (über die Belastung beim Sitzen) sowie über ein optimal funktionierendes Regelkreissystem (Abb. 17) verfügt. Unphysiologische, passive Haltungen, die oft als angenehm empfunden werden, schützen den Bewegungsapparat aber nicht vor Überlastung oder sogar Schäden. Überdehnte Bandstrukturen reagieren nicht wie die Muskulatur unmittelbar mit Dehnschmerzen, sondern erst nach geraumer Zeit, aber dann mit hartnäckigen, schwer kurierbaren Entzündungen.

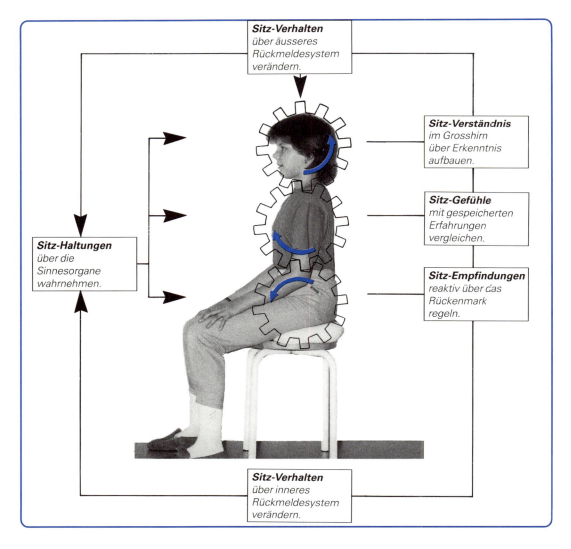

> **Massnahmen:**
> Unphysiologische und damit belastende Sitzgewohnheiten wahrnehmen, bewusstmachen und überdauernd verändern.

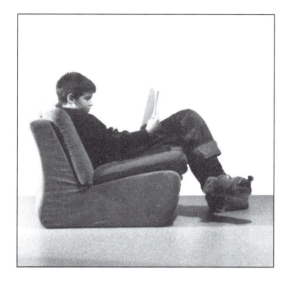 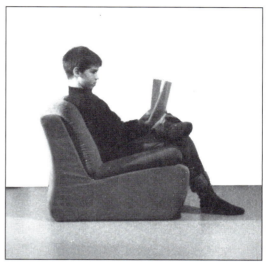

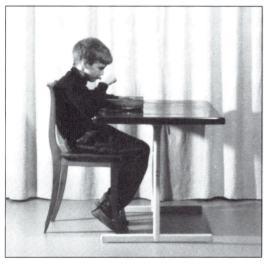 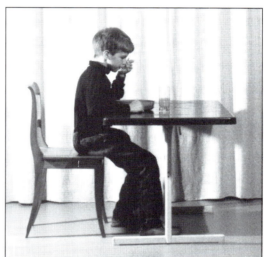

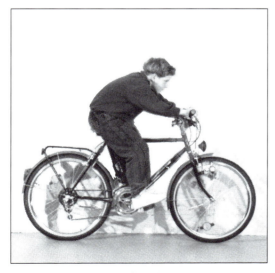 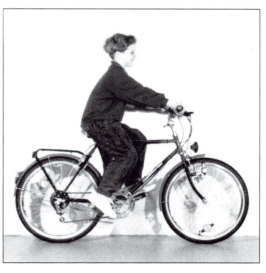

Unbewusste, belastende Sitzhaltung.   *Bewusste, entlastende Sitzhaltung.*

5.2 Entlastende Sitzhaltungen

Die *Wirbelsäulenstrukturen* sind je nach Körperhaltung (oder Stellung der Wirbelsäule) und Körperposition, in der eine bestimmte Tätigkeit ausgeführt wird, mehr oder weniger belastet. Die Belastungswerte der verschiedenen Haltungen im Sitzen, Stehen und Liegen sind heute am lebenden Menschen gemessen und verglichen worden (bspw. im Bereich der Lendenwirbelsäule). Dabei fällt die markante Druckentlastung bei stark nach rückwärts gelehntem Sitzen auf, die mit korrektem Stehen verglichen werden kann.

Druckwerte in der 3. lumbalen Bandscheibe bei verschiedenartigem Sitzen (Senn, S. 12)

- Sitzen in entspannter «Ermüdungshaltung», ohne Rückenlehne — 100%
- Sitzen mit einer Lendenlordose (Lendenrolle, «lumbar support») — 70%
- Benützung einer 130° rückwärts gekippten Rückenlehne — 50%
- Zusätzliche Benützung einer Lendenrolle — 35%
- Gute Haltung im Stehen — 35%
- Sitzen mit vornübergeneigtem Rumpf — >150%

> **Massnahmen:**
> Sitzende Tätigkeiten mit hohen Belastungen auf die Wirbelsäule bewusst in weniger belastenden Sitzpositionen ausüben.

Statisches Sitzen bei der Arbeit ist nur in der Position mit der geringsten Belastung gerechtfertigt.

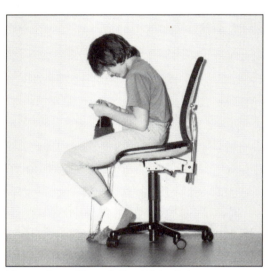

Vorgeneigtes Sitzen in Rundrückenhaltung.
Hohe Belastung   > 100%.

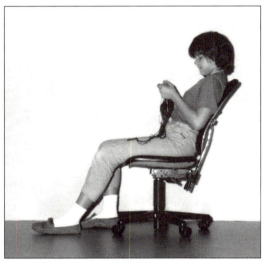

Angelehntes Sitzen mit 130° rückwärts geneigtem Oberkörper.
Mittlere Belastung   ca. 50%.

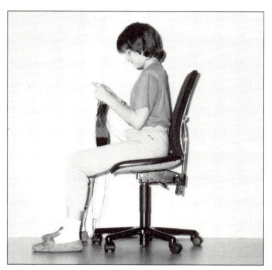

Angelehntes, aufrechtes Sitzen mit Lendenstütze.
Geringere Belastung   ca. 70%.

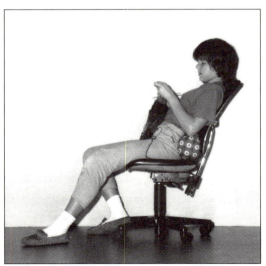

Angelehntes Sitzen mit 130° rückwärts geneigtem Oberkörper mit unterstützender Lendenrolle.
Kleine Belastung   ca. 35%.

5.3 Bewegtes Sitzverhalten

Nebst der Druckbelastung durch das Körpergewicht auf die Bandscheiben beanspruchen bspw. muskuläre Zugspannungen, Biegespannungen und Rotationskräfte die Wirbelkörper, die Wirbelbogengelenke, die Bänder, aber auch die beteiligten Muskeln selbst. Langandauernde, gleichartige Sitzhaltungen lassen somit die auftretenden Kräfte auch eintönig auf diese belasteten organischen Strukturen einwirken. Dabei bleibt bspw. die Haltemuskulatur über längere Zeit unter gleicher Spannung, reagiert dann auch zusehends mit Verspannung, resp. nach stets wiederkehrenden Gewohnheitshaltungen auch mit einer unphysiologischen Verkürzung. Diese schlechten Sitzgewohnheiten können somit zu einer muskulären Dysbalance führen (siehe S.   ). Das entwickelte Muskelungleichgewicht wiederum erhöht die Gefahr einer Überbelastung von Sehnen und Bändern. Sie reagieren mit Reizzuständen und können chronische Schmerzen vermitteln. Ein steter Ausgleich von Belastung und Entlastung der an der Sitzhaltung beteiligten Muskulatur ist daher anzustreben.

Muskelverkürzungen können das «Resultat» von monotonen Sitzhaltungen sein.

> **Massnahmen:**
> Monotone Sitzhaltung mit gleichförmiger Belastung (insbes. auf starren Sitzmöbeln) so oft wie möglich verändern, und dabei bewusst zwischen vorderer, mittlerer und hinterer Sitzposition unterscheiden (siehe Senn, S. 10).

Dynamisches Sitzen schont die Bandscheiben.

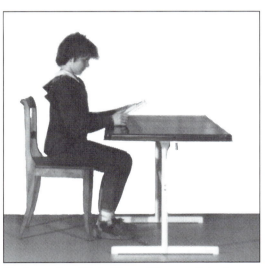

Vordere aufgestützte Sitzposition zum Schreiben und Lesen.

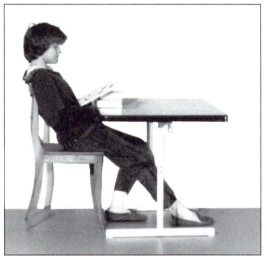

Mittlere angelehnte Sitzposition. Ohne Schreibhilfen (bspw. Pultaufsatz oder Schrägstellung der Tischfläche), jedoch nicht zum Schreiben geeignet.

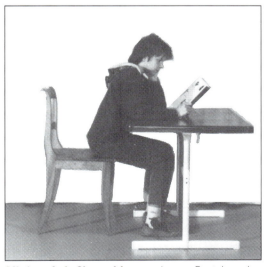

Mittlere, freie Sitzposition zum Lesen, Basteln und ev. Schreiben.

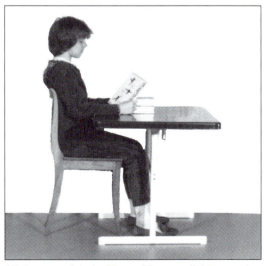

Hintere angelehnte Sitzposition zum Zuhören und ev. Lesen.

5.4 Ergonomische Entlastungshilfen

Bei Eltern, aber insbesondere auch im Möbelfachhandel herrscht immer noch ein erhebliches Defizit an Wissen über die Bedeutung der Haltungsbelastung und der ergonomisch konzipierten Sitzmöbel zur Haltungsprophylaxe im Sitzen. Obschon einzelne Firmen in ihren Prospekten über Sitzprodukte das Haltungsproblem im Sitzen aufgreifen und optimale Konstruktionen von Ergonomen und Ärzten begutachten lassen, ist immer noch eine Unmenge von nicht funktionsgerechten, die Wirbelsäule belastenden und einseitig nur ästhetischen Gesichtspunkten genügenden Sitzmöbeln auf dem Markt. Ein Vergleich: Es wäre doch paradox, wenn trotz der allgemein anerkannten Zahnprophylaxe (dass das Zähneputzen der Zahnkaries vorbeugt) die Zahnindustrie uns zähnezerstörende Zahnpasten anpriese, nur weil sie durch ihre anregenden Farben zum Kauf verlocken. Somit stehen in unzähligen Wohnungen Sitzmöbel herum, die wohl schön ins Allgemeinbild der Wohnung passen, aber insbesondere den Kindern keine einigermassen sinnvolle Arbeits- resp. Entspannungsgelegenheit bieten. Natürlich können wir nicht einfach noch intaktes Sitzmobiliar auf den Müll werfen. Es müsste nun aber ein Bewusstsein wachsen, wie wir uns weniger belastend darin halten können und welche entlastenden Massnahmen wir für die Erfüllung dieser Forderung zur Verfügung haben. Es geht nun darum, nach den Erkenntnissen einer optimalen Sitzhaltung (s. Seite 9) kostengünstige, auch selbst herstellbare Sitz-, Schreib- und Lesehilfen zu nutzen und sinnvoll einzusetzen. (S. auch Broschüre 2: Praxis Schulstunde)

Unphysiologische Sitzmöbel ersetzen oder mindestens mit Hilfsmitteln optimieren.

> **Massnahmen:**
> Belastende, nicht funktionsgerechte Sitzgelegenheiten, aber auch Arbeitsplätze und Entspannungssituationen durch geeignete Hilfsmittel ergonomisch gestalten.

Hirsekissen
> Als Sitzhilfe:
● Zur Neigung der Sitzfläche nach vorn (Grösse ca. 50x40)
> Als Liegehilfe:
● Zur Unterstützung der Lenden- und Halswirbelsäule (Grösse ca. 40x30)

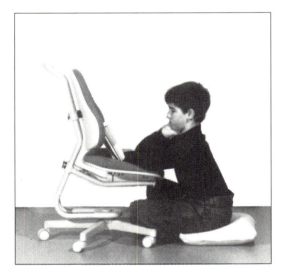

Schaumstoffkeil
> Als Sitzhilfe:
● Zur Neigung der Sitzfläche nach vorn
● Zur Unterstützung der Lendenwirbelsäule im Rücklehnen, bei zu langer Sitzfläche

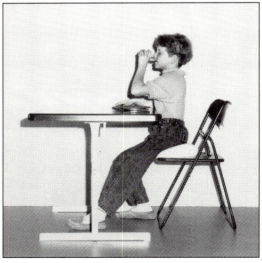

Schaumstoffrolle
> Als Sitzhilfe:
- Zur Unterstützung der Lendenwirbelsäule bei ungenügend stützender Rücklehne
> Als Liegehilfe:
- Zur Unterstützung der Kniegelenke bei leicht angezogenen Beinen

Gymnastikmatte
> als Unterlage zum Liegen
> als Unterlage zur Haltungsgymnastik

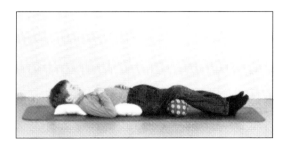

Pultaufsatz
> Als Schreibhilfe:
- Zur Neigung der Schreibfläche für eine aufgerichtete Haltung

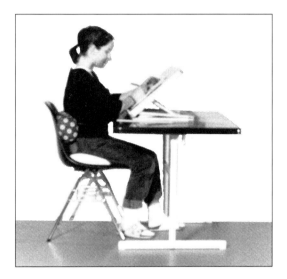

Vorlagestütze
> Als Lesehilfe:
- Zur Aufrichtung der Halswirbelsäule und zur Einstellung eines optimalen Sehabstandes

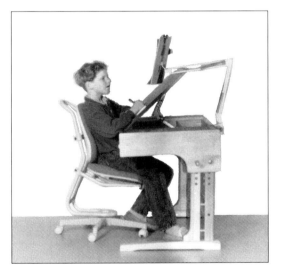

Schreibflächenverstellung
> Als Schreib- und Arbeitshilfe:
- Zur Aufrichtung der Wirbelsäule und Einstellung einer optimalen Arbeitsdistanz.

Die Tischfläche sollte bei jedem Arbeitstisch bis ca 60° stufenlos verstellbar sein!

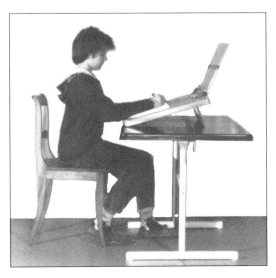

5.5 Vielseitige Sitzstellungen

Ziel einer optimalen, aktiven Sitzhaltung ist die Entlastung der passiven Strukturen (Bandscheiben, Bänder, Sehnen) und nicht der «Haltemuskulatur».

Sitzen ist für die Lendenwirbelsäule stets eine grössere Belastung als das korrekte Stehen und Liegen. Die im Sitzen eingenommene Wirbelsäulenstellung (resp. Beckenstellung) ist hauptsächlich verantwortlich für die übermässige Druckbelastung der Bandscheiben. Dabei kann aber nur eine **leichte Lendenlordose** (leichtes Hohlkreuz) einen möglichst geringen Bandscheibendruck garantieren. Jede Rundrückenbildung im Sitzen (auch wenn sie noch so angenehm empfunden wird) bringt die Rückenmuskulatur aufgrund der milden und andauernden Dehnung zur fast vollständigen Entspannung. Die sich in den dorsalen (rückwärtigen) Längsbändern der Wirbelsäule aufbauenden Spannungen übernehmen dabei die Halteleistung, was die Gefahr einer chronischen Überlastung dieser Bandstrukturen birgt. Eindeutiges Ziel einer guten Sitzhaltung muss deshalb die minimale Druckbelastung der Wirbelsäulenelemente und nicht die minimale Muskelaktivität sein (siehe Senn, Seite 13). Folglich gilt es bei möglichst allen Arbeitshaltungen eine leichte Lendenlordose einzunehmen, wobei eine stetige und vielseitige Veränderung der Sitzpositionen (Sitzalternativen) Gewohnheitshaltungen und damit Verkürzungen der Muskulatur verhindert.

> **Massnahmen:**
> Unterschiedliche Sitzstellungen auch für gleichartige Tätigkeiten kennen, vielfältig erproben und vergleichen sowie funktionsgerecht in allen möglichen Sitzsituationen anwenden.

Bei sitzender Arbeit verschiedene Sitzpositionen einnehmen.

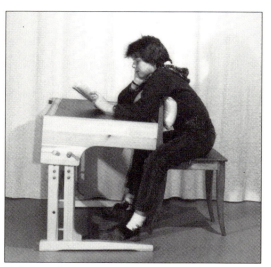

Reitsitz auf umgekehrtem Stuhl mit angelehnter Brust.

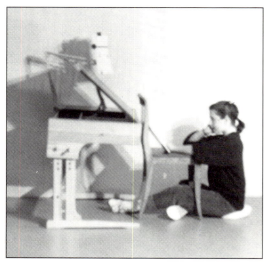

Einbeiniger Schneidersitz am Boden, mit entlastendem Sitzkissen oder Sitzkeil.

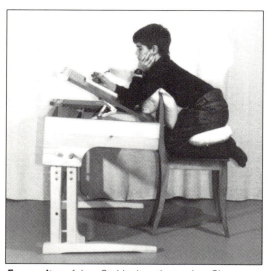

Fersensitz auf dem Stuhl mit entlastendem Sitzkissen.

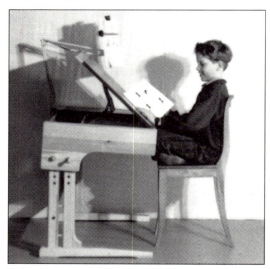

Schneidersitz auf Stuhl, mit angelehntem Rücken und schräggestellter Tischfläche.

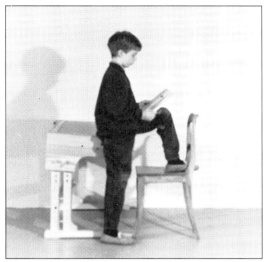

Einbeiniger Standsitz auf Tisch, ev. mit aufgestütztem Fuss auf dem Stuhl.

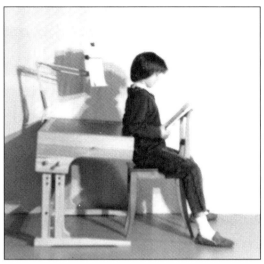

Reitsitz mit rückwärts angelehntem Oberkörper und ev. aufgestützten Ellbogen.

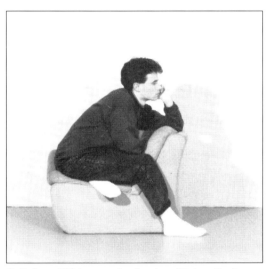

Seitsitz auf Wohnsessel, mit aufgestütztem Kopf.

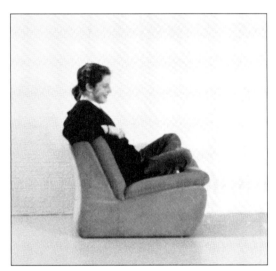

Schneidersitz auf Wohnsessel, mit aufgestützten Ellbogen.

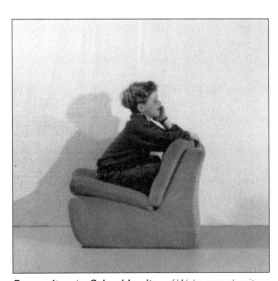

Fersensitz oder **Schneidersitz** auf Wohnsessel, mit aufgestütztem Kopf auf der Lehne.

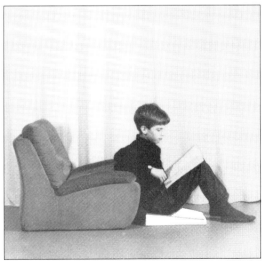

Hocksitz am Boden, auf entlastendem Sitzkeil und angelehntem Oberkörper.

5.6 Regelmässige Entlastungspausen

Die «Sitzmonotonie» durch Entlastungspausen immer wieder unterbrechen.

Da jede Art des Sitzens, selbst die physiologischste, eine Haltungsbelastung darstellt, bedarf es regelmässiger bewusster Entlastungspausen. Dabei ist klar zwischen passiven und aktiven Entlastungsmassnahmen zu unterscheiden. Es geht bei den passiven Entlastungsmassnahmen darum, die Wirbelsäule von ihrer tragenden Säulenfunktion und vor allem von allen Hebelwirkungen zu befreien, damit sie unter vollständiger Entlastung u. a. ihre ursprünglich weit geschwungene Rundform einnehmen kann (siehe Senn, Seite 15). Solche passiven Entlastungsmassnahmen können auch auf zwei verschiedene Arten durchgeführt werden:

1. Mit **Entlastungshaltungen durch Vergrössern der Unterstützungsfläche** einzelner Körperteile resp. des ganzen Körpers. Dabei darf unter diesen entlastenden Bedingungen auch ein grossbogig geschwungener Rundrücken eingenommen werden.
2. Mit **Entlastungshaltungen im Hangen** mit einer Zugwirkung auf die Weichteile der Wirbelsäule (Bandscheibe, Gelenkkapseln). Hierbei soll der Zug fein dosiert und längerdauernd (2–3 Minuten) wirken, damit die Muskulatur sich entspannen und der ernährungsphysiologisch wichtige Flüssigkeitsaustausch der Bandscheibe erfolgen kann (siehe Schlumpf, Seite 13).

> **Massnahmen:**
> Sitzende Tätigkeiten regelmässig durch passive Entlastungshaltunghaltungen unterbrechen. Dabei auf eine vertiefte Atmung achten!

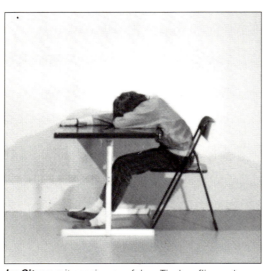

Im Sitzen mit passivem auf dem Tisch aufliegendem Oberkörper, ev. mit unterstützendem Kissen.

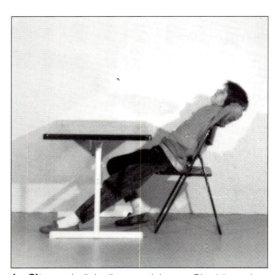

Im Sitzen mit rückwärts angelehntem Oberkörper, je nach Rücklehne mit unterstützender Lendenrolle.

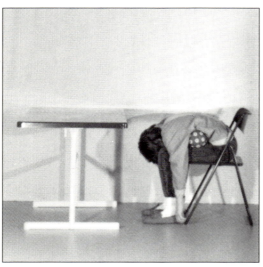

Im Sitzen mit passiv auf den Beinen aufliegendem Oberkörper, ev. mit unterstützendem Kissen oder Schaumstoffrolle.

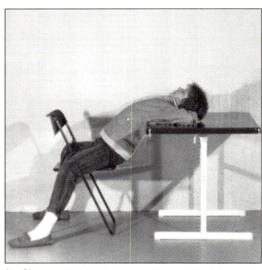

Im Sitzen mit rückwärts abgestütztem Oberkörper, je nach Tischblattschrägstellung mit unterstützendem Kissen.

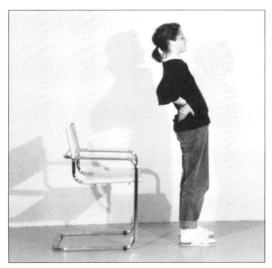

Im Stehen mit rückwärts und in die Länge gezogener Wirbelsäule, durch Abstützen der Hände auf dem Becken.

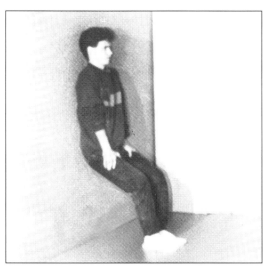

Im Stehen mit flach an die Wand gepresster Wirbelsäule und auf den Beinen abgestützten Händen zur Unterstützung der Streckung.

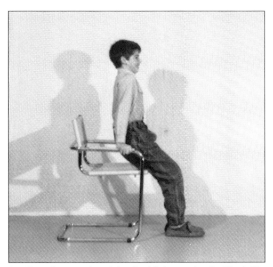

Im Stützhang mit auf der Stuhllehne oder der Tischfläche abgestützten Händen und auf dem Boden ruhenden Füssen.

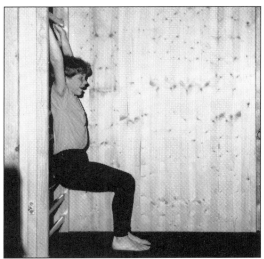

Im Standhang an einer Hängevorrichtung (Türreck, Sprossenwand) und auf dem Boden ruhenden Füssen.

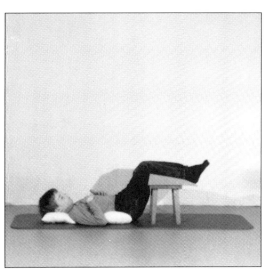

Im Liegen mit unterstützendem Kissen unter der Wirbelsäule und erhöht ruhenden Füssen.

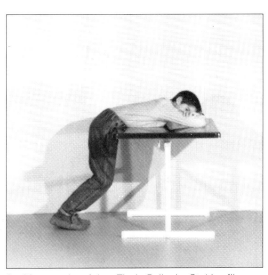

Im Liegen mit auf dem Tisch, Ball oder Stuhl aufliegendem Oberkörper und hängenden Beinen, aber aufgestützten Füssen.

5.7 Alternativen zum Sitzen

Unsere Zivilisation kennt für das erkenntnisgeleitete Lernen leider kaum mehr andere Methoden, als das Lesen, Zuhören und Beobachten von Visualisierungsmitteln (Texten, Filmen, Zeichnungen, Dias und Projektionsfolien) in vorwiegend sitzender Stellung. Das erfahrungsgeleitete experimentelle Erproben und manuelle Tätigsein auch in Bewegung (resp. in anderen als der sitzenden Haltung) hat heute an Bedeutung verloren. Dies verunmöglicht aber eine regelmässige und wechselseitige (dynamische) Be- und Entlastung der Haltemuskulatur und hält die Wirbelsäulenstrukturen durch die monotone Belastung unter Dauerstress. Haltungsschwächen und -schäden mit extremen Wirbelsäulenveränderungen sind die Folge, die auch mit wissenschaftlichen Zahlen erhärtet werden. **Dabei hat bisher noch kein Mensch den Beweis erbracht, dass im Sitzen wirkungsvoller gelernt werden kann als bspw. im Stehen, Liegen oder Gehen.** Dabei würden oft nur minimale Veränderungen in der Gestaltung der Lernsituation, resp. in der Anwendung der Methode das Wissen zu verarbeiten, es erlauben, die gleichen Aufgaben ev. lernwirksamer (jedenfalls ev. mit geringerer Belastung des Körpers) zu lösen.

«Bewegtes» Lernen anstreben.

> **Massnahmen:**
> Vielfältige alternative (andere als sitzende) Arbeitshaltungen zum Lernen kennen, je nach Art der Tätigkeit erproben und die Lernsituation sinnvoll unter ergonomischen (arbeitstechnischen) Aspekten gestalten.

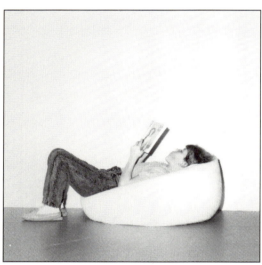

Rückenlage auf mit Weichmaterial gefülltem Sack mit guter Abstützung der Wirbelsäule.

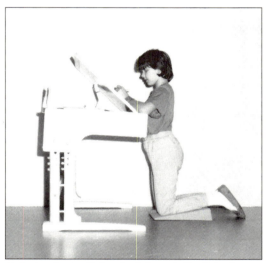

Kniestand unter Keil und schräggestellter Schreibfläche.

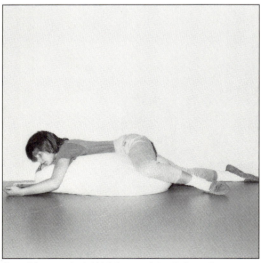

Bauchlage auf mit Weichmaterial gefülltem Sack auf Ball oder Schaumstoffblock, ein Bein angezogen und Kopf aufgestützt.

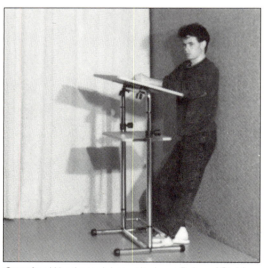

Stand an Wand angelehnt, mit einem Bein auf Stuhl aufgestützt.

5.8 Bewegliche Sitzgelegenheiten

Der aufrecht stehende oder sitzende Mensch befindet sich durch die Schwerkraftwirkung in einer physikalisch labilen Gleichgewichtslage. D.h., der Rumpf bzw. der ganze Mensch droht beständig in irgendeine Richtung zu fallen, dabei werden aber diese Schwerpunktsverlagerungen durch andauernd notwendige Gleichgewichtsreaktionen kompensiert. Die an dieser aufrechten Haltearbeit beteiligte Muskulatur ist somit weniger auf Kraft, denn auf Koordination und Ausdauer belastet. Solange dieses aktiv-dynamische Gleichgewichtsspiel funktioniert, ist eine natürliche physiologische Belastung und Entlastung der beteiligten Muskulatur, von Sehnen und Bändern, Bandscheiben und Wirbelkörpern gegeben. Auf bewusst labilen Sitzunterlagen, wie dem Sitzball oder dem Einbeinsessel können diese Funktionen trainiert werden. Jede labile Standfläche oder allseits flexible Sitzfläche hilft die Monotonie der Haltung zu verhindern. Keines der neueren Stuhlmodelle garantiert für sich allein aber eine bessere Sitzhaltung. Der richtige Gebrauch muss erlernt und geübt werden, wie dies bei jedem Hilfsmittel notwendig ist. Das aktiv-muskuläre und aufrechte Sitzen ohne Lehne ist ermüdend. Wer von einem Tag zum anderen den alten mit dem neuen Stuhl ersetzt, handelt vorerst sicher Muskelbeschwerden ein, die nach einiger Zeit aber wieder verschwinden.

> **Massnahmen:**
> In regelmässigen Abständen das «bequeme», aber starre Sitzmobiliar mit flexiblen Sitzgelegenheiten ohne Rückenstütze ersetzen, gleichsam als aktiv-dynamisches Gleichgewichtsspiel und Sitztraining verstanden.

Bewegliche Sitzgelegenheiten ermöglichen haltungsfördernde Gleichgewichtsreaktionen.

Verschiedene, insbesondere auch dynamische Sitzmöbel benützen.

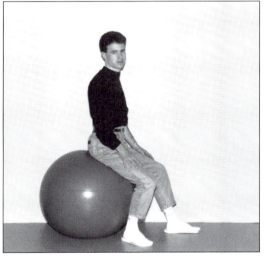

Sitzball:
> die wirtschaftlichste Sitzgelegenheit
> durch seine flexible Hülle maximal beweglich
> als Trainingsgerät speziell geeignet

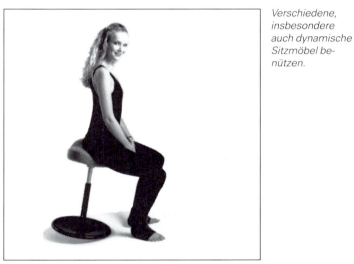

Move:
> als Sitz- und Stehhilfe verwendbar
> höhenverstellbar
> 360° drehbar

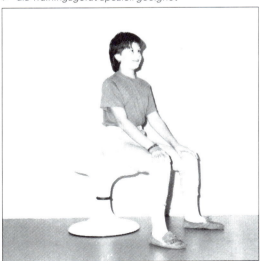

Tendel:
> Hocker mit allseitig flexiblem Gelenk
> 360° drehbar

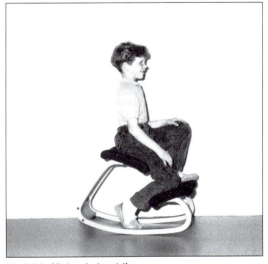

Variable (Schaukelstuhl):
> die nach vorn geneigte Sitzfläche provoziert eine günstige Beckenstellung

5.9 Ergonomisches Sitzmobiliar

Ein ergonomisch gutes Sitzmöbel, das im Alltag allen Bedürfnissen und Lebenssituationen genügen und zudem in der Familie klein und gross die ideale Sitzgelegenheit bieten kann, gibt es nicht. Der Sitzmöbelindustrie erwachsen durch die Vielfalt der geforderten Funktionen Konstruktionsprobleme, die nicht mit dem Bedürfnis nach der Allzweckverwendung einer einzigen Sitzgelegenheit vereinbar sind. Es gelten daher je nach Tätigkeit und Verwendungszweck auch unterschiedliche Anforderungen an ein Sitzmöbel zu Hause. So sollten Sitzmöbel für den Wohn- resp. für den Arbeitsbereich ganz spezifische Funktionen ermöglichen, die dem gewünschten Verhalten resp. der zu erfüllenden Aufgabe möglichst gerecht werden. Die Funktionalität (als zweckbestimmte, physiologische Sitzgelegenheit) des entsprechenden Sitzmöbels hat absolute Priorität gegenüber dem äusseren Erscheinungsbild, dem Design.

Beim Sitzmobiliar gilt: Die Funktion kommt vor der Form.

> **Massnahmen:**
> Das Sitzmöbel beim Kauf auf seine Funktionalität und ergonomische Anwendbarkeit prüfen sowie entsprechend der gewünschten Tätigkeit auswählen resp. dieses für die jeweilige Benützung optimal einstellen und anpassen.

- **Arbeitsstuhl**

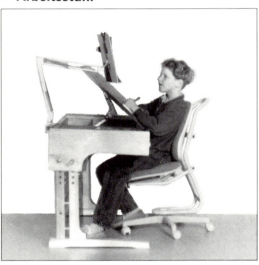

- **Wohnstuhl**

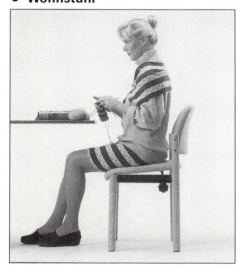

Zweck:
Ermöglicht das Schreiben, Lesen, Basteln an einem Tisch mit horizontaler oder schräger Arbeitsfläche im dynamischen Sitzen.
Funktionen:
Rückenlehne:
– höhenverstellbar (unterstützt WS am oberen Beckenrand)
– kippbar (in der Horizontale frei beweglich)
– abgerundet und gepolstert
– tiefenverstellbar (in der hinteren Sitzposition ist genügend Raum zwischen Kniekehlen und Sitzflächen-Kante)
– neigbar (wenn möglich bis ca. 130°)
Sitzfläche:
– höhenverstellbar (Unterschenkellänge!)
– neigbar (nach vorn bis ca. 8°)
– eben (keine schalenförmige Vertiefung)
– abgerundete vordere Kante
– gute, aber feste Polsterung, rutschfest
Standfuss:
– 5 Füsse (wenn möglich rollbar)
– drehbar um 360°

Zweck:
Ermöglicht die Tätigkeit an einem Tisch im Wohnbereich, wie Essen, Konversation, Nähen, Basteln u.a.m. Erlaubt eine vordere, mittlere und hintere angelehnte Sitzposition, entsprechend dem Wechsel der Tätigkeit.
Funktionen:
Rückenlehne:
– endet unterhalb der Schulterblätter
– läuft konvex aus (die Auswölbung erlaubt ein bequemeres Anlehnen)
– bei hoher Lehne gelten dieselben Merkmale wie beim Wohnsessel
Sitzfläche:
– höhenangepasst (an Körpergrösse resp. Tischhöhe, ca. 40–46 cm, für Kinder mit Fussstütze)
– horizontal resp. nach vorn neigbar (wünschenswert für die vordere Sitzposition)
– rutschfest
Standfuss:
– gut gleitend, ev. vor- und rückwärts rollbar (ermöglicht bequemeres Aufstehen)

- **Wohnsessel – Ruhesessel**

Zweck:
Ist das Kernstück der Sitzmöbel des Wohnbedarfs mit guter Kreuzstütze. Darin wird Entspannung gesucht resp. bequemes Sitzen zum Lesen und Plaudern, Musikhören und Fernsehen. Die Entlastung der Wirbelsäule ist bei entsprechender Neigung der Rücklehne (min. 130°) maximal, fixiert diese jedoch stärker und lässt kaum Haltungsänderungen zu.

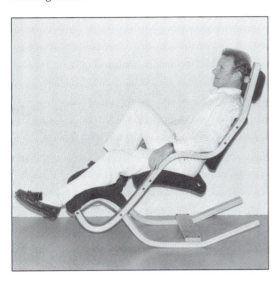

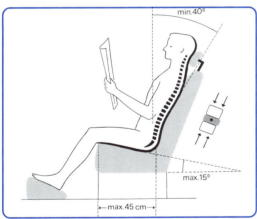

Funktionen:

Kopfstütze:
- höhenverstellbar (Grössenunterschiede des Oberkörpers)

Nackenstütze:
- stützt durch ihre Wölbung die lordosierte Nackenwirbelsäule, ohne den Kopf nach vorn zu drücken (in Verlängerung der Brustwirbelsäule)

Rückenlehne:
- läuft konvex (n. aussen gewölbt) und keinesfalls konkav (schalenförmig nach innen gewölbt) aus und verhindert den oberen Rundrücken
- endet unterhalb der Schulterblätter
- stützt die physiologische Lordose der Lendenwirbelsäule
- lässt genügend Raum für das Gesäss, zwischen Lehne und Sitzfläche
- ermöglicht das Sitzen weit hinten, um die Abstützung des Beckens zu sichern (Raum zwischen Sitzfläche und Lehne)
- neigbar (bis minimal 130° rückwärts)

Sitzfläche:
- leicht rückwärts geneigt, max. 15°
- rutschfeste Oberfläche
- leichte Vertiefung für Sitzbeinhöcker
- gute Polsterung zur individuellen Formung durch den Auflagedruck
- Tiefe max. 45 cm (genügend Raum zwischen Kniekehle und Sitzkante)
- Höhe ca. 38 bis 42 cm (zu tiefe Sitzposition führt zur Drehung des Beckens nach hinten und damit zum Rundrücken
- Sitzprofil vorteilhaft verstellbar (Neigung von Rücklehne u. Sitzfläche synchron abgestimmt)

Fuss- resp. Unterschenkelstütze:
- als freistehender rutschfester Schemel oder
- am Sessel fixierte und neigbare Verlängerung der Sitzfläche

Auch für alle Auto-, Eisenbahn- und Flugzeugsessel sind neue Massstäbe für ergonomisches Sitzen zu fordern.

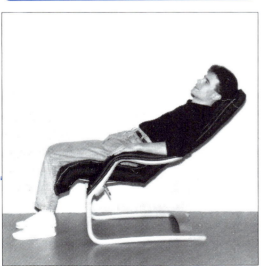

Klassischer Wohnsessel mit ideal geformtem Sitzprofil und verstellbarer Rücklehne.

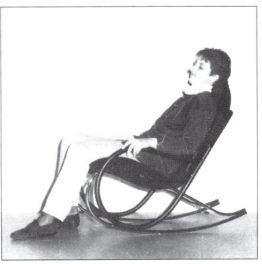

Passiv dynamisches Sitzen durch Schaukelbewegung.

Die ergonomische Gestaltung des Arbeitsplatzes ist eine wichtige Voraussetzung für die Vorbeugung von Haltungsschäden.

5.10 Ergonomische Sitzeinheit

Erst das Wissen und die Erkenntnis über die Zusammenhänge von Belastungseinflüssen und unangenehmen Verspannungen der Muskulatur resp. von Druckschmerzen im Wirbelsäulenbereich während oder nach sitzender Tätigkeit ermöglichen eine bewusste Steuerung des eigenen Sitzverhaltens. Dazu gehört u. a. aber auch die ergonomische Gestaltung der entsprechenden Sitzgelegenheit resp. die Ausrüstung und Einrichtung des Arbeitsplatzes. Dabei haben nicht nur der Erwachsene, sondern auch das heranwachsende Kind und der Jugendliche Anrecht auf ergonomisch konzipierte Arbeitsstühle und -tische. Dies heisst, dass die Grösse und Funktionalität von Stuhl und Tisch auf die jeweilige Haupttätigkeit abgestimmt und laufend wieder den veränderten Bedingungen angepasst werden muss (siehe Broschüre 2, Seite 8). Nur so kann ein Arbeitsplatz den Anforderungen an ein nicht gesundheitsgefährdendes und körpergerechtes Sitzen genügen. Sicher hat die Gestaltung des Arbeitsplatzes und die Auswahl der richtigen Grösse der Möbel eine grosse Bedeutung für die Vorbeugung von Haltungsschäden. Es liegt aber auch in der Natur des Menschen (insbes. der Kinder), sich zu bewegen. Nur durch die Bewegung (bewegtes Sitzen und bewegte Pausen) erfährt der Organismus die notwendigen Entwicklungsreize.

> **Massnahmen:**
> Die Auswahl, Einrichtung und Anpassung von Arbeitsstuhl und -tisch in Grösse und Funktionalität entsprechend der jeweiligen Benützer sowie der belastenden Haupttätigkeit vornehmen und laufend auf die sich verändernde Arbeitssituation abstimmen.

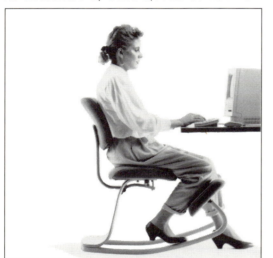

*Die eintönige Arbeit erfordert eine **bewegliche Sitzgelegenheit**.*

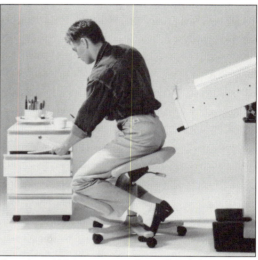

Basteln und Malen gestatten kaum Ruhehaltungen und erfordern oft Platzverschiebung und Haltungswechsel.

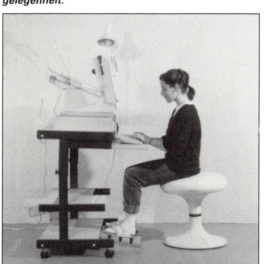

Hilfsmittel zum Sitzen und Schreiben bieten Entlastung:
- *Bewegliche Sitzgelegenheit*
- *Fussstütze*
- *Verstellbare Schreibfläche*
- *Vorlagehalter*

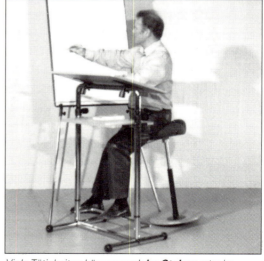

*Viele Tätigkeiten können auch **im Stehen** oder im Standsitz und am **Stehpult** ausgeführt werden.*

5.11 Physiologisches Arbeitsverhalten im Sitzen

Ist eine längerdauernde, sitzende Arbeitsweise (bspw. bei Schulaufgaben zu Hause oder bei der Textverarbeitung am Computer) notwendig, so soll diese nach physiologischen Bedürfnissen des Organismus gestaltet sein. Dazu gehört erstens ein **ergonomisch eingerichteter Arbeitsplatz** und zweitens ein **bewusst dynamisch gestaltetes Sitzverhalten.** Sitzhaltungen werden laufend in Hinsicht auf ihre Belastung überprüft und in regelmässigen Abständen (ca. in 10-Minuten-Intervallen) auch total verändert. Die Entlastungspausen für den Organismus sind spätestens nach 40–60 Minuten notwendig, und beinhalten, wann immer möglich, einerseits eine weitgehende Entlastung der Wirbelsäule im Hangen oder Liegen und andererseits eine aktivierende Bewegung mit verstärkter Muskel- und Atemtätigkeit. Dynamisches freies Sitzen auf beweglichen Sitzgelegenheiten oder Alternativen zum Sitzen ergänzen nun auf sinnvolle Art und Weise die Massnahmen zur Entlastung der Wirbelsäule auch bei belastender Arbeitsweise.

Bewusste, rhythmische Gestaltung des Arbeitsprozesses als Grundlage effizienten Lernens.

> **Massnahmen:**
> Während eines längerdauernden Arbeitsprozesses im Sitzen die physiologischen Bedürfnisse des Körpers wahrnehmen und durch entsprechendes Sitzverhalten den Wechsel von Belastung und Entlastung sinnvoll gestalten.

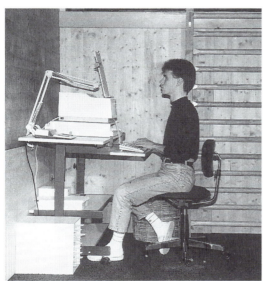

00 Min.: *Arbeitsplatz ergonomisch einrichten.*

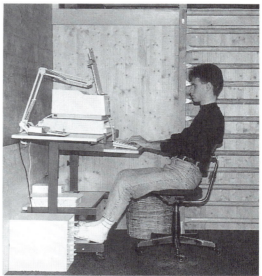

20 Min.: *Entlastende Arbeitshaltung wählen.*

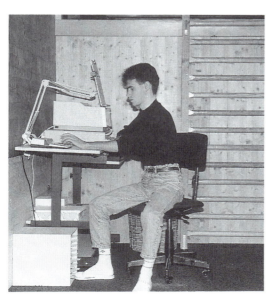

10 Min.: *Arbeitsweise und -stellung verändern.*

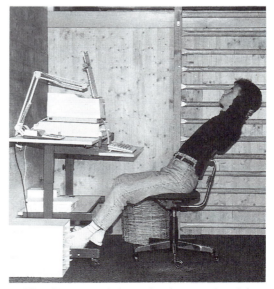

30 Min.: *Entlastungshaltung einnehmen und vertieft atmen.*

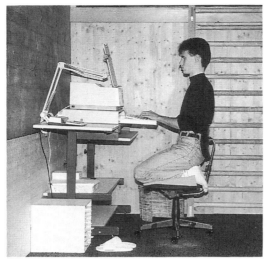
40 Min.: Alternative zum Sitzen suchen.

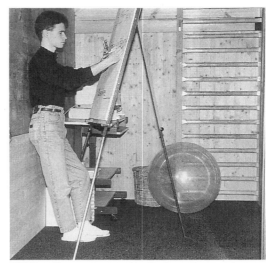
70 Min.: Planungsentwurf im Stehen mit angelehntem Körper an der Wand.

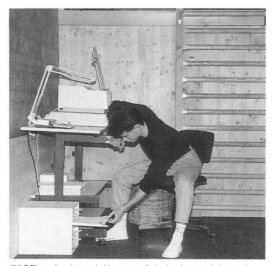
50 Min.: Auch nach längerer Arbeitsdauer sich noch haltungsbewusst verhalten.

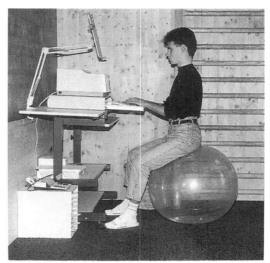
80 Min.: Muskelausdauer verbessert sich auch beim dynamischen Sitzen.

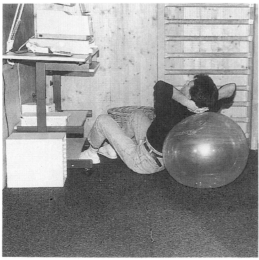
60 Min.: Die Entlastungspause ist dringend nötig.

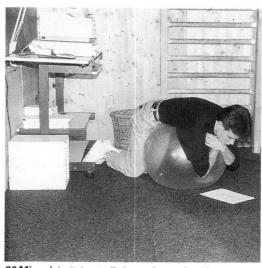
90 Min.: Arbeitskontrolle im entlastenden Liegen.

6. Verbesserung der Haltungswahrnehmung und -steuerung

6.1 Haltungskontrolle der Wirbelsäule mit Hilfsmitteln

Haltungsbewusstes Bewegen kann erlernt und geübt werden.

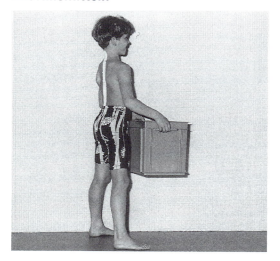
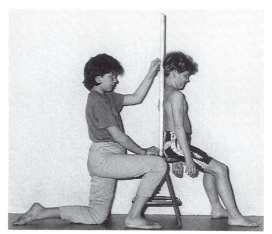
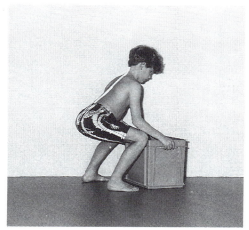
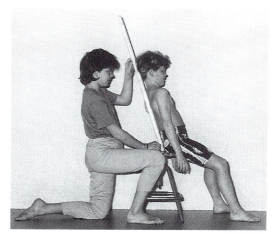
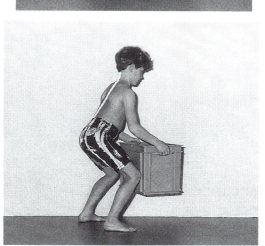
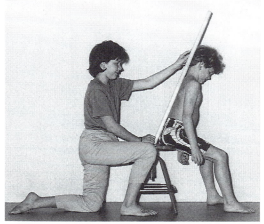

- ***Im Heben und Tragen von Lasten:***
  mit Klebstreifen auf dem Rücken

- ***Im Sitzen und Vorbeugen:***
  mit Stabkontrolle

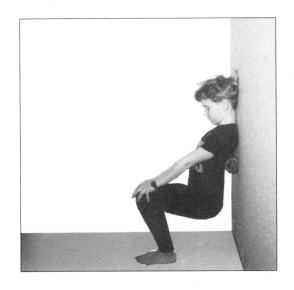

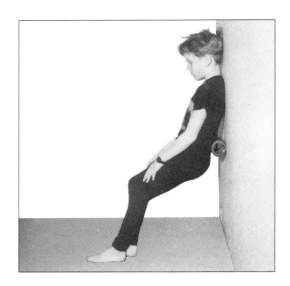

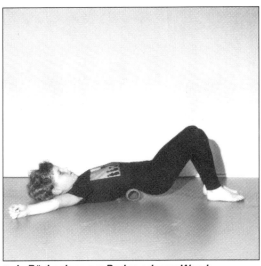

- **In Rückenlage am Boden oder an Wand:** mit Rolle oder Ball.

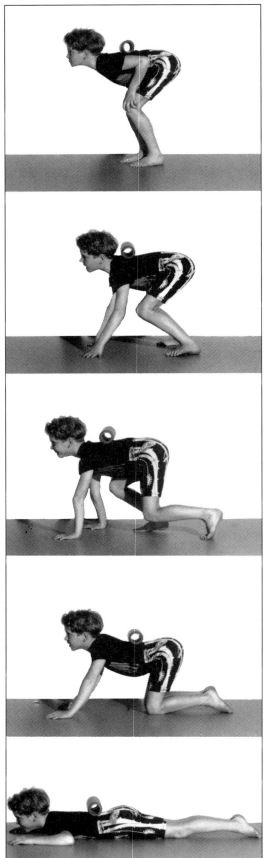

- **Im Abliegen und Aufstehen:** mit Balancieren eines Gegenstandes.

6.2 Dehnung verkürzter Muskeln («Stretching»)

Sitzbedingte muskuläre Ungleichgewichte (muskuläre Dysbalancen)

Muskelverkürzungen resultieren unter anderem aus ungenügenden Längenbeanspruchungen. Stereotypes Sitzen kann vor allem bei der tonischen Muskulatur (vgl. Abb. 96) zu Verkürzungen führen. Gefährdet sind dabei vor allem die Sitzbeinunterschenkel-, die Hüftlenden-, die Brust- und die Nackenmuskeln. Regelmässiges Dehnen (verkürzter Muskeln, vgl. Seiten 32 + 33) sowie Kräftigen (abgeschwächter Muskeln, siehe Seite 35) sind geeignete Mittel zur Wiederherstellung der physiologischen Länge der Muskeln und damit des muskulären Gleichgewichtes. **Abgeschwächte phasische** und besonders **verkürzte tonische Muskeln** können Ursache von Fehlhaltungen und damit zusammenhängenden Rücken- und Gelenkbeschwerden sein.

«Sitzbedingte», muskuläre Ungleichgewichte verhindern durch Dehnung und Kräftigung.

> **Massnahmen:**
> Die bei Fehlbelastungen, insbesondere durch stereotypes Sitzen, zur Verkürzung neigende tonische Muskulatur muss regelmässig statisch gedehnt werden («Stretching»).

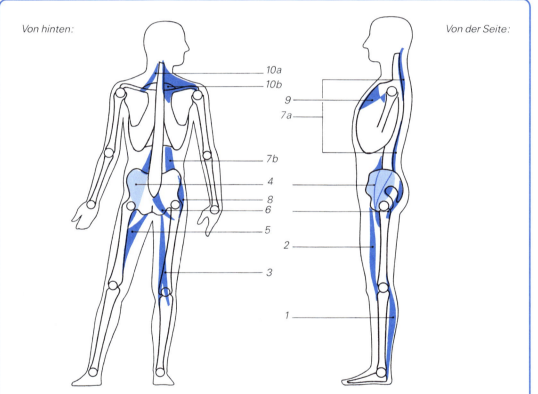

1 **Dreiköpfiger Wadenmuskel** *(M. triceps surae)*
Funktion: Senken der Fussspitze

2 **Gerader Schenkelmuskel** *(M. rectus femoris)*
Funktion: Kniestreckung, Hüftbeugung

3 **Sitzbeinunterschenkelmuskeln** *(Mm. ischiocrurales)*
Funktion: Kniebeugung, Hüftstreckung

4 **Hüftlendenmuskel** *(M. iliopsoas)*
Funktion: Hüftbeugung, Vorführen des Oberschenkels

5 **Schenkelanzieher** *(Adduktoren)*
Funktion: Heranführen der Beine, Stabilisierung des Beckens

6 **Birnenförmiger Muskel** *(M. piriformis)*
Funktion: Aussendrehung des Beines

7a **Rückenstrecker** *(M. erector spinae) im Bereich der Lenden und Halswirbelsäule*
Funktion: Streckung der Wirbelsäule

7b **Viereckiger Lendenmuskel** *(M. quadratus lumborum)*
Funktion: Streckung des Rumpfes

8 **Spanner der Oberschenkelbinde** *(M. tensor fasciae latae)*
Funktion: Abspreizung des Beines, Hüftkippung

9 **Grosser Brustmuskel** *(M. pectoralis major)*
Funktion: Nach-vor-innen-Bringen des Armes

10a **Schulterblattheber** *(M. levator scapulae)*
Funktion: Zieht Schulterblatt nach oben und zur Wirbelsäule

10b **Kapuzenmuskel** *(M. trapezius) absteigender Teil*
Funktion: Zieht Schultern nach oben

Wie soll gedehnt werden?

Passives statisches Dehnen

Nachdem Sie die abgebildete «Dehnstellung» eingenommen haben, können Sie die Dehnung verstärken, indem Sie die Position in Richtung der eingezeichneten Pfeile verändern. Rückartige, wippende Bewegungen sind unbedingt zu vermeiden! Achten Sie auf eine regelmässige Atmung, und versuchen Sie, sich zu entspannen. Die «Dehnstellung» sollte 15–30 Sekunden gehalten werden.

Anspannungs-Entspannungs-Dehnen

Nehmen Sie die Dehnstellung kurz ein, spannen Sie dann den Muskel isometrisch an. Nach einem kurzen Entspannen wird der Muskel während 10 Sekunden gedehnt. In dieser neuen Position wird der Vorgang wiederholt: anspannen, entspannen, dehnen. Diese Methode wird vor allem in der Therapie angewendet. **«Top Ten»-Basisprogramm:** 10 Dehnübungen für die wichtigsten tonischen Muskeln (aus Spring, H.: Dehn- und Kräftigungsgymnastik, Thieme, Stuttgart 1986).

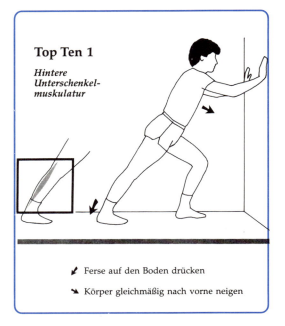

Top Ten 1
Hintere Unterschenkelmuskulatur

- Ferse auf den Boden drücken
- Körper gleichmäßig nach vorne neigen

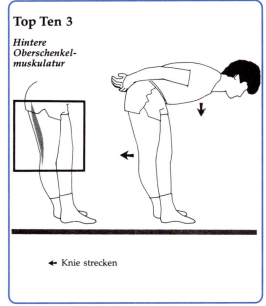

Top Ten 3
Hintere Oberschenkelmuskulatur

- Knie strecken

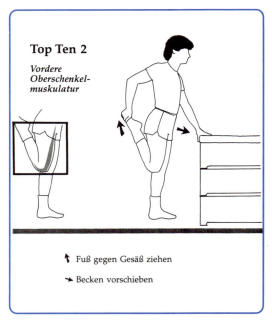

Top Ten 2
Vordere Oberschenkelmuskulatur

- Fuß gegen Gesäß ziehen
- Becken vorschieben

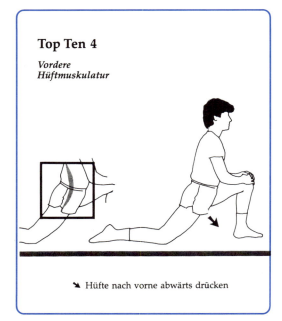

Top Ten 4
Vordere Hüftmuskulatur

- Hüfte nach vorne abwärts drücken

Top Ten 5
Innere Hüftmuskulatur

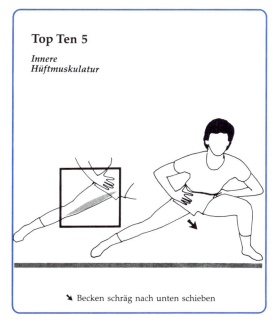

↘ Becken schräg nach unten schieben

Top Ten 8
Seitliche Rumpfmuskulatur

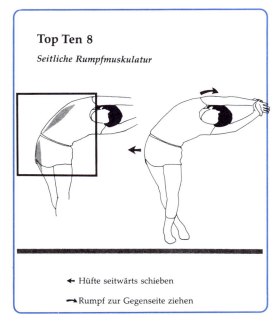

← Hüfte seitwärts schieben
→ Rumpf zur Gegenseite ziehen

Top Ten 6
Hintere Hüftmuskulatur

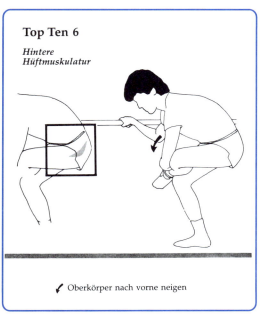

↙ Oberkörper nach vorne neigen

Top Ten 9
Brustmuskulatur

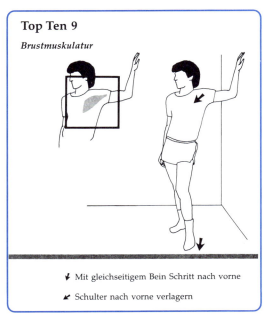

↓ Mit gleichseitigem Bein Schritt nach vorne
↙ Schulter nach vorne verlagern

Top Ten 7
Rückenmuskulatur

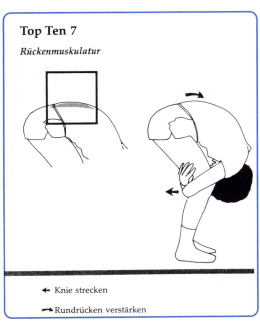

← Knie strecken
→ Rundrücken verstärken

Top Ten 10
Schultergürtel-muskulatur

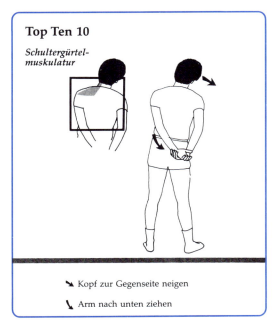

↘ Kopf zur Gegenseite neigen
↙ Arm nach unten ziehen

6.3 Kräftigung abgeschwächter Muskeln

Die sogenannten phasischen Muskeln (vgl. Tab. 107) neigen bei Passivität zur Abschwächung. Beim monotonen Sitzen sind davon hauptsächlich die interskapulären Muskeln («Rundrücken»), die Gesäss- und die Bauchmuskulatur («Sitzbauch») betroffen. **Gezielt kräftigen** heisst hier das Rezept (vgl. Abb. 108).

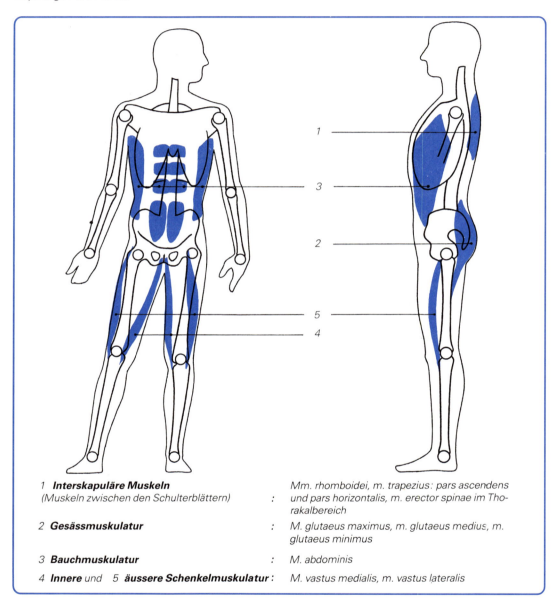

1 *Interskapuläre Muskeln* (Muskeln zwischen den Schulterblättern) : Mm. rhomboidei, m. trapezius: pars ascendens und pars horizontalis, m. erector spinae im Thorakalbereich

2 *Gesässmuskulatur* : M. glutaeus maximus, m. glutaeus medius, m. glutaeus minimus

3 *Bauchmuskulatur* : M. abdominis

4 *Innere* und 5 *äussere Schenkelmuskulatur* : M. vastus medialis, m. vastus lateralis

Massnahmen:
Die beim Sitzen vernachlässigten Muskelgruppen (Bauch-, Gesäss-, untere und obere Rückenstrecker sowie Schulterblattfixatoren) funktionell und gezielt verkürzen und durch regelmässige Beanspruchung stärken.

Wichtige Regel:
Vor dem Kräftigen zuerst verkürzte Gegenmuskeln (Antagonisten) dehnen!

Wie soll gekräftigt werden?

Zur Steigerung des Muskelquerschnittes abgeschwächter Muskeln und zur Verbesserung der Kraftausdauer ist die dynamisch langsame Methode wirkungsvoll. Die Bewegungen (überwinden und dann abbremsen der Schwerkraft resp. des Körpergewichtes) sind langsam und gleichmässig auszuführen. Empfohlen werden für jede Muskelgruppe drei Serien mit je 8–12 Wiederholungen. Dabei unbedingt gleichmässiges Atmen (keine Pressatmung) anstreben.

Das folgende Programm beschränkt sich bewusst auf zwei wichtige Muskelgruppen:

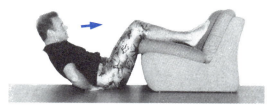

Oberer Abschnitt:
Kopf und Schultergürtel (nur bis zu den Händen) abheben

- **Kräftigung der geraden Bauchmuskulatur**
Ausgangsstellung:

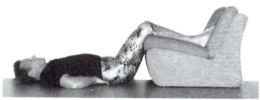

Unterschenkel erhöht aufgelegt, Hände unter der Lendenwirbelsäule

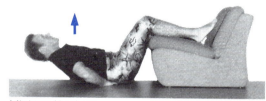

Mittlerer Abschnitt:
Brustbein hochstossen

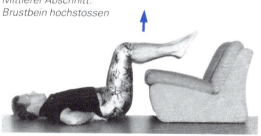

Unterer Abschnitt:
Becken abheben

- **Kräftigung der Rückenmuskulatur**
Ausgangsstellungen:

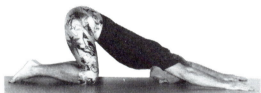

Oberkörper – Arme gestreckt, Stirn am Boden aufgelegt

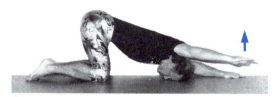

Oberer Abschnitt:
Einen Arm gestreckt abheben

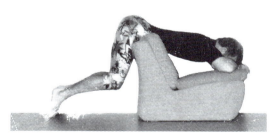

Bauchlage über Ball, Tisch, Hocker oder gepolsterte Lehne

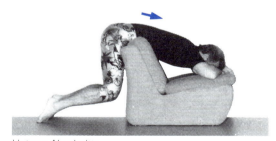

Unterer Abschnitt:
Becken aufwärts ziehen, drehen

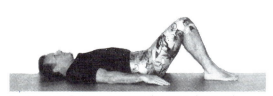

Rückenlage, Beine gebeugt aufgesetzt, Arme seitwärts gelegt

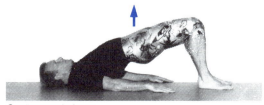

Gesässmuskulatur:
Becken rückwärts drehen, abheben

6.4 Entlastung im Hangen

Belasten im Wechsel mit Entlasten der Bandscheiben ermöglicht eine optimale Ernährung der Bandscheiben.

Fixierte, insbesondere langdauernde und eintönige Haltungen im Stehen, Sitzen oder Liegen führen durch die Wirkung des Belastungsdruckes auf das Bandscheibengewebe zu einer Stoffwechselstörung. Es entsteht eine Sauerstoffminderversorgung (Hypoxämie). Bandscheiben bestehen aus einer elastischen Faserhülle, die die gallertflüssige Innenmasse umgibt. Nur in der Embryonalzeit und bis zum vierten Lebensjahr sind sie noch durchblutet. Danach sind die gesamten Stoffwechselvorgänge über wechselnde Druckvorgänge reguliert. Bei einem **Belastungsdruck unter 80 kp** nimmt das Bandscheibenzellsystem aus dem die Wirbelsäule umgebenden Flüssigkeitsmilieu Stoffwechselbausteine auf. **Bei Belastungen über 80 kp** wird Flüssigkeit aus den Bandscheiben herausgepresst und damit auch Stoffwechselschlacken. Die Bandscheibe ist zu ihrer Erhaltung und Regeneration auf diesen durch ständigen Druckwechsel bedingten «Pumpmechanismus» angewiesen resp. braucht eine regelmässige Entlastung. Durch das Aufhängen der Wirbelsäule wird eine totale Entlastung angestrebt, dabei kann ein Unterdruck entstehen, der dann diese Stoffwechselvorgänge noch beschleunigt.

> **Massnahmen:**
> Durch regelmässige totale Entlastung der Wirbelsäule im Hangen werden durch die stark verminderte Druckbelastung die lebenserhaltenden Stoffwechselvorgänge in den Bandscheiben beschleunigt.

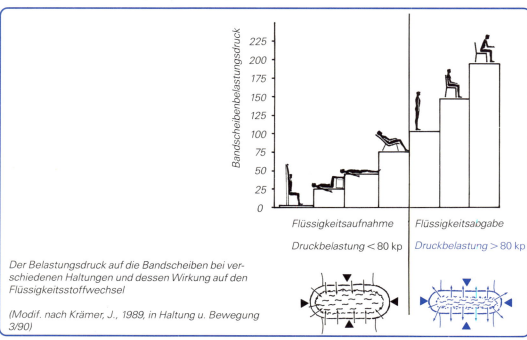

Der Belastungsdruck auf die Bandscheiben bei verschiedenen Haltungen und dessen Wirkung auf den Flüssigkeitsstoffwechsel

(Modif. nach Krämer, J., 1989, in Haltung u. Bewegung 3/90)

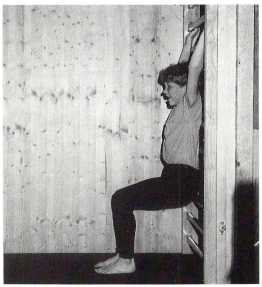

Griff breit fassen, Füsse aufstützen: Becken langsam kippen (Beckenwaage), dabei ruhig ein- und ausatmen.

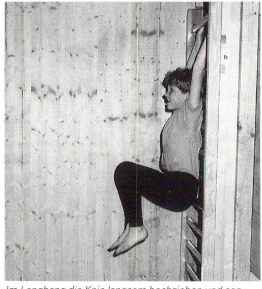

Im Langhang die Knie langsam hochziehen und senken. Dasselbe nach links und rechts seitwärts.

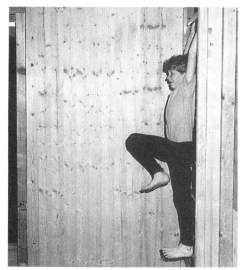 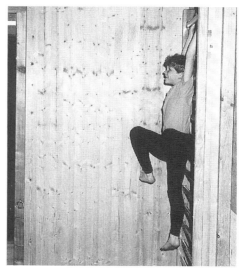

Ein Knie hochziehen, nach links und rechts abdrehen und dabei die Ferse des anderen Beines gegen den Boden stossen. Beinwechsel.

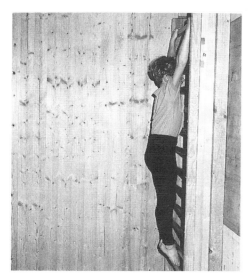 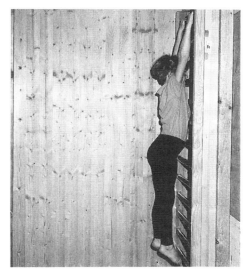

Im Langhang Becken langsam nach hinten drehen (Bauchmuskeln spannen und ausatmen), Becken wieder nach vorn drehen (Becken kippen, dabei Rückenmuskeln spannen und einatmen).

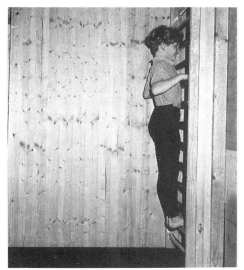 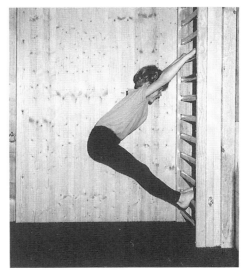

Bei gestrecktem Körper auf Schulterhöhe fassen, Ellbogen rückwärts abwärts ziehen (Schulterblattfixatoren spannen) und in gebeugtem Hang lang ziehen (entspannen).

Der Sitzball ermöglicht ein «ganzheitliches» Sitzen, aber auch ein optimales Sitztraining.

6.5 Koordination der Gesamtmuskulatur auf dem Sitzball

An jeder menschlichen Haltung und Bewegung sind stets ganze Muskelsysteme (sog. Beuger- und Streckerschlingen) beteiligt. Ein funktionelles Sitzverhalten verlangt deshalb auch die optimale Steuerung von verschiedenen aufeinander abgestimmten Muskelgruppen. Einzelne stabilisieren Gelenksysteme, während gleichzeitig andere die beabsichtigte Bewegung ermöglichen. Dieses gleichzeitige Spannen und Lösen in zielgerichteter Koordination stellt hohe Anforderungen an das Steuersystem.

> **Massnahmen:**
> Durch die Verbindung einzelner Stellungen zu fliessenden Bewegungsabläufen auf dem Sitzball (mit Partnerunterstützung) werden die koordinierten Wechsel von Spannung und Entspannung der Halte- und Bewegungsmuskulatur zielgerichtet eingeübt.

Bewegungsverbindung aus dem Sitzen mit festem Griff an Stange oder Partnerin folgendermassen verbinden und wiederholen:

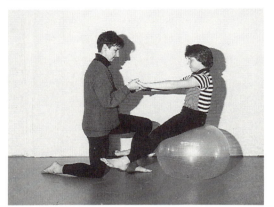

... langsam rückwarts führen der gegrätschten Beine...

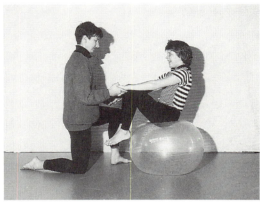

... senken über den Fersensitz zum Sitz mit angehockten Beinen...

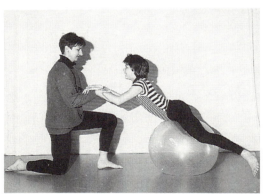

... zur gestreckten Bauchlage auf dem Ball...

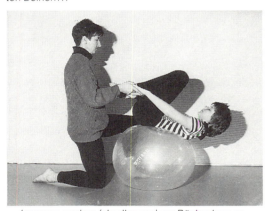

... langsam senken (abrollen rw.) zur Rückenlage gehockt...

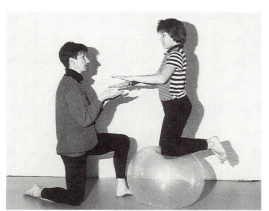

... beugen der Hüfte und heben zum Kniestand...

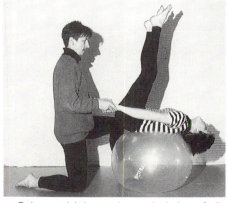

... Beine vorsichtig strecken und wieder aufrollen zum Sitz...

6.6 Statische und dynamische Gleichgewichtssicherung

Durch die Evolution vom Vierfüssler zum Zweifüssler ist unsere aufrechte Haltung und damit auch die Sitzhaltung stets auch eine Arbeit gegen die Schwerkraft. Durch eine vielseitige Bewegung werden immer wieder «neue» Teile des Haltesystems belastet und andere dadurch entlastet. Nur so sind die Nutritionsvorgänge im Gewebe durch die entsprechenden Pumpvorgänge sichergestellt. Zusätzlich werden muskuläre Ermüdungserscheinungen erst später auftreten. Der vielseitige muskuläre Einsatz verhindert somit auch eine Verspannung durch Überbelastung. Das prophylaktische Ziel erreichen wir durch die Erprobung von vermehrt spielerischen Bewegungsaufgaben und das Durchbrechen der Stereotypie. Dazu eignet sich speziell das **Spiel mit dem Gleichgewicht** resp. mit dem Ausgleich der Schwerpunktsveränderungen, einem reaktiven Umgang mit der Schwerkraft. Eine Verfeinerung der Bewegungssteuerung durch Training bringt den Vorteil, dass optimierte Bewegungsmuster im Erfahrungsspeicher abgelegt und bei ähnlichen Situationen «automatisch» (ohne Denkprozesse) abgerufen werden können. Wir werden geschickter und ausdauernder auch für unsere sitzende Arbeitshaltung und leisten mit diesen Bewegungsreizen eine vorbeugende Wirkung auf den drohenden Haltungszerfall.

Haltungsschulung heisst vor allem Förderung der Gleichgewichtsfähigkeit.

> **Massnahmen:**
> Durch vielseitige Erprobung von Bewegungsaufgaben im Bereich der Gleichgewichtssicherung und -kontrolle sowie durch den Einsatz von Gleichgewichtsgeräten als Aufforderungscharakter das reaktive Steuerungssystem und damit den Aufbau eines breiten Erfahrungsschatzes anregen.

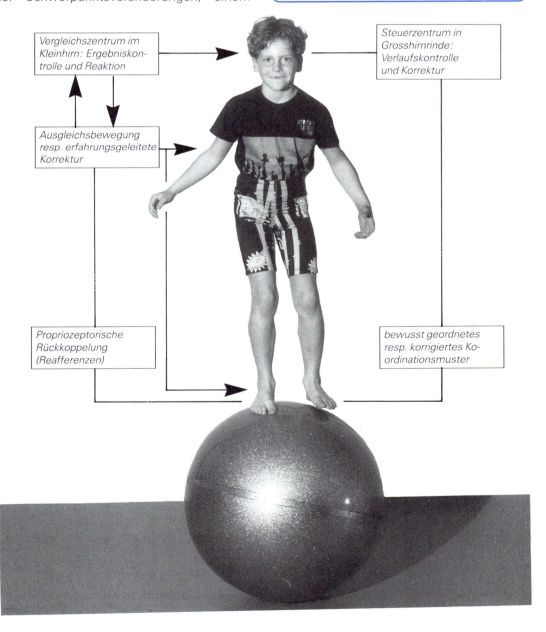

● Gleichgewichtssicherung mit Partnerin

Ziel: Die einzelnen «Pyramidenbilder» durch geplantes Auf- und Abbauen fliessend miteinander verbinden

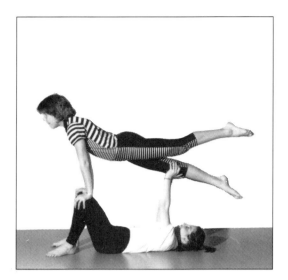
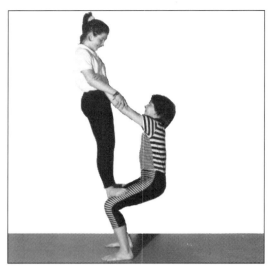
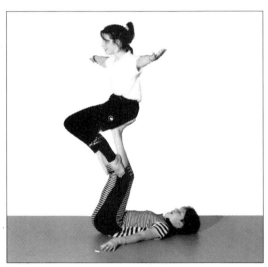
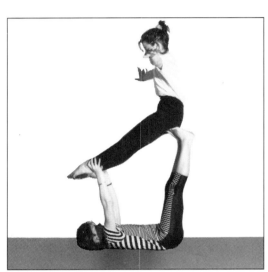
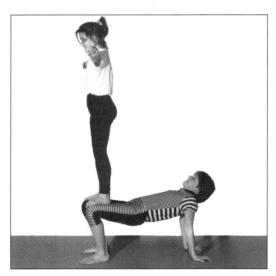
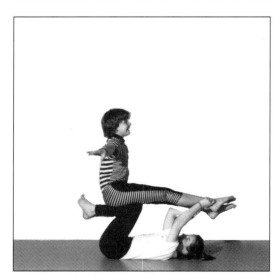

- Gleichgewichtssicherung in Ruhe an Ort

... auf Kreisel
... auf Stelzen
... auf Leiter
u.a.m.

- Gleichgewichtssicherung im Hüpfen und Springen von Figuren und Bodenmustern

... am Boden
... auf Bouncer
... auf Hipp-Hopp
u.a.m.

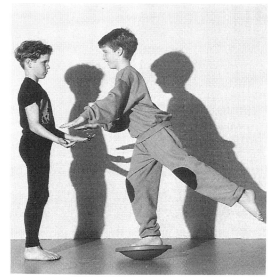
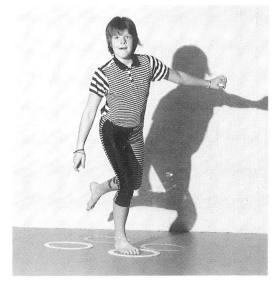
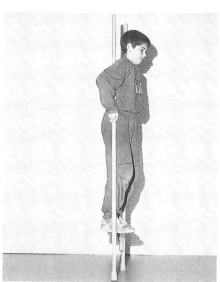
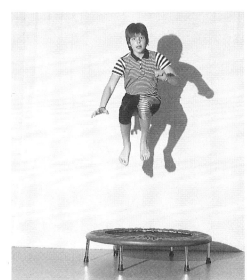
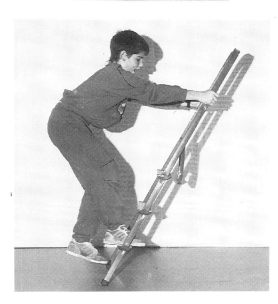
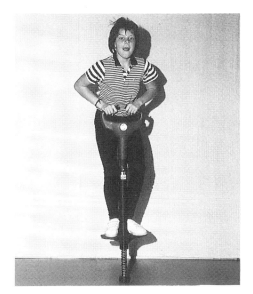

- Gleichgewichtssicherung an Ort auf beweglichen Geräten

... auf Walzen
... auf Drehteller
... auf Walzenbrett
... auf Kugelbrett
u.a.m.

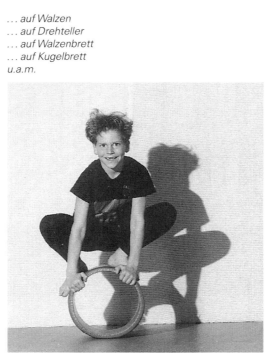
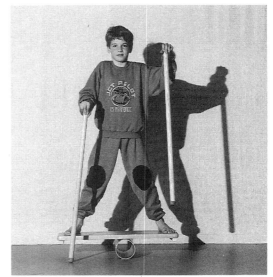
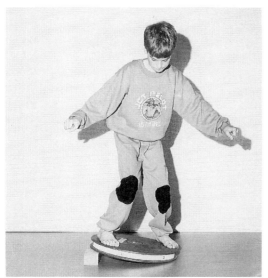
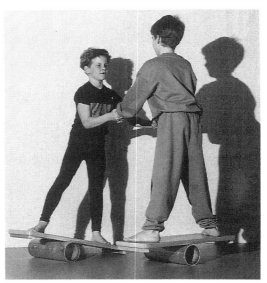
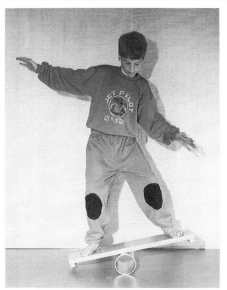
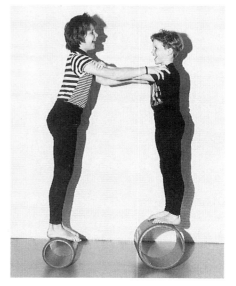

- Gleichgewichtssicherung in Fortbewegung auf beweglichen Geräten

... auf Pedalo
... auf Rollschuhen
... auf Rollbrett
... auf «MAX»
... auf Einrad
u.a.m.

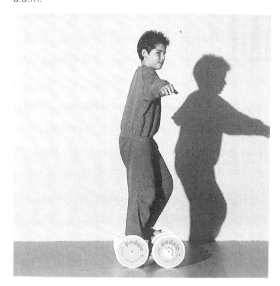
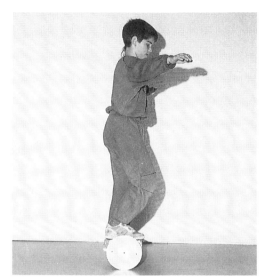
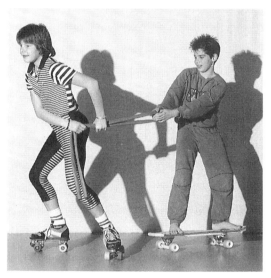
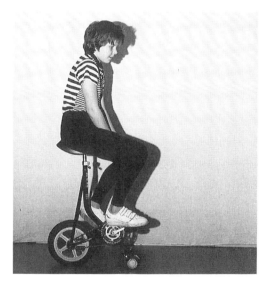
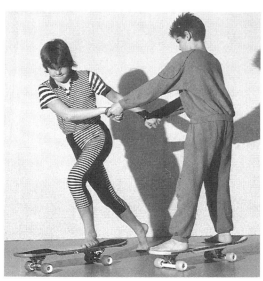
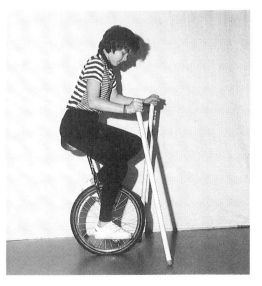

6.7 Kraftausdauer als Voraussetzung

Zyklische Bewegungen von Mensch und Tier orientieren sich an ökonomischen Kriterien, die für das Organsystem am effizientesten sind. Verlangt die Aufgabe im Sitzen eine konzentrierte und statische, verharrende Arbeitsweise, so beginnen alle sich nach 20 Minuten zu entlasten. Auf der Suche nach der optimalsten Haltung werden laufend typische Ausgleichsbewegungen vorgenommen. **Was bewegt den Organismus, die ruhige Haltung zu verändern?** Nach langen bewegungsarmen Phasen beginnt der Organismus gleichsam als Selbstschutz ein komplexes System von lebenserhaltenden Vorgängen zu aktivieren. Ein vielseitiges Bewegungstraining im Ausdauerprinzip, durch wechselseitige Belastung und Entlastung, resp. zyklische Spannung und Entspannung der Muskulatur, unterstützt dabei die folgenden physiologischen Vorgänge:

– aktiviert den Blutkreislauf, steigert die Atmungstiefe und -frequenz
– belastet und entlastet die Knochenverbindungen in allen Gelenksystemen und damit auch die Bandscheiben (Walking)
– fördert den Stoffwechsel über Osmose und Diffusion und erhöht damit die Ernährungsprozesse
– aktiviert und steuert den vielseitigen Einsatz der Haltemuskulatur und löst über Zug- und Druckveränderungen (Massagewirkung) Verspannungen der Muskulatur
– erweitert die Ermüdungsgrenze der Muskulatur

Die geforderte aufrechte Haltung mit leicht gekipptem Becken ist hauptsächlich eine Ausdauerleistung. Eine gezielte Förderung der Kraftausdauer der Haltemuskulatur ist deshalb eine Bedingung für eine physiologische Sitzhaltung.

> **Massnahmen:**
> Das Trainingsbeispiel zur Förderung der Muskelausdauer auf dem Sitzball belastet durch wechselseitiges Beugen und Strecken der Gelenke immer wieder eine andere Haltemuskulatur und aktiviert dazwischen durch das rhythmische Federn im Sitz den Pumpmechanismus für die Ernährung der Bandscheiben. Die einzelnen Bewegungen sollen sinnvollerweise möglichst rhythmisch ausgeführt, zu einer flüssigen Folge verbunden, und während 10–20 Minuten durchgehalten resp. wiederholt werden.

Zyklische Bewegungen sind geeignet zur Förderung der Kraftausdauer.

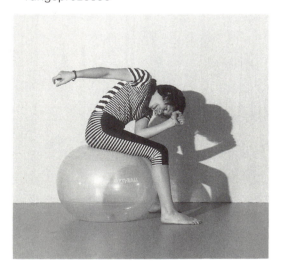
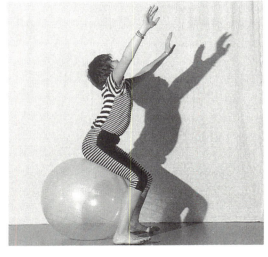
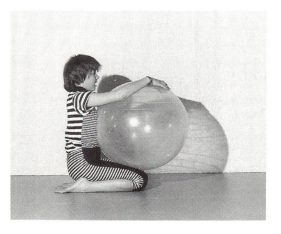
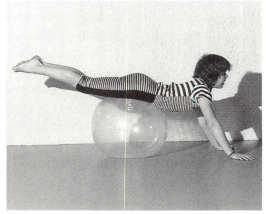

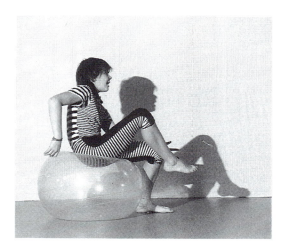
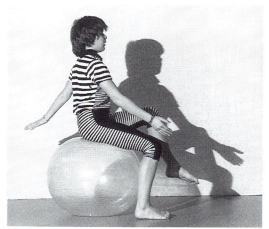
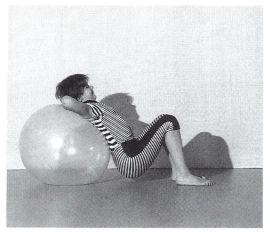
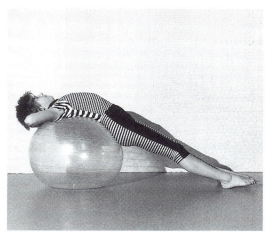
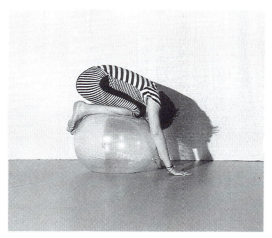
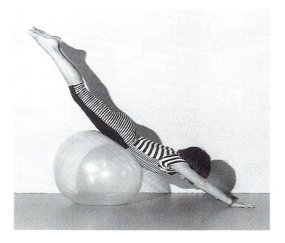
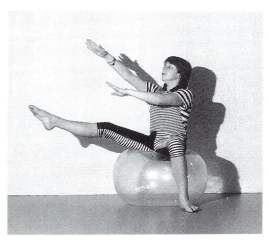
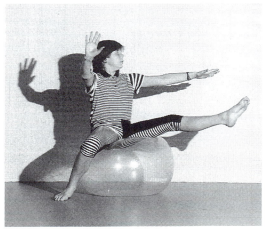

7. Erwachsene als Vorbilder

Eltern und Vorgesetzte sind über die «Sitzproblematik» informiert und schaffen Rahmenbedingungen, die es den Heranwachsenden erlauben, sich dem «Sitzzwang» möglichst oft zu entziehen.

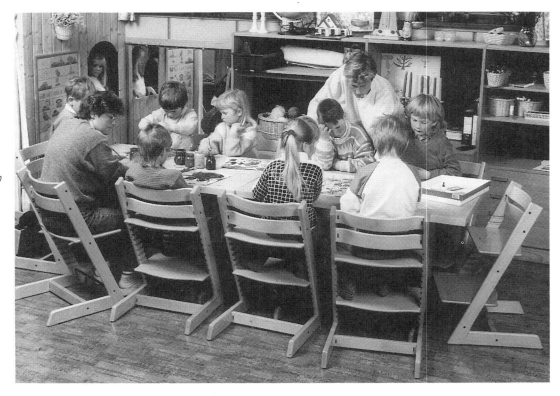

Optimale Rahmenbedingungen schaffen.

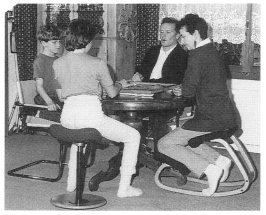
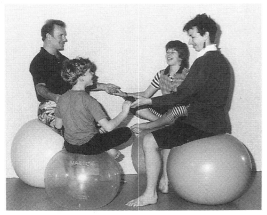

Das Rezept heisst: Angepasste Belastung und notwendige Entlastung.

Der menschliche Körper ist für die Bewegung geschaffen. Der Rhythmus von angepasster Belastung und notwendiger Entlastung gewährleistet eine normale körperliche und auch seelische Entwicklung, garantiert die Erhaltung der Funktionstüchtigkeit der Organsysteme. **Fehlbelastungen** sind zu vermeiden. Darunter sind u.a. die unphysiologische Passivität zu verstehen, die zur Verkümmerung der Organe führt, aber auch einseitige Überbeanspruchung, die den vorzeitigen Verschleiss der Gewebe fördert.

Eltern und Vorgesetzte helfen mit, das Haltungsbewusstsein der Kinder und Jugendlichen zu fördern: Durch ihr Vorbild, durch geschickt getroffene Anordnungen (beispielsweise Bereitstellung von Sitzhilfen, von dynamischen Sitzgelegenheiten, von Spielgeräten zur Förderung der Gleichgewichtsfähigkeit) und durch entsprechende Hinweise über Haltungsbeschwerden und deren Verhinderung.

8. Verwendete Literatur

Autorenteam: *Sitzen – Note Mangelhaft;* in Sondernummer «Haltung und Bewegung» 3/1990, BAG zur Förderung haltungs- und bewegungsauffälliger Kinder und Jugendlicher, 6500 Mainz

Baviera, B.: *Rückenschmerzen – Anleitung zur Selbsthilfe,* Pharma Schweiz 1990

Baviera, B. u.a.: *Rückenschulen,* Sondernummer in Psysiotherapie-Bulletin Nr. 22, Zürich 1989

Brügger, A.: *Gesunde Körperhaltung im Alltag,* Eigenverlag, Zürich 1988

Grandjean, E.: *Physiologische Arbeitsgestaltung,* Ott, Thun 1979

Grandjean, E.: *Sitzen sie richtig?* Bayrisches Staatsministerium für Arbeit und Sozialordnung 1983

Gustavson, R.: *Trainingstherapie,* Thieme, Stuttgart 1984

Junghans, H.: *Die Wirbelsäule unter den Einflüssen des täglichen Lebens, der Freizeit und des Sports,* Hippokrates, Stuttgart 1986

Klein-Vogelbach, S.: *Ballgymnastik zur funktionellen Bewegungslehre,* Springer, Heidelberg 1981

Preibsch, M.: *Schongymnastik,* BLV, Zürich 1990

Rheumaliga (Hrsg.): *Rheumaliga Rückenschule,* Rheumaliga, Zürich 1990

Schoberth, H.: *Orthopädie des Sitzens,* Springer, Berlin 1989

Spring, H. u.a.: *Dehn- und Kräftigungsgymnastik,* Thieme, Stuttgart 1986

Weckerle, K.: *Wir sitzen zuviel!* Turninspektorat Schaffhausen 1986

Weineck, J.: *Sportbiologie,* Perimed, Erlangen 1986

Wirhed, R.: *Sport-Anatomie und Bewegungslehre,* Schattauer, Stuttgart 1984

Weiterführende Literatur

Baud, B.: *Leben mit der Bandscheibe,* Hans Huber, Bern 1976

Friedmann, L.W.: *Der Rücken schmerzt,* Schweizer Verlagshaus AG, Jona 1980

Hauser-Bischof, C.: *VITA-Rückenschule,* Birkhäuser, Basel 1989

Heide, M.: *Rückenschmerzen überwinden – was können wir selbst tun?* Hippokrates, Stuttgart 1983

Huguenin, F.: *Gesunder Rücken,* Hallwag AG, Bern 1985

IPTS Arbeitskreis: *Tägliche Bewegungszeit,* Schmidt und Klannig, Kiel 1987

Knebel, K.P.: *Funktionsgymnastik,* Rowohlt, Hamburg 1987

Flückiger, E.: *Handbuch Pausenplatz,* SVSS, Zumikon 1991

Aspekte einer Physiologie des Sitzens

Historischer Rückblick als Einleitung – Das alte, aber aktuell gebliebene Problem des Sitzens

Das Problem des Sitzens als eine besondere Form von Haltungsbelastung ist nicht erst in unserer Zeit erkannt und formuliert worden. Für Eltern, Lehrer und Ärzte ist es heilsam zu wissen, dass bereits **Staffel 1884** die wichtigsten und heute noch gültigen Zusammenhänge zwischen dem Sitzen und bestimmten Beschwerden und Formveränderungen der Wirbelsäule gesehen hat:

- Ruhiges Stehen und Sitzen sei deshalb anstrengend, weil der von einer Ermüdung schützende Wechsel zwischen Beugen und Strecken fehle;
- die unausweichliche Ermüdung beim ruhigen Sitzen führe zu Haltungsfehlern und dadurch beim noch wachsenden Menschen zu Gestaltfehlern der Wirbelsäule;
- die Wirbelsäule des Säuglings mit ihrem anfänglich flachen Rundbogen forme sich erst und nur unter dem Einfluss des Balancierens des aufrechten Körpers zur endgültigen Gestalt aus, die sich durch die beiden flachen Lordosen im Lenden- und Halsbereich und durch die weitgeschwungene Thoraxkyphose auszeichne;
- das Sitzen im Sattel oder auf dem flach nach vorn abschüssigen Kutscherbock fördere eine gute Haltung, die üblicherweise im Stehen leichter erreichbar sei und zu der immer das leicht eingezogene Kreuz gehöre;
- nach allem, was man wisse, sei der Mensch nicht zum Sitzen geschaffen; die Nachteile des Sitzens müssten durch fleissiges Bewegen, Turnen, Schwimmen usw. kompensiert werden.

Diese Feststellungen haben ihre volle Gültigkeit nicht nur bis zum heutigen Tag bewahrt, sondern muten sogar noch ganz modern an: besonders interessant ist der positive Hinweis auf **die nach vorn gekippte Sitzfläche,** welche die heutige Zeit wiederentdeckt hat. Es kann im folgenden nur noch darum gehen, die Ursachen, Bedeutungen und Konsequenzen dieser Feststellungen von Staffel aufzuzeigen, um daraus die geeigneten erzieherischen und therapeutischen Massnahmen abzuleiten.

1. Das Problem des Sitzens in der Schule

Das üblicherweise in der Schule geforderte ruhige Sitzen als Ausdruck von Aufmerksamkeit und geistiger Konzentration (14) kommt als Mitursache folgender gesundheitlicher Störungen in Betracht:

- Mitverursachung von belastungsabhängigen **Rückenbeschwerden,** die häufiger im Kreuz und seltener in der Brustregion empfunden werden. Dabei spielt die Dauer des Sitzens im Sinne der monotonen Dauerbelastung eine wichtige Rolle (25). Es gibt genügend Statistiken, die zeigen, wie häufig von Jugendlichen aus diesem Grund Ärzte aufgesucht und Schmerzmittel eingenommen werden (31). Knaben und Mädchen an Gymnasien oder anderen höheren Schulen sind aufgrund der einseitig geistigen Belastungen besonders betroffen. Die Beschwerden verleiten nicht selten zur Reduktion der allgemeinen Körperaktivität und zur Dispensation vom Schulturnen. Diese Art Befreiung des Bewegungsapparates von den notwendigen physiologischen Belastungen muss zu einem Rückgang des allgemeinen Trainingszustandes und damit indirekt zu einer Insuffizienz der an der aufrechten Haltung beteiligten Muskulatur führen.
- **Fehlende Ausformung** bzw. **fehlerhafte Verformung** der vor dem Abschluss des Wachstums stehenden Wirbelsäule: Das zu häufige Verharren in biomechanisch

monotones Sitzen und Gesundheitsstörungen

ungünstigen Haltungen, wie derjenigen des Sitzens, zwingt der Wirbelsäule Krümmungen auf, die erheblich von der idealen Form abweichen. Bei der jugendlichen, sich noch im Wachstum befindenden Wirbelsäule führen solche Fehlhaltungen mit der Zeit zu Struktur- und Formanpassungen sowohl der Wirbelkörper als auch der Bandscheiben, bis sich aus der funktionellen Fehlhaltung eine strukturell fixierte **Fehlform** entwickelt. Betreffen diese Entwicklungsstörungen die Deck- und Bodenplatten der Wirbelkörper, dann handelt es sich um das Krankheitsbild des Morbus Scheuermann. Die fehlerhaften Strukturentwicklungen können aber auch die Zwischenwirbelscheiben betreffen. Insbesondere die Ausformung der Brustkyphose erfolgt oft unregelmässig, d.h. an örtlich umschriebenen Stellen übertrieben stark und andernorts, wie beispielsweise zwischen den Schulterblättern, gar nicht, so dass es zu auffallend flachen Zwischenabschnitten kommt. Diese resultierenden Fehlformen der Wirbelsäule sind biomechanisch ungünstig; sie führen – oft erst im späteren Leben – zu Haltungsbeschwerden und früh einsetzenden Degenerationserscheinungen. Leider sind jene Kräfte, welche der Wirbelsäule während ihrer Ausreifung direkt bzw. spezifisch die ideale Form geben, noch heute nicht sicher erkannt worden; aufgrund allgemeiner Erfahrungen und Überlegungen bedarf das wachsende Skelett zur richtigen Ausformung und zum Aufbau der notwendigen mechanischen Strukturgüte einer ausgewogenen, der aktuellen Belastbarkeit angepassten, rhythmischen Ganzkörperaktivität, welche die Auseinandersetzung mit der Schwerkraft miteinschliesst (10, 15). Diese während des Wachstums entscheidenden, im Wesen

Probleme der Sitzhaltung siehe 2. Seite 5

1. Man ging und geht von der fragwürdigen Meinung aus, der Stuhl müsse eine Haltung garantieren, die mit einer möglichst geringen Muskelaktivität einhergehe. Aus einer solchen, die Muskulatur entspannenden Ruhesitzhaltung heraus kann aber niemals gearbeitet werden. Die **Sitzhaltung** zum Lesen, Schreiben und Diskutieren ist stets **aktiver Art,** so dass sie stets zur Aktivierung der Muskulatur führen wird. Es bedarf der konsequenten Unterscheidung zwischen den Ruhe- und Arbeitssitzhaltungen. Die mit dem heutigen Sitzmobiliar angestrebte Kombination ist aus prinzipiellen Überlegungen nicht möglich. Gewisse Stuhlformen in den Schulen erlauben einerseits, trotz aller gestalterischer Neuheiten, doch keine konsequente Ruhehaltung und induzieren anderseits gerne eine ungünstige, belastende Arbeitssitzhaltung.
2. Die Art des Sitzens, die momentane Sitzhaltung, ist stets ein Teil des **Verhaltens** des Menschen, das nicht einfach im schulisch-intellektuellen Sinne vermittelt werden kann, sondern **vorgelebt** werden muss.
3. Das **Problem** der **schlechten Sitzhaltungen,** des ungünstigen Sitzmobiliars und der Verkennung der Bedeutung des Vorbildes ist viel **tiefgründiger** und **komplexer,** als dass es mit ein paar einfachen Gymnastikübungen in der Pause gelöst werden könnte. Es wurde viel zu lange nach der – sicher niemals existierenden – Spezialübung gesucht, um die Auswirkungen der Sitzbelastung auszugleichen.
4. Die andauernde Verwechslung der beiden Muskeleigenschaften Kraft und Ausdauer und die undifferenzierte Bezeichnung jeder muskulären Leistungssteigerung als «Kräftigung» hat dazu geführt, die Lösung in mehr oder weniger isometrischen Kraftübungen zu suchen. Die bisher angestrebte Lösung zur Vermeidung des Sitzproblems in Form des isometrischen Krafttrainings der sogenannten Rückenmuskeln enthält zwei Fehler: Erstens beansprucht ein Sitzen über längere Zeit die Muskulatur mehr auf ihre **Ausdauerleistungsfähigkeit** und weniger auf ihre rohe Kraft, und zweitens sind an der aufrechten Haltung **alle Muskeln des Körpers** und nicht nur die des Rückens mitbeteiligt. Als Konsequenz ergibt sich die Forderung nach einem **ausgewogenen Ganzkörpertraining** auf **Ausdauer und Koordination.**
5. Es wurde bisher zu wenig beachtet, dass jede **monotone Haltung** rasch zu einer **Muskelermüdung** führt, weil die statische Muskelaktivität viel früher als die dynamische ermüdbar ist.
6. Da bereits die jugendliche Bandscheibe nur ungenügend über das Gefässsystem ernährt wird, bedaf sie der **regelmässigen Bewegung,** damit der **Nährstoffan-** und der **Schlackenstoffabtransport** durch den Druck-Saug-Mechanismus sichergestellt wird.

sportlichen Körperbelastungen gehen natürlicherweise mit einer vielfältigen Halte- und Atmungsarbeit einher.

2. Die Kritik an den bisherigen prophylaktischen Massnahmen

Die bisherigen Bemühungen, die Folgen der Haltungsbelastung durch das Sitzen zu reduzieren, resultierten in der Propagierung immer neuer Spezialübungen zur «Kräftigung der Rückenmuskulatur». Die Erfolge solcher Bemühungen sind nie überprüft worden; aufgrund übereinstimmender Erfahrungen und theoretischer Überlegungen dürften sie minimal sein. Aus der Sicht der aktuellen Physiologie des Sitzens heraus wurden die folgenden, entscheidend wichtigen Tatsachen nicht beachtet **(siehe Kasten linke Seite)**:

Das **neue Konzept** im Kampf gegen die **ursächlich schlechte Haltung** beim **üblichen Sitzen** muss diese Fehler zu vermeiden suchen.

3. Der Fersensitz der Primaten (Herrentier)

Das Sitzen ist zwar vielen Tieren möglich, aber erst unter den Primaten üblich geworden (12, 22). Während des Sitzens nähert sich der Rumpf stets einer mehr oder weniger aufgerichteten Haltung, zu welcher das Leben in den Bäumen günstige Voraussetzungen schafft **(Abb. 1). Die Sitzhaltung brachte und bringt den Primaten und damit auch uns Menschen eine Reihe von Vorteilen:**

Vorteile des Sitzens

– Das Sitzen geht gegenüber dem Stehen mit einer Erhöhung der Rumpfstabilität einher, weil der Schwerpunkt des Rumpfes der Unterstützungsfläche viel näher zu liegen kommt;
– die Sitzhaltung erleichtert die Befreiung der vorderen Extremitäten von ihrer Stützfunktion, so dass die Hände vor das Gesicht gebracht werden können, um unter Sichtkontrolle zu hantieren;
– das Sitzen befreit die Hüftgelenke von ihrer Aufgabe der Gewichtsübertragung des Rumpfes auf die unteren Extremitäten; das Gewicht wird über die Sitzhöcker direkt auf die Sitzfläche übertragen; diese Möglichkeit der Hüftgelenksentlastung ist wahrscheinlich beim Menschen eine der häufigsten unbewussten Ursachen, sich zu setzen (22).

Die Tatsache, ja sogar die Notwendigkeit des Sitzens lässt sich ohne Zwang aus der Entstehungsgeschichte des Menschen erklären; es geht vielmehr um die Frage nach der Art und Weise des Sitzens.

Die Primaten sitzen stets bei maximal flektierten Knien mit dem Gesäss auf ihren Fersen bzw. unmittelbar hinter den Fersen auf der Unterstützungsfläche. Der Fuss bleibt dabei mit seiner ganzen Fläche auf dem Boden ruhen (12).

Die Menschen jener Völker, die den Stuhl bisher nicht kannten, nehmen während des Ruhens, des Essens, der Geprä-

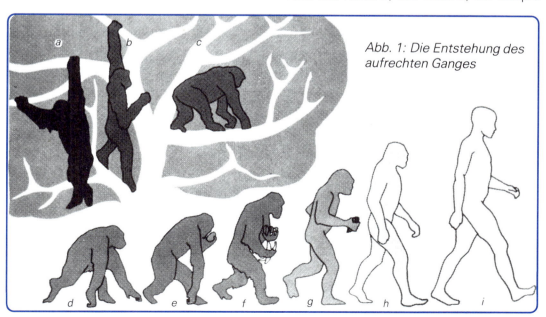

Abb. 1: Die Entstehung des aufrechten Ganges

che oder beim Markten stets den **Fersensitz** ein. Aber auch Kleinkinder Mitteleuropas bevorzugen diesen Fersensitz, bis sie bei Eintritt in die Schule dem Sitzzwang unterworfen werden. Der Fersensitz geht mit zwei entscheidenden Vorteilen einher: Zum einen kann das Rumpfgewicht, insofern es nicht ganz vertikal gestellt ist, in einer entspannenden, grossbogigen Kyphose auf die Oberschenkel abgegeben werden, und zum andern bleibt die ischiocrurale Muskulatur aufgrund der stets wiederkehrenden Längenbelastung optimal lang.

Stuhl als Statussymbol

Der Stuhl, wie ihn die westliche Zivilisation kennt, stammt wahrscheinlich vom Thron der Könige und Kaiser, die als Ausdruck ihrer Macht nicht auf dem Boden sitzen durften. Der Stuhl ist bis heute ein festes und wichtiges Statussymbol geblieben (26). Da der Stuhl Teil unserer Kultur ist, sind wir gezwungen, uns mit dessen richtigem Gebrauch auseinanderzusetzen.

4. Die Beckenstellung als Ursache für verschiedene funktionelle Wirbelsäulenformen

Die Wirbelsäule ruht als Gesamtes auf der oberen-vorderen Abschlussplatte des Kreuzbeines. Diese Basis, die beim normalen Stehen ungefähr in der Winkelhalbierenden zwischen der Vertikalen und der Horizontalen verläuft, dient der bogenförmigen Wirbelsäule der Vierfüssler als Widerlager im Beckenring gegenüber der Verankerung im Schultergürtel. Konstruktionsmässig gleichen die beiden vorderen und hinteren Extremitäten zusammen mit der sie überbrückenden Wirbelsäule der Vierfüssler einer römischen Brücke (12) (vgl. **Abb. 2**).

Beckenaufrichtung im Sitzen

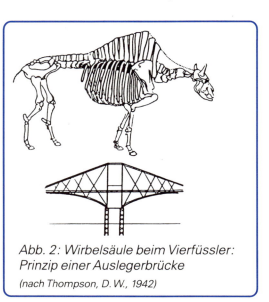

Abb. 2: Wirbelsäule beim Vierfüssler: Prinzip einer Auslegerbrücke
(nach Thompson, D. W., 1942)

Im Verlaufe der Entwicklung vom vierfüssigen Primaten zum Menschen blieb die absolute Stellung des Beckens im Raum in Verbindung mit den unteren Extremitäten ungefähr erhalten, während die Wirbelsäule des werdenden Menschen ihre vordere Verankerung über den Schultergürtel und die vorderen Extremitäten aufgeben musste und sich über der von hinten-oben nach unten-vorn schief bleibenden Basis zur Säule aufrichtete (18, 25, 27, 29). Drei keilförmige Bauelemente der untersten, vorerst nach vorn und oben verlaufenden Lendenwirbelsäule überwinden den ungefähren Winkel von 45° bis zur Vertikalen: Die zweitletzte und letzte Bandscheibe sowie der dazwischenliegende 5. Lendenwirbelkörper sind keilförmiger Gestalt (**Abb. 3** und **4**). Diesen menschentypischen Bogen von der schiefen Basisplatte des Kreuzbeins zum erstmals vertikal bzw. horizontal stehenden 4. Lendenwirbelkörper nennt man das sogenannte Vorgebirge (Promontorium). Die keilförmige Gestalt dieser drei Bestandteile der Lendenwirbelsäule ist genetisch angelegt, wird aber während des Wachstums aufgrund der Auseinandersetzung mit der aufrechten Haltung noch erheblich ausgeprägter (10, 15, 29).

Das Gewicht des Rumpfes, welches über die Wirbelsäule auf das Kreuzbein und damit auf den Beckenring übertragen wird, ruht somit auf einer schiefen Unterstützungsfläche (Abb. 4a). Aufgrund der dadurch sich einstellenden Schubkräfte nach vorn und unten (Abb. 3) drohen diese genannten drei keilförmigen Bauelemente, die je auf verschieden schiefen Unterlagen ruhen, ins kleine Becken abzugleiten. Gewaltige Bandverankerungen verhindern dieses Abgleiten bestmöglich. Diese in aufrechter Haltung stets wirksamen Schubkräfte erklären das frühe Einsetzen von Degenerationserscheinungen innerhalb der beiden untersten Bandscheiben. Der Verlust der vorderen Verankerung der Brustwirbelsäule über den Schultergürtel sowie der vorderen Extremitäten mit dem Boden verleiht dem Becken in seiner Beweglichkeit einen neuen Freiheitsgrad. Das Becken ist beim Menschen typischerweise in den Hüftgelenken innerhalb der sagittalen Ebene beweglich und kann aktiv aufgerichtet (die Symphyse bewegt sich dabei nach oben, das Kreuzbein nach unten) oder gekippt werden (umgekehrte Bewegungsrichtung). Diese Möglichkeit der aktiv-willkürlichen Beckeneinstellung durch Aufrichten und Kippen ist den meisten Menschen nicht bewusst und muss in der Therapie fast immer zuerst erlernt werden.

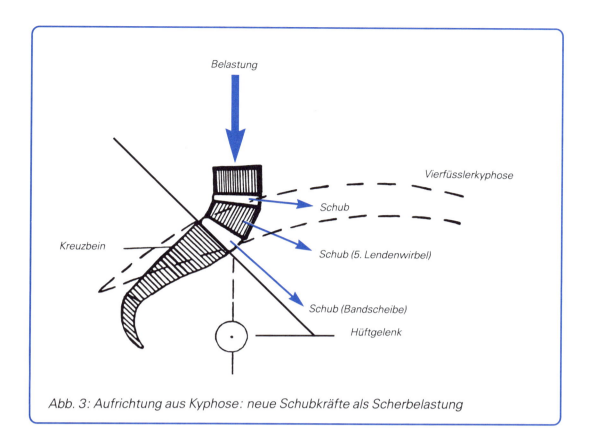

Abb. 3: Aufrichtung aus Kyphose: neue Schubkräfte als Scherbelastung

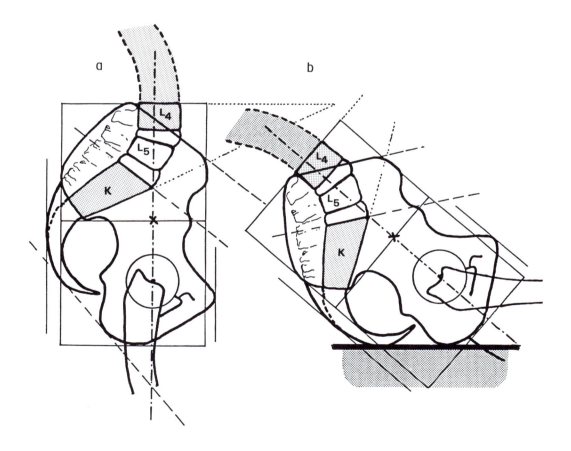

Abb. 4: Stellungsänderung des Beckens und der Lendenwirbelsäule beim Wechsel vom Stehen (a) zum Sitzen (b)

Beckenaufrichtung und Rundrückenbildung

Die Beckenbeweglichkeit in der Sagittalebene – Kippung und Aufrichtung – geht mit einer Veränderung der Lage des Kreuzbeins und damit dessen Abschlussplatte einher, auf welcher die unterste Bandscheibe und damit unmittelbar die gesamte Wirbelsäule ruht. Jede weitere Kippung geht mit einem Steilerwerden der Abschlussplatte bzw. Basisplatte der Wirbelsäule einher und jede Aufrichtung mit einer Abflachung dieser entscheidenden Ausgangsebene **(Abb. 5)**. Je flacher beispielsweise beim Sitzen diese Basisplatte durch das Abrollen des Beckens nach hinten eingestellt wird, desto mehr dreht sich der unterste, in sich gebogene Stiel der Wirbelsäule nach hinten; diese Art Stellungsveränderung als Folge einer Stellungsänderung des Beckens (im Sinne einer Aufrichtung) muss im weiteren Verlaufe der Wirbelsäule durch eine Rundrückenbildung (3, 7, 16, 28) kompensiert werden (vgl. Abb. 4, 5, 6, 7, 8). – Im Gegensatz zu dieser Tendenz des Aufrichtens des Beckens während des Sitzens führt eine Kippung des Beckens im Stehen zu einer Zunahme der Steilheit der Basierungsfläche der Lendenwirbelsäule. In diesem Falle reicht die bestehende Krümmung der unteren Lendenwirbelsäule nicht mehr aus, um die gesamte Wirbelsäule in die Vertikale aufzurichten; es bedarf einer weiteren Krümmung im Sinne der verstärkten Hohlkreuzbildung (Abb. 5).

Im **Stehen** muss das Becken aktivmuskulär in der für die Wirbelsäulenstatik günstigsten Mittelposition gehalten werden. Fehlen Wille, Einsicht und Ausdauer für diese aktive und damit ermüdende Beckenhaltung, dann kippt das Becken aufgrund der Belastung durch das Rumpfgewicht (nach vorn). Die ermüdungsbedingte Beckenkippung muss durch die oben beschriebene Zunahme der Hohlkreuzbildung (Hyperlordosierung) kompensiert werden. Die für die Verhinderung der Beckenkippung bzw. für die Wiederaufrichtung verantwortlichen Muskeln sind Teile der Gesäss- und Bauchmuskulatur. Diese schwierige Aufgabe der Beckenhaltung im Stehen muss erlernt, geübt und vor allem trainiert werden. Muskelschwäche begünstigt im Stehen und Gehen eine zu starke Hohlkreuzbildung **(Abb. 6)**.

Beim **Sich-Setzen** auf einen Stuhl verändert sich die absolute Stellung des Beckens erheblich **(Abb. 4 und 7)**, wenn aktiv nicht ganz bewusst dagegengesteuert wird. Prinzipiell werden die beiden Oberschenkel von der Streckstellung in eine Rechtwinkelstellung zum Rumpf gebracht. Die dazu notwendige Drehung um 90° erfolgt beim

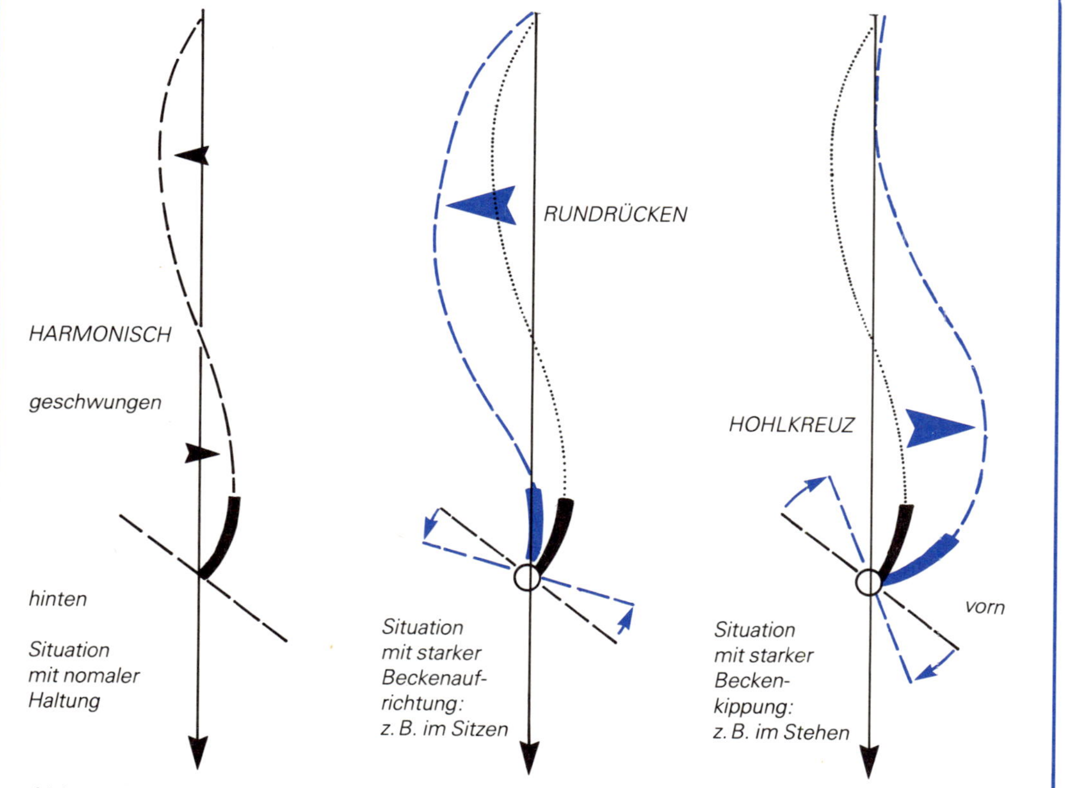

Abb. 5: Die Form der lumbalen Wirbelsäule als Funktion der Beckenstellung

HARMONISCH geschwungen — hinten — Situation mit normaler Haltung

RUNDRÜCKEN — Situation mit starker Beckenaufrichtung: z. B. im Sitzen

HOHLKREUZ — vorn — Situation mit starker Beckenkippung: z. B. im Stehen

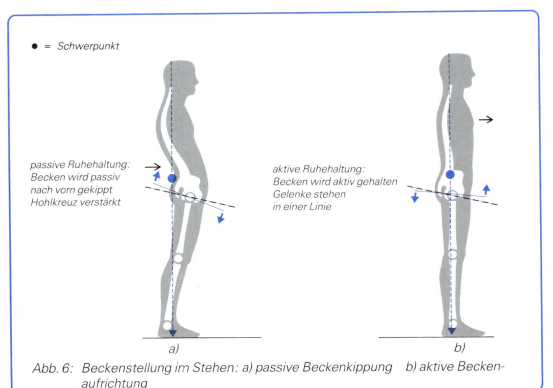

Abb. 6: Beckenstellung im Stehen: a) passive Beckenkippung b) aktive Beckenaufrichtung

Beckenstellung im Stehen

spontanen Absitzen nicht nur in den beiden Hüftgelenken, wie man unvoreingenommenerweise annehmen könnte. Das Becken dreht automatisch in die gleiche Richtung wie die Oberschenkel mit, was einer Beckenaufrichtung entspricht (Abb. 4: a und b). Die notwendigen 90° zwischen den Oberschenkeln und dem Rumpf werden ungefähr zu zwei Dritteln von den Hüftgelenken und zu einem Drittel von dem sich mitdrehenden Becken übernommen (16, 18, 22, 27). Mit dieser erheblichen, rund 30° umfassenden Aufrichtung des Becken stellt sich die Basisfläche des Kreuzbeines fast horizontal ein, so dass die lumbale Wirbelsäule aufgrund des Promontoriums, d. h. der festgefügten Krümmung der untersten Lumbalwirbelsäule, gewissermassen nach hinten oben hinauswächst. Zur Rückgewinnung des vertikalen Wirbelsäulenverlaufs bedarf es einer erheblichen kyphotischen Krümmung der restlichen lumbalen und der gesamten thorakalen Wirbelsäule. Es entsteht der für das unkontrollierte Sitzen typische **Rundrücken** (17, 23).

Die gleiche Drehbewegung des Beckens beim Sich-Setzen kann auch noch aus einer anderen Perspektive betrachtet und beschrieben werden: Beim Sich-Setzen werden zuerst die beiden Sitzhöcker auf die Sitzfläche aufgesetzt; anschliessend wird das Becken mehr oder weniger über den beiden Sitzbeinhöckern als Achse rückwärts abgerollt, bis der sich krümmende Rücken an der Rücklehne anstösst oder aber die Steissbeinspitze auf die Sitzfläche trifft. Die aufgesetzte Steissbeinspitze blockiert das weitere Abrollen und garantiert mit den beiden Sitzhöckern zusammen den sogenannten 3-Punkte-Sitz **(Abb. 8)**. Ausgehend von dieser Beckenstellung vermag nur noch ein stark gekrümmter Rundrücken die aus dem Beckenring nach rückwärts und oben herauswachsende Wirbelsäule derart zu kompensieren, dass über einer horizontalen Arbeitsfläche gelesen oder geschrieben werden kann. Eine solche Sitzhaltung lässt keine Lendenlordose mehr zu, welche allein die Voraussetzung für eine biomechanisch verantwortbare Wirbelsäulenhaltung und -belastung darstellt (Abb. 5, 7, 8). Diesen Rundrücken gilt es zu vermeiden, weil er eine der Ursachen für die Wirbelsäulenüberlastung ist. Es ist somit die **Beckenstellung,** welche weitgehend die Wirbelsäulenform bestimmt, die entweder richtig oder belastend sein kann (25, 29).

Beckenstellung und Wirbelsäulenform

Das Hauptgewicht des Rumpfes wird beim Sitzen über die Sitzhöcker – und nicht mehr über die Hüftgelenke wie beim Stehen – übertragen (22). Die Spitze des Steissbeines übernimmt in jedem Fall nur einen geringen Teil des Rumpfgewichtes. Je nach Lage des Schwerpunktes des Rumpfes bezüglich der Sitzbeinhöckerachse kann man eine vordere, eine mittlere und eine hintere Sitzposition unterscheiden (2, 29).

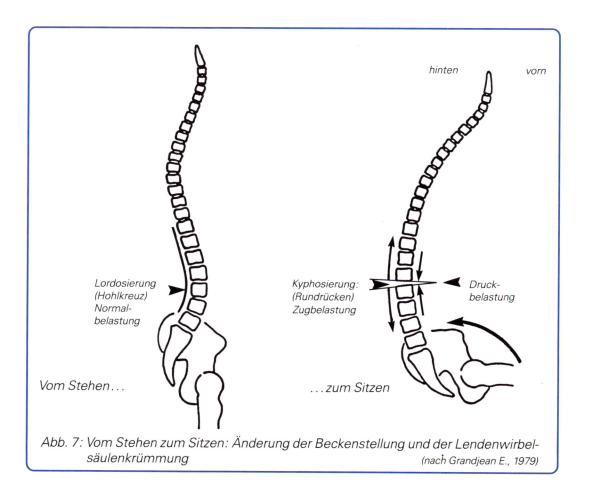

Abb. 7: Vom Stehen zum Sitzen: Änderung der Beckenstellung und der Lendenwirbelsäulenkrümmung
(nach Grandjean E., 1979)

Sitzpositionen und Körpergewichtübertragung

- bei der **hinteren Sitzposition** fällt das Schwerpunktslot des Rumpfes hinter die Achse; auf den auf den Boden aufgestellten Füssen ruht kaum Gewicht;
- bei der **mittleren Sitzposition** sorgt der unmittelbar vertikal über der Sitzbeinhöckerachse liegende Schwerpunkt des Rumpfes für die Labilität der Gleichgewichtslage; dabei ist es möglich, dass die Füsse ungefähr 25% des Körpergewichtes übernehmen;
- bei der **vorderen Sitzposition** verhindern die über 25% des Körpergewichtes tragenden Beine ein weiteres Nachvornfallen des Rumpfes, dessen Schwerpunktslot vor die Sitzbeinhöckerachse fällt.

Selbstverständlich sind nur die vordere und mittlere Sitzposition mit einer Sitzhaltung vereinbar, die auch ein schriftliches Arbeiten zulässt. Bei der hinteren Sitzposition «liegt» der Sitzende mehr auf der Rücklehne. Die Tatsache, dass der Schwerpunkt des Rumpfes unmittelbar über oder vor der Sitzbeinhöckerachse liegt, garantiert für sich allein aber noch keine ergonomisch korrekte Sitzhaltung, weil der Schwerpunkt auf ganz verschiedene Art und Weise über oder vor die Sitzbeinhöcker gebracht werden kann (2, 25). Bei zurückgerolltem Bek-

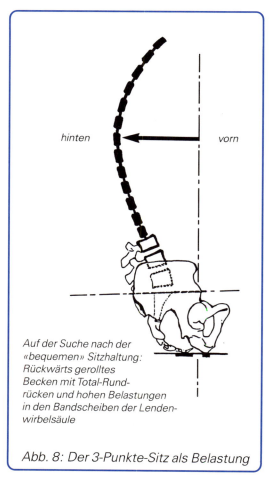

Auf der Suche nach der «bequemen» Sitzhaltung: Rückwärts gerolltes Becken mit Total-Rundrücken und hohen Belastungen in den Bandscheiben der Lendenwirbelsäule

Abb. 8: Der 3-Punkte-Sitz als Belastung

ken beispielsweise vermag eine aussergewöhnliche Rundrückenbildung die Beckenstellung derart zu kompensieren, dass doch noch eine vordere Sitzposition möglich wird. Anzustreben ist eine relativ zum gewöhnlichen Sitzen stärker und aktiv nach vorn gekippte Beckenstellung, welche bekanntlich beim Stehen zu der als physiologisch anzusehenden flachen Hohlkreuzbildung führt (2, 23). Diese Sitztechnik geht mit einer mittleren bis vorderen Spitzposition einher, d. h. die Beine werden etwas mit Gewicht belastet.

Alle Sitzflächen, welche wenig, d. h. 5–15°, nach vorn gekippt sind **(Abb. 11)**, erleichtern die richtige, gekippte Beckenstellung (3, 7, 17, 18, 27). Auf horizontale Sitzflächen können auch sog. Sitzkeile aufgelegt werden, wobei auch solche empfohlen werden, die lediglich den hinteren Teil des Gesässes, d. h. den Gesässteil hinter den Sitzbeinhöckern, keilförmig abstützen (3, 13, 23, 28). In all diesen Fällen ruht auf den Beinen ein gewisser Teil des Körpergewichtes, so dass die Füsse gut verankert werden müssen.

In früherer Zeit gab es traditionelle Sitzflächen, die den Vorteil der leichten Abschrägung nach vorn bereits kannten: Orgelbänke, Kutschersitz und Melkstuhl. Aber auch beim Reiten garantiert die Schalenform des Sattels eine ideale Beckenposition. Beim Sitzen im Sattel und auf der Orgel bzw. Kutscherbank kommt als Erleichterung für den Sitzenden noch dazu, dass zwischen dem Rumpf und den Oberschenkeln kein rechter, sondern lediglich ein stumpfer Winkel gebildet werden muss, so dass die rückenseitige Oberschenkel- und Gesässmuskulatur weniger auf Länge beansprucht werden muss. Kriterium der biomechanisch am geringsten belasteten Wirbelsäulenform bleibt auch hier die Entstehung eines flachen, angedeuteten Lendenhohlkreuzes (Lendenlordose).

Beim Stehen besteht somit die Gefahr des zu starken und beim Sitzen des aufgehobenen Lendenhohlkreuzes. Die Haltungen im Stehen und Sitzen unterscheiden sich durch ihre je eigene Problematik. Die Ursache des Unterschiedes ist einmal der andersartige Weg der Gewichtsübertragung, nämlich im Stehen über die Hüftgelenke, im Sitzen über die Sitzbeinhöcker, und zum andern beim Sich-Setzen die mit der Hüftflexion verbundene Beckendrehung im Sinne der Aufrichtung.

5. Die Ursachen für die Belastung der Bandscheiben und Wirbelkörper während den verschiedenen Sitzhaltungen

Die Druckbelastungen der Bandscheiben, die heute am Menschen unter den verschiedenen Lagerungen und Haltungen direkt gemessen werden können, sind lediglich Ausdruck einer ganz allgemeinen Haltungsbelastung der Wirbelsäule. Neben der Gewichtsbelastung steht die Wirbelsäule natürlich noch unter weiteren, auf sie einwirkenden Kräften wie muskulären Zugspannungen, Biegespannungen oder Rotationskräften. Ausser den Bandscheiben werden selbstverständlich noch weitere Strukturen, wie die Wirbelkörper selbst, die Bänder oder die Wirbelbogengelenke, von denselben Kräften beansprucht. Die messbare Druckbelastung der Bandscheibe stellt somit nur ein beispielhaftes Mass für die allgemeine Haltungsbelastung dar.

nach vorn gekippte Sitzflächen erleichtern eine richtige Beckenstellung

Die Druckbelastung der Bandscheiben setzt sich prinzipiell aus zwei Kräften zusammen:

1. aus dem Rumpfgewicht, welches über mehr oder weniger ausgedehnte **Hebel** auf die Wirbelsäule einwirkt, und in welchem die vertikale Beschleunigungs- und Bremsbelastung des Rumpfes miteingeschlossen sein soll, und
2. aus der Rumpfmuskulatur, welche direkt oder indirekt verschiedene Wirbelsäulenabschnitte miteinander verbindet und zwischen diesen Druck- und Biegebelastungen entstehen lässt.

Verschiedene Forschergruppen (3, 6, 21) haben einerseits den Druck innerhalb der dritten lumbalen Bandscheibe und andererseits die elektrische Muskelaktivität (Elektromyogramme) in Abhängigkeit von verschiedenen Haltungen und Unterstützungshilfen im Stehen, Sitzen **(Abb. 9, 10)** und Liegen gemessen. Die Resultate werden in Form der bekannten Belastungsprofile dargestellt, wobei allgemein die Belastung der Bandscheibe durch entspannt-ermüdetes («slumped») Sitzen willkürlich als Bezugswert (= 100%) genommen wird (Tab. 1).

> **Tab. 1:**
>
> **Druckwerte in der 3. lumbalen Bandscheibe als Mass für die Haltungsbelastung bei verschiedenartigem Sitzen**
>
> | | |
> |---|---|
> | Sitzen mit vornübergeneigtem Rumpf | > 150% |
> | Sitzen in entspannter «Ermüdungs-Haltung», ohne Rückenlehne | **100%** |
> | Sitzen mit einer Lendenlordose (Lendenrolle, «lumbar support») | 70% |
> | Benützung einer 130° rückwärts gekippten Rückenlehne | 50% |
> | Zusätzliche Benützung einer Lendenrolle | 35% |
> | Gute Haltung im Stehen | 35% |
> | Gute Lagerung im Liegen | 35% |

Druckbelastung beteiligt. Die messbare Höhe der Muskelaktivität im Rückenbereich darf nur sehr eingeschränkt als Kriterium zur Beurteilung einer Haltungsbelastung benützt werden. Gesamthaft betrachtet ist die Muskelaktivität mehr Ausdruck einer aktiven Haltung (2) und weniger Ausdruck einer zusätzlichen Kompression und damit Belastung der Wirbelkörper bzw. Bandscheiben.

Jede Rundrückenbildung bringt die Rückenmuskulatur aufgrund der milden und andauernden Dehnung zur fast vollständigen Entspannung (1, 24). Die sich in den dorsalen Längsbändern der Wirbelsäule aufbauenden Spannungen übernehmen dabei die Halteleistung; bei chronischer Überbeanspruchung können diese Bandstrukturen mit der Zeit irritierbar und schmerzhaft werden.

Die thorakalen Abschnitte der Rückenmuskulatur zeigen gegenüber den lumbalen und zervikalen fast in allen Haltungspositionen eine grössere Aktivität (2, 3). Die vordere Sitzposition geht im allgemeinen mit der

Aus diesen Messresultaten lassen sich einige bemerkenswerte Hinweise für das am wenigsten belastende Sitzverhalten ableiten:

Bandscheibendruckbelastungen und Rückenlehne

> 1. **Sitzen** ist für die Lendenwirbelsäule stets eine grössere mechanische **Haltungsbelastung** als korrektes Stehen (4, 6) und bestimmtes Liegen, ausser man «sitzt» halb liegend in einem Liegestuhl zurückgelehnt über einer Lendenrolle.
> 2. Die **Rückenlehne** als gewichttragende Entlastungshilfe spielt erst dann eine relevante Rolle, wenn sie deutlich, d.h. gute 30° (vgl. **Abb. 9** und **Abb. 10)** von der Vertikalen nach rückwärts abweicht (4, 5, 6, 8, 16, 19); dieses stark nach rückwärts gelehnte Sitzen ist indessen mit einem Arbeiten über einer Arbeitsfläche unvereinbar (27).
> 3. Die **Form der Wirbelsäule** als bogenförmige Abweichung von der Vertikalen spielt hinsichtlich der Belastung eine zweifache Rolle: Zum einen zeigt sich, dass nur die physiologische, flache Lendenlordose, welche durch eine flache, weitgeschwungene Brustkyphose kompensiert wird, aus nicht ganz geklärten Gründen die günstigste Lastverteilung um die Wirbelsäule und damit eine optimal niedrige Belastung der unteren Lendenwirbelsäule garantiert (3, 13). Eine **lumbale Unterstützung in Form einer Lendenrolle** («lumbar support») ist bei richtigem Verständnis und Umgang mit diesem Hilfsmittel in dem Sinne hilfreich, als sie den Sitzenden an die Einnahme eines leichten Hohlkreuzes erinnert (3, 5, 6, 16) **(Abb. 11).** Die lumbale Unterstützung ist im Bereich der unteren Lendenwirbelsäule (L4/L5) wirksamer als im Bereich der oberen Lendenwirbelsäule (L1/L2), (1, 3). – Zum anderen stellen grössere Verlaufsabweichungen der Wirbelsäule von der Vertikalen als die physiologischen Wirbelsäulenkrümmungen Hebel dar, welche die Belastung stets multiplizieren (Hebelgesetz). Vor allem während des Sich-Beugens nach vorn bzw. bei der Einnahme eines Rundrückens lasten die Gewichte des oberen Rumpfes über Hebel auf der unteren Lendenwirbelsäule (Abb. 8). Wenn dabei zusätzlich noch etwas vor dem Körper Liegendes aufgehoben wird, steigt der Bandscheibendruck und damit die Belastung nochmals beträchtlich an (Abb. 10).

Muskelaktivität im Sitzen

Die Muskelaktivität, die vor allem als monotoner, übermässiger Dauertonus und als kompensatorische Kraft zu den über Hebel auf der Wirbelsäule lastenden Körpergewichten die Bandscheiben belastet, ist weit weniger als die Wirbelsäulenform an der grössten, die hintere mit der geringsten aktiven Muskelspannung einher (4); jedes weitere Kippen der Rückenlehne nach hinten bis zum Erreichen der Horizontallage befreit die Rückenmuskulatur zunehmend von ihrem Haltetonus (2, 4, Abb. 9).

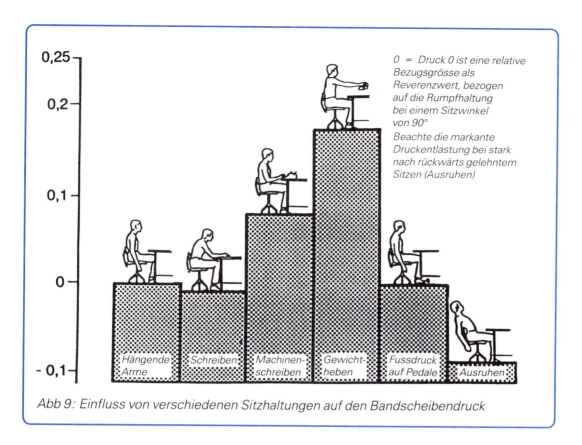

Abb 9: Einfluss von verschiedenen Sitzhaltungen auf den Bandscheibendruck

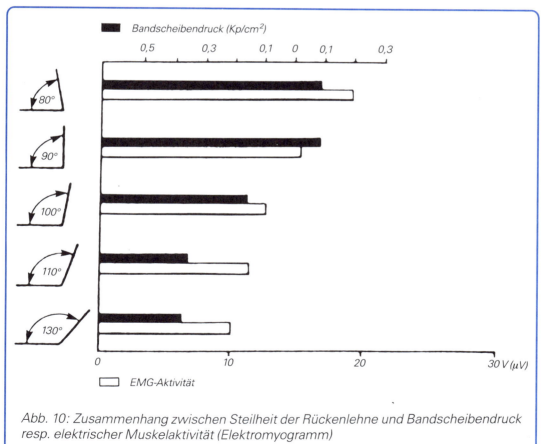

Abb. 10: Zusammenhang zwischen Steilheit der Rückenlehne und Bandscheibendruck resp. elektrischer Muskelaktivität (Elektromyogramm)

Eindeutiges **Ziel** einer guten Sitzhaltung muss die **minimale Druckbelastung** der Wirbelsäulenelemente und nicht die minimale Muskelaktivität sein.

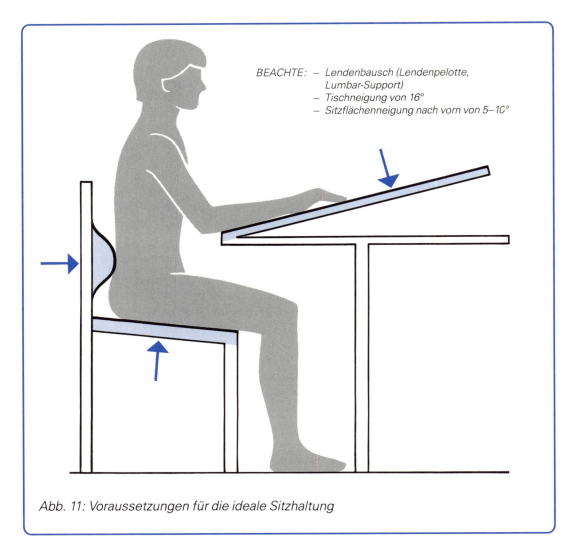

Abb. 11: Voraussetzungen für die ideale Sitzhaltung

6. Das Labile der Gleichgewichtslage jeder aufrechten Haltung

Sobald die Vierpunkte-Unterstützung des Rumpfes durch die Aufrichtung aufgegeben wird, verkleinert sich die Unterstützungsfläche erheblich, und gleichzeitig wird die Distanz zwischen dem Schwerpunkt und der Unterstützungsfläche grösser. Der aufrechtstehende bzw. -sitzende Mensch begibt sich damit in eine physikalisch labile Gleichgewichtslage. Der Rumpf, bzw. der ganze Mensch, droht beständig in irgendeine Richtung zu fallen, bis die andauernd notwendigen Gleichgewichtsreaktionen die eingetretenen Schwerpunktverlagerungen kompensieren. Jede aufrechte Haltung ist damit muskulär und nervös aktiv-dynamischer Art, und dies zwangsläufig während der gesamten Zeit des Sitzens und Stehens. Die Haltemuskulatur wird aus diesem Grund weit weniger auf Kraft denn auf Ausdauer, Geschicklichkeit bzw. Können beansprucht. Aspekte wie Monotonie bzw. Ruhe der Haltung oder die Förderung isometrischer Muskelleistungen widersprechen der grundsätzlichen Labilität bzw. Dynamik der aufrechten Haltung. Jedes unruhige, betont dynamische, von Stellungsänderungen unterbrochene Sitzen und Stehen unterstreicht die natürlichen physikalischen und physiologischen Voraussetzungen der aufrechten Haltung und vermeidet die Einförmigkeit der Belastung von Bändern, Bandscheiben, Wirbelkörpern und Muskeln. Auf bewusst labilen Unterlagen wie dem Hüpfball oder dem Therapiekreisel lässt sich die Haltung demzufolge am besten trainieren. Jede labile bzw. labilisierte Sitzfläche hilft, die Monotonie der Haltung zu verhindern. Labile Sitzflächen stellen aus diesem Grunde eine echte Alternative zum üblichen vierbeinigen Stuhl dar, die in einem gewissen Sinne als physiologischer gelten können.

labile Sitzflächen

Ausdauerbeanspruchung der Haltemuskulatur

7. Jede Sitzhaltung beansprucht den Gesamtkörper

An der funktionellen bzw. reaktiven Stabilisation der primär labilen physikalischen Gleichgewichtslage nehmen alle Körperteile und die gesamte Muskulatur und nicht nur der Rücken bzw. die Rückenmuskulatur teil. Ein Haltungstraining ist unter Berücksichtigung der korrekten Beckenstellung und Wirbelsäulenform in erster Linie ein dynamisches **Ganzkörpertraining,** das die Ausdauerleistungsfähigkeit fördern soll. Bei dem auf die adäquate Sitzhaltung ausgerichteten Ganzkörpertraining sind ganz bestimmte Körperabschnitte bzw. Funktionen besonders zu berücksichtigen, zu schulen und in die Gesamthaltung zu integrieren:

Die **Füsse** müssen lernen, sich während der bevorzugten mittleren und vorderen Sitzhaltung richtig auf dem Boden zu verankern (1). Um das Gefühl der Füsse für Druckbelastungen und -verteilungen und um die notwendige Beweglichkeit der Füsse im Hinblick auf ihre Greiffunktion zu erreichen, bedarf es manchmal einer vorbereitenden Fussgymnastik bzw. -massage.

Der Haltung des **Schultergürtels** drohen zwei Gefahren: Entweder werden die beiden Schultern verkrampft hochgezogen, oder sie werden nach vorn und unten fallen gelassen. Beide Stellungen führen mit der Zeit zu spezifischen Muskelverkürzungen, welche die freie Einnahme einer natürlichen und aufrechten Haltung verhindern. Neben einer falschen Wirbelsäulenhaltung verursacht auch die zu niedrige bzw. zu grosse Höhe der Arbeitsfläche, gemessen als Abstand zwischen Sitz- und Arbeitsfläche, eine Belastung derjenigen Muskeln, die den Schultergürtel tragen. Die Schreibfläche sollte bei hängenden Oberarmen auf die Höhe der Ellenbogen eingestellt werden (3). Dehnübungen für die Brustmuskulatur müssen prophylaktisch dafür sorgen, dass das genügend weite Zurückziehen der Schultern gewährleistet bleibt.

Der **Kopf** soll so weit nach hinten zurückgezogen werden, dass er praktisch ausbalanciert auf dem Atlas, dem obersten Halswirbelkörper, ruht. Jedes Vorhalten des Kopfes (Kopfprotraktion) zwingt die Nackenmuskulatur, mit einer die Sehnenansätze belastenden Dauerspannung das weitere Nach-Vorn-Sinken des Kopfes zu verhüten. Wenn der Kopf dauernd zu weit nach vorn gestreckt gehalten werden muss, führt der zu starke und zu monotone Zug der Nackenmuskulatur zur Schmerzhaftigkeit der Sehnenansätze an der Hinterhauptsschuppe.

Obwohl die richtige **Atmung** fast eine zwangsläufige Folge der richtigen Wirbelsäulenhaltung ist, so vermag die Beachtung einer regelrechten Bauch- bzw. Zwerchfellatmung ihrerseits die richtige Haltung zu induzieren und zu fördern.

8. Die aktive und passive Entlastung

Da jede Art des Sitzens, selbst die physiologischste, eine Haltungsbelastung darstellt, bedarf es regelmässiger, bewusster Entlastungspausen. Dabei ist klar zwischen passiven und aktiven Entlastungsmassnahmen zu unterscheiden, weil der Begriff der Entlastung zuerst nur an passive Massnahmen denken lässt.

Haltungstraining Ganzkörpertraining

Die **aktiven Entlastungsbewegungen** lassen sich auf drei verschiedene Arten durchführen:

1. Fortbewegungsübungen im Sitzen auf den Gesässbacken aktivieren vielfältigst, rhythmisch und intensiv die Rumpf-, Schulter- und Beckengürtelmuskulatur, wobei eine betont dynamische Muskelaktivität die aufrechte Rumpfhaltung sichert. Der Sitzende soll die Füsse vom Boden abheben und unter Ausnützung von Armschwüngen mit dem Gesäss auf der Sitzfläche nach vorn und wieder zurück robben («Schinkenlaufen»).
2. Nach dem Aufstehen soll vorsichtig und langsam wieder eine betontere Lendenlordose erarbeitet werden, indem der Stehende aus einem breitbeinigen Stand heraus das Kreuz ganz langsam um die in die Lenden gestemmten Hände nach hinten biegt. Dabei darf lediglich ein noch gut erträgliches Druckgefühl auftreten.
3. Die beste und befreiendste Entlastung ist das Gehen, Laufen und Tanzen in einer ungezwungenen, spielerischen, betont aktiven aufgerichteten Haltung.

aktive Entlastungsmassnahmen

Während den **passiven Entlastungsbewegungen** im Sitzen und Liegen wird versucht, möglichst viel Rumpfgewicht auf eine breite Unterlage abzugeben oder zumindest den Schultergürtel in Ergänzung zum Becken ebenfalls auf einer Unterstützungsfläche, wie beispielsweise auf dem Tisch, zu verankern. In beiden Fällen darf ein unter diesen speziellen Bedingungen grossbogig geschwungener Rundrücken eingenommen werden. Es geht im Grunde ge-

passive Entlastungsmassnahmen

nommen stets darum, die Wirbelsäule von ihrer tragenden Säulenfunktion und vor allem von allen Hebelfunktionen zu befreien, damit sie unter vollständiger Entlastung ihre phylogenetische, ursprünglich weitgeschwungene Rundform einnehmen kann. Es existieren im Sitzen, aber auch im Stehen, eine ganze Reihe von originellen Möglichkeiten, solche passive Entlastungsstellungen einzunehmen (vgl. Kap. «Schulstunde»).

9. Die üblichen und neuartigen Sitzkonstruktionen

passive Entlastung

Diejenigen Stuhl- bzw. Bankformen, **die heutzutage in den Schulen,** in den Hörsälen und Konferenzräumen am verbreitetsten sind, gehen vom Grundgedanken der möglichst optimalen, aber passiv verstandenen Entlastung der Wirbelsäule bzw. «des Rückens» aus. Der Erfolg dieser Sitzkonstruktionen wird an der möglichst niedrigen Muskelaktivität der Rückenstrecker gemessen. Um die Rückenstrecker zu entlasten wird die Sitzschale derart geformt, dass die Rücklehne weitmöglichst die ihr zugedachte Aufgabe einer Rückenstütze übernehmen und erfüllen kann: die **Sitzflächen fallen nach hinten leicht ab,** um einerseits ein Nach-Vorn-Rutschen zu vermeiden und andererseits auch dem Rumpf eine leichte Rückwärtsneigung zu erleichtern, damit möglichst viel Gewicht auf die Rücklehne abgegeben werden kann; zusätzlich sorgen rückwärtige Ausbuchtungen für das Gesäss im Übergang von der Lehne zur Sitzfläche dafür, dass man sich möglichst weit nach hinten setzen kann, um die optimalen Voraussetzungen für einen unmittelbaren Kontakt zwischen dem Kreuz und der Rücklehne zu schaffen (1, 14, 15). **Diese Überlegungen und die daraus resultierenden Sitzformen weisen zwei, möglicherweise entscheidende Fehler auf:** erstens kann trotz gutem Kontakt zwischen Rücken und Rücklehne kaum Gewicht auf die Lehne übertragen werden, weil deren Rückwärtsneigung viel zu gering bleibt; und zweitens kann man aus dieser Sitzhaltung heraus weder an einem Tisch arbeiten, noch Gespräche führen; im Gegenteil: das durch das Absitzen ohnehin schon zu stark aufgerichtete Becken vermag noch weiter zurückzurollen, so dass nur noch die Bildung eines erheblichen Rundrückens den Kopf über die Arbeitsfläche zu bringen vermag. Aber gerade diesen belastenden Rundrücken gilt es im Sitzen zu vermeiden. **Alle stabilen Sitzflächen induzieren zudem eine gleichför-**

aufbauendes Sitztraining

stabile Sitzfläche = monotone Überlastung

mige Sitzhaltung und damit eine monotone Überlastung.

Die **neueren Stuhlmodelle,** welche im Grunde lediglich die aus dem letzten Jahrhundert stammenden Gedankengänge von Staffel zu verwirklichen suchen, basieren auf drei Überlegungen:

1. Das sich beim gewöhnlichen Absitzen zu weit nach rückwärts rollende Becken soll durch eine leicht **schräg nach vorn abfallende** Sitzfläche so weit gekippt werden oder bleiben, dass in der Lendengegend das biomechanisch günstige, flache bzw. angedeutete physiologische Hohlkreuz entsteht. Sitzkeile verschiedener Form vermögen diese nach vorn abfallende Sitzfläche zu imitieren. Es scheint, dass bereits ein geringer Grad an Neigung genügt, um das Becken in diese optimale Stellung zu bringen (7, 11).
2. Die übliche Schrägstellung der Lehnen vermag die Wirbelsäule nicht wesentlich zu entlasten, das Problem der Haltungsbelastung soll dadurch gemildert werden, dass die ideal geschwungene Wirbelsäulenform aktiv-muskulär gehalten wird. Höchstens eine **Lendenrolle oder ein Lendenbausch im unteren Lendenwirbelsäulenbereich** kann als Rudiment einer Lehne den Sitzenden an die Einnahme der notwendigen Lendenlordose erinnern.
3. Es ist eine **möglichst labile Sitzfläche anzustreben,** um jede monotone Sitzbelastung weitgehend zu vermeiden (8). Als einfachste und dennoch ideale, labile Sitzgelegenheit hat sich der grosse Hüpfball bewährt. Aber auch der Ersatz der gewöhnlichen Vierpunktunterstützung durch zwei runde Kufen ist eine bereits im Kauf erhältliche Möglichkeit.

Keines der neueren Stuhlmodelle garantiert für sich allein eine bessere Sitzhaltung (13, 19). Der richtige Gebrauch muss erlernt und geübt werden, wie dies bei jedem Hilfsmittel notwendig ist. Das aktivmuskuläre und aufrechte Sitzen ohne Lehne ist ermüdend, so dass es eines eigentlichen, aufbauenden Sitztrainings bedarf. Wer von einem Tag zum andern den alten mit dem neuen Stuhl tauscht, wird sich neue Beschwerden einhandeln.

Neben der Verwendung neuartiger Stuhlmodelle muss unbedingt dafür gesorgt werden, möglichst wenig zu sitzen, d.h. die möglichen **Alternativen** zum **Sitzen** und die **alternativen Sitzhaltungen** (vgl. Kap. «Schulstunde») so häufig wie nur möglich zu berücksichtigen.

Zusammenfassend ergeben sich folgende praktische Richtlinien für eine physiologisch begründbare Prophylaxe gegen die Haltungsbeschwerden und -schäden in der Schule:

1. Reduktion der Dauer des konventionellen Sitzens
2. Sukzessives Einführen von:
   - alternativen Sitzarten: grosser Hüpfball, Knien usw.
   - Alternativen zum Sitzen: Bauchlage, Stehen
   In der zweckmässigen Gestaltung des Unterrichts liegt ein wesentlicher Faktor
3. Gelegenheiten für Entlastungsstellungen und -übungen schaffen. Beispiel: Stange oder Sprossenwand zum Hangen
   Kissen und Gummimatte zum Liegen
4. Benutzung eines zweckmässigen Mobiliars: Anpassung der Stuhl- und Tischhöhe; Schrägstellung der Schreibfläche (16°); Benutzung eines Sitzkeiles und einer Lendenrolle (Abb. 11)
5. Vermehrte Berücksichtigung der Haltungsproblematik im Turnunterricht: Betonung des Ausdauer und Gleichgewichtstrainings; Anleitungen zum «Stretching» für verkürzte Muskelgruppen und zum korrekten Atmen unter Körperleistung
6. Vermeidung von einseitigen Spitzenbelastungen des wachsenden Bewegungsapparates im Turnunterricht und im Sport
7. Erziehung durch vorbildliches Vorleben.

Vorbild der Eltern und anderen Bezugspersonen, von der eigenen Persönlichkeit bzw. von der aktuellen Befindlichkeit und nicht zuletzt von der Form des Stuhls (9). Jeder Stuhl induziert bei einer bestimmten Person ein bestimmtes Sitzverhalten, eine belegte Tatsache, die noch kaum untersucht wurde (10). Der richtige Umgang mit dem Stuhl, bzw. das richtige Sitzen, kann in der Kinder- und Jugendzeit nicht über eine Wissensvermittlung gelehrt werden, sondern muss hauptsächlich vorgelebt werden. Darauf hat man bis heute noch viel zu wenig hingewiesen: **Eltern und Lehrer müssen Vorbilder werden.**

Prophylaxe – Richtlinien

10. Das Sitzen als Verhalten

Die Art des Sitzens als Körperhaltung, um zu arbeiten und miteinander zu reden, ist ein Teil des Verhaltens, das erst nach der Geburt unbewusst übernommen bzw. erlernt wird und von einer Reihe von Umgebungsfaktoren abhängig ist: von der Kultur, vom

Stuhl induziert Sitzhaltung

11. Quellenhinweise zu den Abbildungen

Abb. 1:
aus: *Wirbelsäule in Forschung und Praxis, Band 100: Die Wirbelsäule unter den Einflüssen des täglichen Lebens, der Freizeit, des Sportes. Herausgeb.: Herbert Junghans Hippokrates Verlag Stuttgart, 1986*

Abb. 2:
aus: *Entwicklung zum Menschen – B. G. Campell, Gustav-Fischer-Verlag, UTB Nr. 170, 2. Auflage, 1979. Zit. nach Thompson D'Arey, 1942, S. 140*

Abb. 7:
aus: *Physiologische Arbeitsgestaltung. Leitfaden der Ergonomie, Grandjean E., Ott Verlag, Thun, 3. Auflage 1979*

Abb. 9, 10:
aus: *Sitzen Sie richtig? Sitzhaltung und Sitzgestaltung am Arbeitsplatz. Grandjean E., Hünting W., 6. Auflage 1983. Herausgeb. Bayerisches Staatsministerium München. S. 14, Zit. nach Andersson 1974*

12. Verwendete Literatur

(1) Åkerblom B.: *Anatomische und physiologische Grundlagen zur Gestaltung von Sitzen.* Ergonomics 12 (1969) 120–131.

(2) Andersson B.J.G., Jonsson B., Oertengren R.: *Myoelectric activity in individual lumbar erector spinae muscles in sitting. A study with surface and wire electrodes.* Scand. J. Rehab. Med. Suppl. 3 (1974) 91–108.

(3) Andersson B.J.G., Oertengren R.: *Lumbar disc pressure and myoelectric back muscle activity during sitting.* Scand. J. Rehab. Med. 6 (1974) 115–121.

(4) Andersson B.J.G., Oertengren R., Nachemson A., Elfström G.: *Lumbar disc pressure and myoelectric back muscle activity during sitting.* Scand. J. Rehab. Med. 6 (1974) 104–114.

(5) Andersson B.J.G., Oertengren R., Nachemson A., Elfström G.: *Lumbar disc pressure and myoelectric back muscle activity during sitting.* Scand. J. Rehab. Med. 6 (1974) 128–133.

(6) Andersson B.J.G., Oertengren R., Nachemson A., Elfström G., Broman H.: *The sitting posture: An electromyographic and discometric study.* Orthop. Clin. Amer. 6/1 (1975) 105–120.

(7) Bendix T., Biering-Sorensen F.: *Posture of the trunk when sitting on forward inclining seats.* Scand. J. Rehab. Med. 15 (1983) 197–203.

(8) Branton P.: *Behaviour, body mechanics and discomfort.* Ergonomics 12 (1969) 316–327.

(9) Branton P., Grayson G.: *An evaluation of train seats by observation of sitting behaviour.* Ergonomics 10 (1967) 35–51.

(10) Braus H: *Wirbelsäule bei Kind und Greis. In: Anatomie des Menschen. 1. Bd. Bewegungsapparat, 116, 3. Auflage. Springer Verlag, Berlin, Göttingen, Heidelberg 1954.*

(11) Burandt U.: *Röntgenuntersuchung über die Stellungen von Becken und Wirbelsäule beim Sitzen auf vorgeneigten Flächen.* Ergonomics 12 (1969) 356–364.

(12) Campbell B.G.: *Entwicklung zum Menschen. Voraussetzungen und Grundlagen seiner physischen Adaptationen und seiner Verhaltensanpassungen. Deutsche Ausgabe nach der 4. amerikanischen Auflage: «Human evolution, an introduction to man's adaptations». Verlag Gustav Fischer, Stuttgart 1972.*

(13) Fiedler R., Fiedler K.: *Arbeitsstuhl und Gesundheit.* z. Ges. Hyg. Grenzgebiete 23 (1977) 889–891.

(14) Kaiser G.: *Gedanken zur Gestaltung von Sitzmöbeln.* Beitr. Orthop. Traumatol. 24 (1977) 461–469.

(15) Keegan J.J.: *Alterations of the lumbar curve related to posture and seating.* J. Bone Joint Surg. 35-A (1953) 589–603.

(16) Knutsson B., Lindh K., Telhag H.: *Sitting – an electromyographic and mechanical study.* Acta Orthop. Scand. 37 (1966) 415–428.

(17) Mandal A.C.: *Work-chair with tilting seat.* Ergonomics 19 (1976) 157–164.

(18) Mandal A.C.: *The seated man (Homo Sedens). The seated work position. Theory and practice.* Appl. Ergon. 12.1. (1981) 19–26.

(19) Mandal A.C.: *Der sitzende Mensch. Theorie und Wirklichkeit.* Krankengymnastik 36/1 (1984) 10–15.

(20) Munton J.S.: *An overview of research on seating.* Enginering Med. II/3 (1982) 107–110.

(21) Nachemson A.: *Der intradiskale Druck in der Lumbalregion.* Eular-Bull. 11 (1982) 130–135.

(22) Ollefs H.: *Zur Orthopädie des Sitzens.* Z. Orthop. 80 (1951) 573–596.

(23) Rosemeyer B.: *Eine Methode zur Bekkenfixierung im Arbeitssitz.* Z. Orthop. 110 (1972) 514–517.

(24) Rosemeyer B.: *Elektromyographische Untersuchungen der Rücken- und Schultermuskulatur im Stehen und Sitzen unter Berücksichtigung der Haltung des Autofahrers.* Arch. Orthop. Unfall-Chir. 69 (1971) 59–70.

(25) Rosemeyer B.: *Die aufrechten Körperhaltungen des Menschen. Eine vergleichende Untersuchung.* Z. Orthop. 112 (1974) 151–159.

(26) Rotzler W.: *Zur Kulturgeschichte des Sitzes.* Ergonomics 12 (1969) 115–119.

(27) Schlegel K.F.: *Sitzschäden und deren Vermeidung durch eine neuartige Sitzkonstruktion.* Med. Klin. 51 (1956) 1940–1942.

(28) Schneider H.-J., Lippert H.: *Das Sitzproblem in funktionell-anatomischer Sicht.* Med. Klin. 56 (1961) 1164–1168.

(29) Schoberth H.: *Die Wirbelsäule von Schulkindern – orthopädische Forderung an Schulsitze.* Ergonomics 12 (1969) 212–225.

(30) Staffel F.: *Zur Hygiene des Sitzens. Nebst einigen Bemerkungen zur Schulbank. und Hausschulbank-Frage.* Zentralblatt allg. Gesundheitspflege 3 (1884) 403–421.

(31) Zimmermann T.: *Rückenschmerzen bei Mittelschülerinnen.* Dissertation aus der Universitäts-Rheumaklinik und dem Institut für Physikalische Therapie Zürich 1981.

A Die Haltungsproblematik im Wachstumsalter

1. Problemdarstellung

Mit seiner Haltung vermag auch der Jugendliche wie alle Menschen seine Lebensauffassung zum Ausdruck zu bringen; dies geschieht teils unbewusst, teils aber auch bewusst demonstrativ. Viele sehen in der aktiven, aufrechten Haltung das Symbol für ungerechtfertigtes Selbstbewusstsein, für zweifelhaft errungenen Erfolg und für Machtbesitz. Die Gesellschaft vermag den wachsenden Menschen zu wenig davon zu überzeugen, dass es gerechtfertigt und vernünftig ist, den Mitmenschen und der Welt mit ihren Problemen aufrecht und mit freiem Blick zu begegnen. Die Jugendlichen demonstrieren mit einer schlaffen, betont «lässigen» Haltung, die der zusammenfallenden Ermüdungshaltung muskelkranker Menschen ähnelt, ihre Einstellung gegenüber der Gesellschaft.

Die Krummhaltung mit betontem Rundrücken im Brustkorbbereich (Brustkyphose) erfordert nur ein Minimum an Einsatz der Haltemuskulatur. Damit gesellt sich zur gewohnheitsmässigen Einnahme einer Krummhaltung eine Schwäche der Haltemuskulatur. Diese verstärkte Brustkyphose der Jugendlichen, auch **Adoleszentenkyphose** genannt, sofern die Scheuermannsche Krankheit den Krummrücken mitverursacht, ist weitaus der häufigste Haltungsschaden der Schüler. **Bei ungefähr 50% aller jugendlichen Wirbelsäulen finden sich Zeichen dieses Haltungsschadens.**

Die gegenüber früheren Generationen beschleunigten Wachstumsphasen, die zunehmende Motorisierung im jugendlichen Alter, der stetig gesteigerte Sitzzwang in den Schulen und im Freizeitverhalten, ungeeignete Bekleidungsstücke (Jeans, hohe Schuhabsätze) und Sitzmöbel, allgemeine Bewegungsarmut bei gleichzeitig unphysiologischen sportlichen Spitzenbelastungen treffen als **zusätzliche Risikofaktoren** die jugendliche, noch wachsende, sich ausdifferenzierende und damit grundsätzlich weniger belastbare Wirbelsäule. Angesichts der geschilderten Lebenshaltung und der genannten Umwelteinflüsse ist es schwierig, bei den Jugendlichen, aber auch bei einem Teil der Erwachsenen Verständnis für das Haltungsproblem zu finden. Die zunehmende Zahl der wegen Rückenbeschwerden in ärztlicher Behandlung stehender Jugendlicher beunruhigt indessen alle ernsthaften Erzieher und Ärzte. Die Lösung des Problems ist sicherlich nicht einfach und bestimmt nicht nur medizinischer Art.

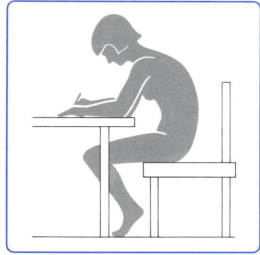

Adoleszentenkyphose mit deutlichem Rundrücken im Brustbereich

Rundrücken

Neben der **wachstumsbedingten Strukturschwäche** der jugendlichen Wirbelsäule existiert eine Reihe von **begleitenden Faktoren,** welche die Schwäche zum Schaden werden lassen:

- **Bewegungsarmut:**
  - fehlende Bewegungsräume wegen einer zunehmenden Verstädterung mit fehlenden Grünflächen
  - Ablehnung jedes Leistungsgedankens
  - mangelhafte Beziehung zur Natur
  - passive Fortbewegung mit Verkehrsmitteln

Risikofaktoren

Risikofaktoren

- **Akzeleration:**
  - beschleunigtes bzw. vermehrtes Wachstum mit vorzeitig eintretender Pubertät
- **Sitzbelastung in der Schule:**
  - langer Sitzzwang ohne Ausgleichsübungen bzw. -haltungen
  - ergonomisch ungeeignetes Mobiliar
- **Sitzbelastung in der Freizeit:**
  - Hobbys in sitzender Haltung
  - Fernsehen
- **Zunehmende Motorisierung:**
  - Vibrationsstress auf den Motorrädern (Mofas)
- **Unzweckmässige Bekleidung:**
  - beengende Jeans mit erzwungener Beckenaufrichtung und der dadurch aufgehobenen Lendenlordose; der C-förmige Rundrücken, der vor allem im Sitzen ausgesprochen ist, stellt eine starke Druckbelastung der Lendenwirbelsäule dar
  - hohe Schuhabsätze ohne Stossabsorption
- **Vernachlässigte Haltungserziehung:**
  - ungenügende Kenntnisse der Eltern und Erzieher über die Bedeutung und Notwendigkeit einer **bewussten Haltungserziehung:**
    - fehlende Information in Schulen und über Medien
    - fehlende Vorbilder
    - manchmal auch ungenügendes Verantwortungsbewusstsein der Erzieher
- **Sportliche Überbelastung:**
  - unphysiologische Spitzenbelastungen in vielen Sportarten
  - jugendliche Unvernunft und Unvorsichtigkeit
  - fremdbestimmter Leistungs- und Erfolgszwang

2. Das «gefährliche» Alter

Die für die Wirbelsäule **gefahrvollen Wachstumsschübe** beginnen bereits in der **frühen Kindheit,** sind aber während der **Pubertät** besonders ausgeprägt. Das Wachstum ist erst gegen Ende des 3. Lebensjahrzehnts abgeschlossen.

Das Wachstum, d.h. die Bildung von neuer Struktur, findet an den Wirbelkörper-Bandscheibengrenzen statt. Während der Pubertät besteht deshalb eine auffällige Empfindlichkeit dieser **Wachstumszonen** gegenüber **Druckbelastungen.** Die Druckbelastungen nehmen in der Lendenregion («dem Kreuz») bei vornübergeneigter Sitzhaltung maximal zu. Diese Druckbelastungen schädigen die für das Wachstum wichtige Grenze zwischen knöchernem Wirbelkörper und knorpeliger Endplatte.

Empfindlichkeit der Wachstumszonen

Mit dem Schulbeginn findet ein abrupter **Übergang vom bewegungsfreudigen Spielkind zum unfreiwilligen Sitzkind** statt. Der natürliche und für das gesunde Wachstum mitentscheidende Bewegungsdrang wird durch die auferzwungene, stundenlange Sitzbelastung unterdrückt. Formgebende und die Struktur stärkende Kräfte für den sich entwickelnden Bewegungsapparat gehen somit verloren. Die Sitzbelastungen in der Schule werden durch schlechte Sitzbedingungen zu Hause und durch die genannten übrigen Belastungsfaktoren ergänzt.

Bewegungsdrang versus Sitzbelastung

3. Die Häufigkeit von Haltungsschäden im jugendlichen Alter

Verschiedene Reihenuntersuchungen bei Jugendlichen in der Schweiz sowie in Deutschland illustrieren die epidemische Verbreitung von Rückenschmerzen sowie Haltungsschwächen. Untersuchungen bei Zürcher Gymnasiasten **im Jahre 1964** durch den Schularzt Wespi zeigten bei 12–14% deutliche Haltungsschäden. Von 233 Schülern aller Altersstufen zeigten nur 40% auf dem Röntgenbild keine Hinweise für einen derartigen Haltungsschaden. Bei 40% zeigte sich bereits ein deutlicher Rundrücken und bei 15% dieser Schüler Zeichen eines ausgeprägten Morbus Scheuermann. Ulrich hat **1971** bei Untersuchungen an Berufsschülern festgestellt, dass über 50% an Rückenschmerzen litten; dabei zeigte sich die Hauptlokalisation im Lendenwirbelsäulenbereich. Von den 952 Schülerinnen mit Rückenschmerzen waren zum Zeitpunkt dieser Untersuchung 286 (30%) deswegen in ärztlicher Behandlung.

Ähnliche Studien von Breitenfelder 1955 und 1963 bei 992 Schulkindern zeigten sogar in 75% deutliche Zeichen von Haltungsschäden.

Auch neuere Untersuchungen bestätigen die allgemein unterschätzte Häufigkeit von Wirbelsäulenbeschwerden bei Schulkindern. Anlässlich einer Befragung **1988** von über 1700 Schülern im Kanton Freiburg zeigte sich, dass bereits 27% an Kreuzschmerzen gelitten haben und dass dieser Prozentsatz über dem 13. Altersjahr auf über 50% ansteigt (Balagué 1988). Diese Zahlen über das Vorkommen von Kreuzschmerzen stimmen gut überein mit entsprechenden Studien bei finnischen Schulkindern (Salminen 1984). Berquet (1988) hat festgestellt, dass Haltungsschäden seit dem Zweiten Weltkrieg von 20% auf 40% zugenommen hätten. Bei einer Untersuchung von 52 Schülern in Ostdeutschland hat Badtke (1986) in 35% Haltungsschwächen gefunden und bei über 80% Muskelfunktionsstörungen (Kraftverlust, Verkürzungen, Bewegungseinbussen), die durch den Sitzzwang hervorgerufen werden, objektivieren können.

Wie die rasche Ermüdbarkeit der Rumpfmuskulatur während einer längeren Sitzdauer zu einer zunehmend schlechteren Sitzhaltung führt, zeigt die Abbildung von Reinhardt, B., 1983:

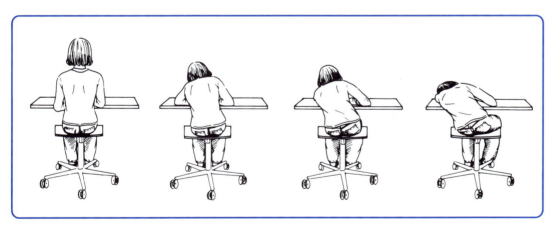

Unzureichendes Schulmobiliar und fehlende Ausdauerleistung als Ursache des Haltungszerfalls

Unzureichendes Sitzmobiliar und **fehlende Ausdauerleistung** verursachen diesen Haltungszerfall.

4. Fehlhaltung und Fehlform

Beim Haltungsproblem der Jugendlichen geht es vor allem um **Fehlhaltungen.** Fehlhaltungen nehmen in dem Sinne eine Zwischenstellung zwischen normaler und krankhafter Haltung ein, dass diese Haltungen noch **korrigierbar** sind. Fehlhaltungen sind also morphologisch (strukturell) nicht fixiert und damit aktiv korrigierbar. Die funktionelle Abweichung von der normalen, gesunden Haltung ist die Folge einer **Leistungsschwäche.** Fehlhaltungen sind noch nicht krankhaft im engeren Sinne; sie sind aber ein **Krankheitspotential.**

Fehlhaltungen zeigen unzweckmässige, d.h. die Bandscheiben belastende Wirbelsäulenkrümmungen. Unter der Schuljugend steht eindeutig der obere Rundrücken, die sog. juvenile Kyphose (C-Form der Wirbelsäule) im Vordergrund. Fehlhaltungen gehen meistens mit einer muskulären Haltungsschwäche (Haltungsinsuffizienz) einher; zwischen beiden besteht eine enge Wechselbeziehung. Bleibt nun die Fehlhaltung gewohnheitsgemäss unkorrigiert und die Haltungsschwäche ungenügend, dann wird die Fehlhaltung zur **Fehlform,** d.h., die abnorme Wirbelsäulenkrümmung wird strukturell fixiert. Fehlformen können aktivmuskulär nicht mehr korrigiert werden. Die fehlerhafte Gewohnheit wird zu einem krankhaften Zustand, nämlich zur **Haltungsanomalie.**

Rundrücken als Fehlhaltung

5. Die ideale Haltung

Die äusserlich sichtbare Form der Wirbelsäule und der Bau der verschiedenen am Haltungsaufbau beteiligten Strukturen sind das Ergebnis einer Anpassung des Bewegungsapparates an die charakteristische Aufrichtung des Menschen während des Gehens, Stehens und Sitzens. **Haltung ist stets das Resultat einer mehr oder minder aktiven, gelernten und gekonnten Auseinandersetzung mit der Schwerkraft.** Die aktive Aufrichtung ist abhängig von den physischen Möglichkeiten und vom unbewussten Willen der Persönlichkeit; in diesem Sinne ist es korrekt, von einer **Gesamthaltung** zu sprechen.

Haltung = aktive Aufrichtung

Bei der gesunden, aktiven Aufrichtung nimmt die Wirbelsäule eine sog. doppelte S-

Fehlhaltung korrigierbar

Form an, d.h. es bilden sich sowohl im Lenden- als auch im Halsbereich zwei leichte, flache Krümmungen nach hinten (physiologische Lordosen) als unterer und oberer Abschluss der flachbogigen Krümmung der Brustwirbelsäule. Die Möglichkeit, diese **ideale Wirbelsäulenform** gewohnheitsmässig unter der Belastung durch die Schwerkraft bewahren zu können, hängt im Detail von einer ganzen Reihe von Faktoren ab, die alle auch zu **Störfaktoren** werden können.

Die **gesunde, aufgerichtete Haltung** geht mit einer minimalen Druckbelastung der Zwischenwirbelscheiben und damit auch der Deckplatten (Wachstumszonen!) einher; sie ist aber in dem Sinne ermüdbar, weil das Becken als Basis dieser Wirbelsäule aktiv gehalten werden muss.

> **Voraussetzungen für eine «ideale» Wirbelsäulenform resp. für eine gesunde, aufgerichtete Haltung:**
>
> — Normal gewachsene Wirbelsäulenform, gegeben durch die morphologische Struktur der Wirbelkörper und Zwischenwirbelscheiben und beeinflusst durch eine physiologische Belastung während des Wachstums
> — Freies Gelenkspiel zwischen den Wirbelkörpern
> — Intakter Bandapparat
> — Schmerzfreie Sehnenansätze an den Wirbelkörpern
> — Leistungsfähigkeit der Muskulatur, die hauptsächlich gegen die Schwerkraft arbeitet (Antigravitationsmuskulatur)
> — Intakte nervöse Steuerung der Muskulatur (neurologisch gesund)
> — Gelernte und beherrschte Atmungstechnik

Haltungsformen

6. Verschiedene Haltungsformen

Neben der gesunden Form mit den drei physiologischen Krümmungen je im Hals-, Brust- und Lendenbereich gibt es ganz prinzipiell folgende Möglichkeiten abnormer Haltungsformen:

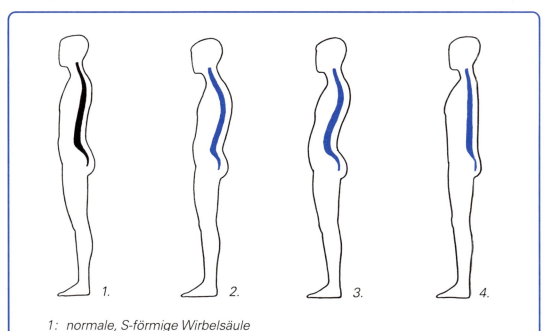

1: normale, S-förmige Wirbelsäule
2: Rundrücken, C-Form der Brustwirbelsäule, grossbogige Kyphose
3: Hohlrundrücken: verstärkte Rundrücken- und Hohlkreuzbildung
4: Flachrücken, Streckfehlhaltung

7. Konsequenzen für die Praxis

Die Realisierung praktischer prophylaktischer Massnahmen gegen die Entstehung von Haltungsbeschwerden und Haltungsschäden während der Schulzeit kann nur mittels einer **gezielten Haltungserziehung** angegangen werden. Diese kontinuierliche Erziehungsaufgabe setzt aber die Erkenntnis der Haltungsbelastung durch Sitzen voraus. **Die Gründe für die Haltungsbelastung während des Sitzens** im Schulunterricht sind komplex:

- Monotone, stereotype Sitzhaltung ohne die Möglichkeit des Haltungswechsels
- Starre oder nicht ordentlich adaptierte Sitz- und Tischflächen ohne Berücksichtigung des Längenwachstums
- Fehlender Lendenbausch (Lendenpelotte, Lendenstütze) und damit vorzeitige muskuläre Ermüdung
- Fehlende Möglichkeit zur Schrägstellung der Arbeits- bzw. Lesefläche und damit erzwungene Rundrückenhaltung, um den richtigen Sehabstand einhalten zu können
- Das Fehlen regelmässig durchzuführender Entlastungsbewegungen und Entlastungshaltungen
- Zwang zur Bewegungsruhe
- Fehlende Möglichkeit zur Einnahme alternativer Sitzarten.

Eltern und Lehrer sind auch Haltungserzieher

Die Chance des Lehrers als Beobachter des Haltungsverhaltens seiner Schüler ist bedeutungsvoll, da er direkt und wirksam die **Haltungsdisziplin** vorleben und beeinflussen kann. Dabei geht es um eine bewusstere **Kontrolle der Sitzhaltung,** ein regelmässiges Anpassen des Sitzmobiliars sowie um den Einbau alternativer Sitzformen in den Unterricht.

Haltungsbelastung im Sitzen

Es ist selbstverständlich, dass der Lehrer die anzustrebende Haltung vorleben muss, weil man ein Verhalten nur als Vorbild vermitteln kann. Der sitzende Unterricht muss möglichst häufig durch **Entlastungsbewegungen** bzw. **Entlastungshaltungen** unterbrochen werden. Der richtigen, freien und tiefen **Atmung** ist die notwendige Aufmerksamkeit zu schenken. Während des **Sportunterrichtes** besteht ebenfalls die Möglichkeit, die gesunde Haltung zu vermitteln, zu üben und zu trainieren; dazu gehört die vermehrte Berücksichtigung eines spielerischen **Ausdauertrainings,** welches auch in Form von **Gleichgewichtsübungen** durchgeführt werden kann.

Entlastungsmassnahmen

richtige Haltungsbelastung als formende Kraft

Die intensiven Wachstumsphasen sind besonders geeignet, die richtige Haltungsbelastung als formende und gestaltende Kraft der Wirbelsäule einzusetzen. Die Eltern und die Lehrer verfügen dank ihrer Autorität, ihres intensiven Kontaktes zum Kind und Jugendlichen, wie auch durch ihre Vorbildwirkung über die einzigartige Möglichkeit, später manifest werdenden Haltungsschäden vorzubeugen.

8. Verwendete Literatur

Badtke G., Roderfeld E.: *Muskelfunktionsstörungen bei gesunden Schulkindern. Manuelle Medizin 24: 87–90 (1986)*

Balagué F., Dutoit G., Waldburger M.: *Low Back Pain in Schoolchildren. An Epidemiological Study. Scand. J. Rehab. Med. 20: 175–179 (1988)*

Berquet K.H.: *Sitz- und Haltungsschäden. Auswahl und Anpassung der Schulmöbel. Georg Thieme Verlag, Stuttgart (1988)*

Gschwend N.: *Die degenerativen Erkrankungen der Wirbelsäule: Klinische Bedeutung, Ursachen und Therapie. Therapeut. Umschau 35: 165–176 (1978)*

Junghanns H.: *Die Wirbelsäule unter den Einflüssen des täglichen Lebens, der Freizeit, des Sport. Aus: Die Wirbelsäule in Forschung und Praxis, Band 100. Hippokrates-Verlag, Stuttgart, 1986*

Reinhardt B.: *Die stündliche Bewegungspause. Aus: Die Wirbelsäule in Forschung und Praxis. Hippokrates-Verlag, Stuttgart, 1983*

Salminen J.J.: *The adolescent back. A field survey of 310 Finnish Schoolchildren. Acta Paediatr. Scand. Suppl. 315 (1984)*

Spitzy H.: *Die körperliche Erziehung des Kindes. Springer-Verlag, Wien, 2. Aufl. (1926)*

Ulrich S.P.: *Rückenschmerzen bei Jugendlichen. Jugend+Sport 27: 349 (1971)*

Wagenhäuser F.J.: *Das Problem der Haltung. Orthopädie 2: 128–139 (1973)*

Wespi H.: *Haltungsstörungen, Scheuermann'sche Krankheit und Schularzt. Zschr. Präventivm. 14: 137 (1969)*

B Die Scheuermannsche Krankheit (Morbus Scheuermann)

1. Problemdarstellung

Die Pubertät ist besonders bei Knaben durch ausgeprägte Wachstumsschübe charakterisiert, die zum Wachstumsabschluss führen. In diesen Phasen des beschleunigten Wachstums (Akzeleration) kann es zu Wachstumsstörungen und -beschwerden kommen. Eine der häufigsten dieser pubertären Entwicklungsstörungen spielt sich in den wachsenden Wirbelkörpern ab. Das dazugehörige Krankheitsbild wird als Scheuermannsche Krankheit oder Morbus Scheuermann bezeichnet.

Diese Wirbelkörper-Wachstumsstörungen sind die Folge eines Missverhältnisses zwischen der reduzierten Belastbarkeit der Wachstumsfugen und der mechanischen Überbelastung der Wirbelsäule. Fehlende oder mangelhaft ausdifferenzierte Strukturelemente (straffe, sogenannte kollagene Fasern) in den Wachstumszonen der Wirbelsäule bilden die Grundlage dieser Wachstumsstörung **(Abb. 1)**. Die Manifestation der Überlastungsschäden kommt durch die zu einseitig und monotone Belastung, beispielsweise während des stundenlangen Stillsitzens in der Schule, als auch übertriebene, dynamische Biege- und Stossbelastung in gewissen Sportarten zustande. Eine möglicherweise genetisch vermittelte Strukturschwäche des Knorpel- und Knochengewebes stellt somit lediglich die Voraussetzung dafür dar, dass die beschriebenen Überlastungen zu den verhängnisvollen keilförmigen Formveränderungen der Wirbelkörper führen **(Abb. 2)**. Zur Strukturschwäche und Überbelastung gesellt sich

Überlastungsschäden

Strukturschwäche

Wirbelkörperwachstumsstörungen

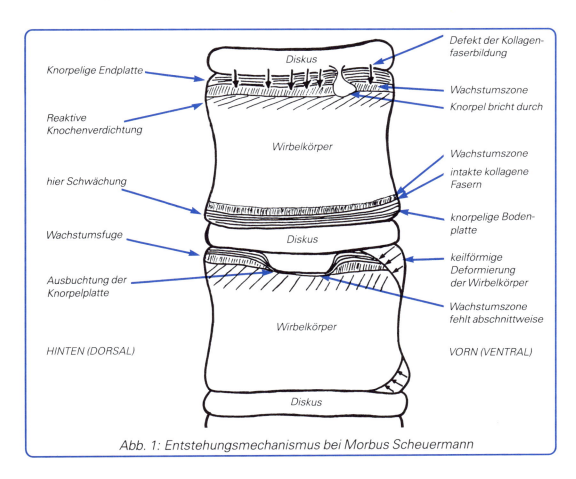

Abb. 1: Entstehungsmechanismus bei Morbus Scheuermann

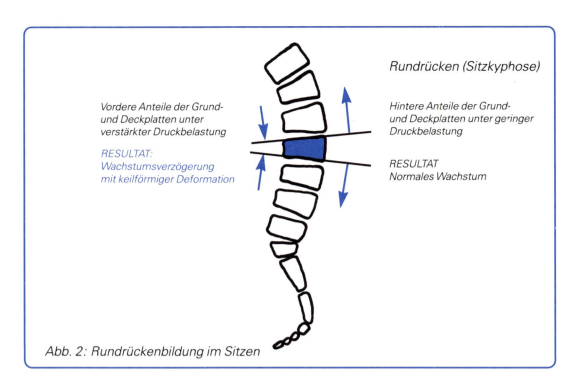

Abb. 2: Rundrückenbildung im Sitzen

Vordere Anteile der Grund- und Deckplatten unter verstärkter Druckbelastung
RESULTAT: Wachstumsverzögerung mit keilförmiger Deformation

Rundrücken (Sitzkyphose)

Hintere Anteile der Grund- und Deckplatten unter geringer Druckbelastung
RESULTAT Normales Wachstum

Mangel an strukturbildenden Reizen

meist noch ein Mangel an physiologisch wirksamen, strukturbildenden und -stärkenden Reizen, wie es beispielsweise die regelmässige, ausgewogene Ganzkörperaktivität und die vertiefte Atmung über längere Zeit darstellen.

Kofaktoren

Während den Wachstumsschüben kommt eine Reihe von **ungünstig wirkenden Kofaktoren** zusammen, die alle dazu führen können, dass die primäre Strukturschwäche zur Krankheit wird:

- Die verminderte Druckbelastbarkeit der Wachstumsfugen aufgrund der schnellen, wachstumsbedingten Bildungs- und Differenzierungsvorgänge;
- die zusätzliche Strukturlockerung durch männliches Geschlechtshormon (Testosteron); aus diesem Grunde sind die Knaben häufiger als die Mädchen befallen;
- die schnelle Zunahme der Körpergrösse (Akzeleration), die bei nicht korrekter Haltungstechnik zu biomechanisch ungünstiger Hebelbelastung führt **(Abb. 3),** denen die in ihrer Entwicklung hintennachhinkenden Muskeln nicht gewachsen sind;
- der vermehrte Zwang zur monotonen Sitzbelastung an der Arbeit und in der Schule bei gleichzeitigem Fehlen der natürlichen, strukturbildenden Bewegungsaktivitäten (genereller Bewegungsmangel).

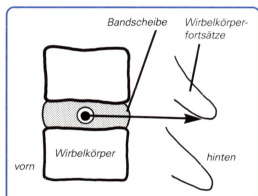

NORMALZUSTAND: Drehpunkt für die Aufrichtung in der Mitte der Bandscheibe

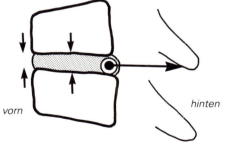

KEILFÖRMIGE DEFORMIERUNG der Wirbelkörper und Bandscheibenverschmälerung: Drehpunkt an Wirbelkörperhinterkante, dadurch Verkürzung des Kraftarmes für die Streckmuskeln des Rückens

Die Rundrückenbildung bei der Scheuermannschen Krankheit führt zu einer Fehlstatik der Wirbelsäule mit vermehrter Beanspruchung der Rückenstreckermuskeln

Abb. 3: Rundrückenbildung und Verkürzung des Kraftarmes
(nach Edelmann, 1980)

Die erfolgreiche Bekämpfung der Haltungsschäden und damit auch der Folgen des Morbus Scheuermann basiert auf der wichtigen Einsicht, dass die Fehlentwicklung der Wirbelkörper und damit der Wirbelsäulenform **nicht einfach genetisch vorgegeben** ist, sondern dass zur entwicklungsbedingten Strukturschwäche immer noch ein **krankmachender Belastungsfaktor** sowie das Fehlen der natürlicherweise strukturfördernden Faktoren, d.h. der regelmässigen, angemessenen Bewegung und achsengerechten Belastung, dazukommen müssen. An diesem Punkt muss die Erziehungsaufgabe einsetzen. **Würde dem Haltungsproblem mit derselben Konsequenz und Hartnäckigkeit begegnet wie der Zahnkaries (Fluorprophylaxe via Schulunterricht instruiert), die Häufigkeit der oft einschneidenden Rückenbeschwerden im Schul- und Erwachsenenalter würde drastisch zurückgehen.**

2. Definition und Historie

Der dänische Röntgenarzt H. Scheuermann klärte 1921 erstmals den sogenannten Lehrlings-Rundrücken auf, indem er zu zeigen vermochte, dass es sich um ein «Leiden in den Wachstumslinien der Wirbelkörper zwischen Corpus (Wirbelkörper) und Epiphysierung (Wachstumsfugen)» handle. Die Scheuermannsche Krankheit entwickelt sich somit nur während der präpubertären und pubertären Wachstumsschübe; sie kann zu dem bekannten Lehrlings-Rundrücken (Adoleszenten-Kyphose, **Abb. 2** und **Abb. 4**) führen. Diese teils recht schmerzhafte Fehlentwicklung der Wirbelsäulenform befällt sowohl die untere Brust- als auch die obere Lendenwirbelsäule.

Fehlen der angemessenen Bewegung

3. Krankheitsentstehung

Der Ausgangspunkt der Entwicklungsstörung liegt im Übergangsbereich zwischen Wirbelkörper und Bandscheibe, genauer in der Wachstumszone **(Abb. 1)**, die unmittelbar an die knorpelige Abschlussplatte des Wirbelkörpers anschliesst. Die knorpeligen End- und Abschlussplatten der sonst knöchernen Wirbelkörper werden auch als Boden- und Deckplatten bezeichnet. Diese knorpeligen Endplatten bestehen aus straffen, sog. kollagenen Fasern **(Abb. 1)**, die beim Morbus Scheuermann eine verminderte Strukturfestigkeit zeigen, was genetisch bedingt sein mag. Diese geschädigten

Wachstumszone

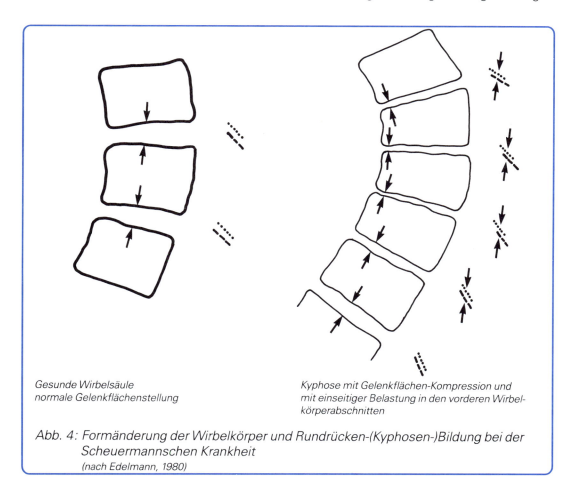

Gesunde Wirbelsäule normale Gelenkflächenstellung

Kyphose mit Gelenkflächen-Kompression und mit einseitiger Belastung in den vorderen Wirbelkörperabschnitten

Abb. 4: Formänderung der Wirbelkörper und Rundrücken-(Kyphosen-)Bildung bei der Scheuermannschen Krankheit
  (nach Edelmann, 1980)

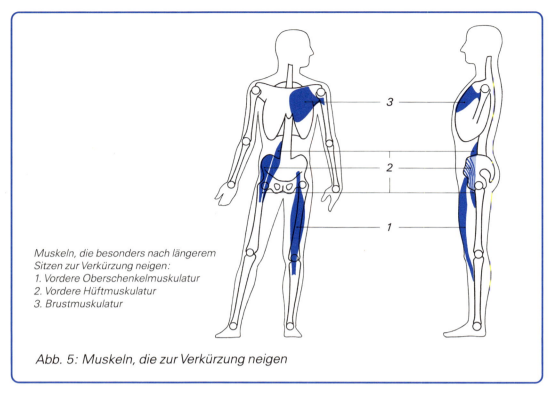

Muskeln, die besonders nach längerem Sitzen zur Verkürzung neigen:
1. Vordere Oberschenkelmuskulatur
2. Vordere Hüftmuskulatur
3. Brustmuskulatur

Abb. 5: Muskeln, die zur Verkürzung neigen

Sitzzwang Sitzrundrücken

Boden- und Deckplatten der Wirbelkörper deformieren unter druckbedingten Belastungen (z. B. Sitzbelastung in vornübergeneigter Haltung während längerer Zeit). Die haltungsbedingte Monotonie durch den stundenlangen Sitzzwang in der Schule (Sitzkyphose oder Sitzrundrücken) führt durch die einseitige Druckbelastung in den vorderen Abschnitten der Wirbelkörper mit den Wachstumsfugen zur Bildung von keilförmigen Wirbeln **(Abb. 3),** da diese Teile der Wirbelkörper durch die Rundrückenhaltung zu stark und zu einseitig belastet werden. Diese Keilwirbel bilden also die Grundlage für die später strukturell definitiv fixierte Brustkyphose (= Rundrücken). Durch die starke Rundrückenbildung werden die Gelenke zwischen den Wirbelkörpern komprimiert, wodurch Schmerzen entstehen können **(Abb. 4).** Die Umbauvorgänge in den knorpeligen Abschlussplatten der Wirbelkörper und die damit verbundenen Knochenverdichtungen (reaktiv) beeinträchtigen die Ernährung der Bandscheiben, die durch Diffusion aus der Umgebung erfolgt. Somit können auch die Bandscheiben frühzeitig degenerieren, was ein zusätzliches Krankheitspotential darstellt.

Ernährung der Bandscheiben

4. Häufigkeit

häufigste Entwicklungsstörung

Die Scheuermannsche Krankheit ist wohl in der Jugend die häufigst vorkommende Entwicklungsstörung und somit eine der häufigsten Wirbelsäulenaffektionen in diesem Alter. Die statistisch erfassbare Häufigkeit schwankt je nach Untersuchungsart (Untersuchung in der Schule oder in Spezialklinik, Berücksichtigung von Röntgenbildern usw.). Manifeste Krankheitssymptome (Schmerzen, Haltungsschwäche) finden sich bei einer Durchschnittsbevölkerung in 1,5–5,5% (Brocher 1980). Gemäss einer fliegerärztlichen Untersuchung in der Schweiz (Amsler und Loder) wurde bei jedem 10. Vorunterrichtskandidaten ein eindeutiger Morbus Scheuermann festgestellt, diskretere Zeichen dieser Entwicklungsstörung sogar bei 30% aller Untersuchten. Bei 500 Patienten eines orthopädischen Ambulatoriums, die wegen Kreuzschmerzen zur Untersuchung gelangten, konnten Schild und Gschwend (1985) **bei 61% aller Betroffenen mit Kreuzschmerzen eine Scheuermannsche Krankheit nachweisen.**

5. Symptome und Verlauf

Bezüglich der Entwicklung und der dazugehörigen Krankheitszeichen unterscheidet man beim Morbus Scheuermann drei verschiedene Stadien:

1. Stadium = **Frühstadium**

Bis zum 10. Altersjahr besteht lediglich eine schmerzlose, rein funktionelle (d. h. eine reversible, noch nicht fixierte) Haltungsstörung im Sinne des Rundrückens ohne Beweglichkeitseinschränkungen.

2. Stadium = **Florides Stadium**

Im Alter zwischen dem 10.–18. Lebensjahr können die teils akut schmerzhaften Entwicklungsstörungen zu segmentalen (Segment = zwei benachbarte Wirbelkörper mit dazwischenliegender Bandscheibe) Versteifungen im Bereich der Brust- und oberen Lendenwirbelsäule führen. **Die Wirbelsäulenversteifung kann sich durchaus in einem Zeitraum von nur sechs Monaten entwickeln.** Die Ausbildung von keilförmigen Wirbelkörpern, die im Röntgenbild deutlich sichtbar sind, ist häufig. Die segmentalen Wirbelsäulenversteifungen mit der damit einhergehenden schlechten Haltung (Rundrücken) führen rasch zu Muskelverkürzungen, welche ein Aufrichten der Haltung zusätzlich erschweren: Besonders betroffen sind der Musculus pectoralis (Brustmuskulatur), der Iliopsoas (vord. Hüftmuskulatur zw. Becken und Oberschenkel) und die vordere Oberschenkelmuskulatur **(Abb. 5).**

3. Stadium = **Spätstadium**

Jenseits des 18. Lebensjahres können aufgrund der biomechanisch versteiften Wirbelsäulenabschnitte Belastungsbeschwerden in Erscheinung treten. Im Gegensatz zum floriden Stadium mit den an sich schmerzhaften Destruktions- und Reparationsvorgängen zeigen die Schmerzen im Spätstadium eine eindeutige Abhängigkeit von mechanischen Überlastungen der Wirbelsäule. Der fixierte Rundrücken im Brustkorbbereich wird im Stehen und beim Gehen häufig durch eine Hyperlordose im Kreuz, d.h. durch eine übertriebene Hohlkreuzhaltung, kompensiert, wodurch die Bewegungssegmente der Lendenwirbelsäule mechanisch noch stärker als die der Brustwirbelsäule beansprucht werden. Bei der Scheuermannschen Krankheit werden deshalb Schmerzen fast häufiger im Kreuz oder im Übergangsgebiet zwischen Brust- und Lendenwirbelsäule als in der Brustwirbelsäule selbst angegeben.

Die biomechanisch ungünstige Wirbelsäulenform und die dadurch verursachte chronische Überbelastung kann zu vorzeitigen Degenerationserscheinungen führen, welche die Bandscheiben miteinschliessen. Bei Patienten mit einer Diskushernie (Bandscheibenvorfall) findet man beispielsweise häufiger Zeichen einer in der Jugend durchgemachten Scheuermannschen Krankheit.

6. **Funktionelle Frühbehandlung**

Die funktionelle Behandlung basiert auf drei Prinzipien:
1. **Passive und aktive Belastung**
2. **Vermeidung des Rundrückens**
3. **Verbesserung der Belastbarkeit**

Es geht darum, die Anpassungsfähigkeit (Plastizität) des kindlichen Organismus, die darin besteht, auf gezielte Druck-, Zug- und Bewegungsreize mit ausgleichendem Wachstum zu reagieren, zu berücksichtigen. Die noch während des Wachstums entstehenden Deformierungen gilt es nun aufzuhalten oder zu korrigieren.

1. Prinzip:

Die passive und aktive Entlastung
Die Wirbelsäule bedarf zu ihrer Erholung bzw. für den ernährungsphysiologisch wichtigen Flüssigkeitsaustausch der Bandscheibe einer regelmässigen Entlastung durch passives Hangen, durch Horizontallagerung oder durch eine Sitzhaltung, am besten mit 45° zurückgestellter und anmodellierter Rücklehne (Krämer, 1980). Dies gilt für alle Arbeits- und insbes. für die Mittagspausen.

Durch häufiges Wechseln zwischen Stehen und Sitzen, zwischen verschiedenen alternativen Sitzhaltungen sowie Alternativen zum Sitzen und durch möglichst häufige und vielfältige Stellungsänderungen innerhalb der aufrechten Haltung können monotone Belastungen immer derselben Strukturen vermieden werden. Schularbeiten und -aufgaben können ohne weiteres auch im Stehen, im Fersensitz oder im Liegen in Bauchlage geschrieben werden.

Die Rundrückenform im Sitzen belastet besonders und dazu monoton die vorderen (ventralen) Abschnitte der Wirbelkörper **(vergl. Abb. 2)**, die sich nach einiger Zeit zu Keilwirbeln umformen. Besonders bei bindegewebsschwachen Kindern, deren ungenügende Bandstabilität die Haltungsaufgabe allein der Muskulatur überlässt, ist das Auftreten eines solchen Sitzschadens zu befürchten.

2. Prinzip:

Vermeidung des Rundrückens Kyphosehaltung)
Mit jeder Tolerierung der Kyphosehaltung (Rundrücken im Sitzen) über längere Zeit, insbesondere natürlich beim Stillsitzen während des «Schreibens mit der Nase», wird der Versteifung dieses Rundrückens Vorschub geleistet. Anhaltende asymmetrische Druckbelastungen, d.h. Belastungen der

segmentale Wirbelsäulenversteifung

ausgleichendes Wachstum

Muskelverkürzungen

regelmässige Entlastung

alternative Sitzhaltungen

fixierter Rundrücken

kein Sitzen vorn-
übergebeugt

vorderen Wirbelkörperabschnitte beim längeren Sitzen, vor allem beim Sitzen in vornübergeneigter Haltung, sollten vermieden werden, um einen regelmässigen Wechsel zwischen Be- und Entlastung und somit ein gerades Wachstum der Wirbelsäule zu garantieren.

Nur wenige Sportarten wie das wettkampfmässige Rudern bei Knaben oder das Gewichtheben überlasten während des Wachstumsalters die Wirbelsäule ebenfalls in der ungünstigen Rundrückenhaltung, so dass vor Abschluss des Wachstums Zurückhaltung in der Ausübung dieser Sportarten geboten ist.

3. Prinzip:
Verbesserung der Belastbarkeit
Eine verbesserte Belastbarkeit des gesamten Bewegungsapparates und speziell der Wirbelsäule schützt die belasteten Strukturen, insbesondere auch die Wachstumsfugen der Wirbelkörper, sowie die Bandscheiben vor Überlastungen. Die bessere oder schlechtere strukturelle Belastbarkeit ist eine Folge der regelmässigen oder vernachlässigten Druck-, Zug- und Bewegungsreize. Alle Strukturen des aktiven und passiven Bewegungsapparates reagieren auf regelmässige, vielfältige, dosierte, d.h. physiologische Belastungen über eine längere Zeitdauer **mit einem ausgleichenden Wachstum** und mit einer Verbesserung der mechanischen Eigenschaften der verschiedenen Gewebe.

Bewegungsreize setzen

allgemeine Fitness

Zur Verbesserung der Belastbarkeit der Wirbelsäule bedarf es somit eines allgemeinen, ausgewogenen, **regelmässigen Ganzkörpertrainings,** welches die Elemente Ausdauer, Haltungsschulung und -erziehung, Atmung und angemessene intermittierende Entlastung mit richtigem Muskel- und Gelenkeinsatz enthält.

Ausdauertraining

Das Stillsitzen auf den herkömmlichen Bänken und Stühlen der Schule ohne adäquate Vorbereitung, ohne Unterbrechung und ohne Ersatz durch Alternativhaltungen, muss als Überlastung in einer Rundrückenhaltung (Kyphosehaltung) betrachtet werden. Spitzy formulierte diese Tatsachen 1962 mit den folgenden Worten: **«Die Schulbank ist um so besser, je weniger das Kind drin sitzt.»**

7. Sportliche Belastbarkeit der jugendlichen Wirbelsäule

Die Möglichkeiten von Maximalleistungen im Spiel, Sport und an der Arbeit werden durch die Funktionsfähigkeit ganz bestimmter Muskelgruppen limitiert. Die Strukturen und Gewebe des passiven Bewegungsapparates werden diesen Kräften, ungeachtet ihrer Belastbarkeit, ausgesetzt. Jedes Missverhältnis zwischen diesen ursächlichen Muskelkräften und der Belastbarkeit muss zu Beschwerden, Schäden und im Wachstumsalter zu Entwicklungsstörungen führen.

Während im Kindesalter bis ungefähr zum 10. Altersjahr die Knochen und im Erwachsenenalter die Bänder und Sehnen die geringste Belastbarkeit aufweisen, sind es im Adoleszentenalter die knorpeligen Wachstumsfugen, besonders der Wirbelkörper. Während physiologische Belastungen das Wachstum eher fördern, wird dieses aber durch übermässige Belastung beeinträchtigt. Bei bereits vorhandenen Fehlbildungen kommen zur normalen Belastung durch Haltung und Sport zusätzliche, örtlich umschriebene Überlastungen dazu.

Die Muskulatur limitiert indessen nicht nur die einzelne sportliche Leistung und damit die Belastung, sondern sie muss den Gesamtkörper auch vor unerwartet auf ihn einwirkenden Kräften schützen. Kräfte, die beispielsweise beim Trampolinspringen durch die Beinarbeit freigesetzt werden, können oft ganz unerwartet auf andere Körperabschnitte, wie das Kreuz oder den Hals, übergreifen.

Es ist deshalb mit Entschiedenheit zu fordern, dass im jugendlichen Alter vor allem und zuallererst eine ausgewogene Ganzkörperfitness aufgebaut wird.

Erst aus dieser allgemeinen und möglichst breiten Basis dürfen spezielle sportliche Leistungen herauswachsen. So ist beispielsweise nachweisbar, dass ein allgemeines Ganzkörpertraining die Knochendichte fördert.

Das schnelle Wachstum während der Pubertät verändert laufend die biomechanischen Verhältnisse, d.h. verlängert beispielsweise schubweise die Hebel, welche bei schlechter Haltung auf die Basis der Wirbelsäule wirken. Die grösser werdenden Hebelarme führen zu grossen Drehmomenten, die ihrerseits das Achsenskelett belasten **(Abb. 3)**.

Während solcher schneller Wachstumsphasen hinkt die Entwicklung der sensomotorischen Geschicklichkeit (der koordinativen Fähigkeiten) und die allgemeine Stärke der Muskulatur (die konditionellen Fähigkeiten) dem Längenwachstum der

Röhrenknochen und der Wirbelsäule hintennach, so dass es zu Überlastungen der passiven Strukturen (Bandapparat, Wirbelsäulengelenke, Bandscheiben) kommen kann.

Während der drei Stadien des Morbus Scheuermann ist die Wirbelsäule unterschiedlich sportlich belastbar:

> Im **Frühstadium** sollen die Kinder mit einer vor allem muskulär bedingten Haltungsinsuffizienz herausgegriffen werden, um ihnen auf spielerische Art und Weise das Können beizubringen, sich im Stehen und Sitzen richtig zu halten. Diese Kinder, die möglicherweise teils eine Muskel-, andernteils aber auch eine allgemeine Bindegewebeschwäche zeigen, sollen zu einer möglichst vielfältigen sportlichen Aktivität angehalten werden, wobei eigentlich nur **Ausdauer- und Koordinationssportarten** empfehlenswert sind.
>
> Im **floriden**, meist auch hartnäckig schmerzhaften Stadium muss die sportliche Betätigung ganz gezielt eingesetzt werden. Sportarten, welche die Wirbelsäule auf Biegen dynamisch belasten, wie das Trampolinspringen, das Rudern, viele Sprungdisziplinen oder das Delphinschwimmen, sollen vermieden werden. Zu empfehlen sind rhythmische Ausdauersportarten wie Crawlen, Rückenschwimmen oder Laufen auf natürlichem Grund.
>
> In den **Spätstadien** hängt die Belastbarkeit von der Form der Wirbelsäule ab, zu der die versteiften Segmente führten. Bei nur mässiger Rundrückenhaltung (Kyphosehaltung) und noch angedeuteter Lendenlordose oder ausgeprägtem oberem Flachrücken ist die sportliche Belastbarkeit auf die Ausdauersportarten eingeschränkt.

Eine Studie von Fisk, die 1984 bei 500 Schülerinnen und Schülern am Ende des floriden Stadiums durchgeführt wurde, zeigte lediglich Zusammenhänge eines manifesten Morbus Scheuermann mit wettkampfmässigem Rudern bei den Knaben, mit einer über zwei Wochen andauernden Bettlägrigkeit, mit extremem Körperlängenwachstum und mit dem Vorhandensein einer verkürzten dorsalen Oberschenkelmuskulatur, welche die Bildung eines physiologischen Hohlkreuzes im Sitzen verunmöglicht. Zwischen dem Manifestwerden der Scheuermannschen Krankheit und dem Lastentragen bei Bauernkindern konnte hingegen kein Zusammenhang gefunden werden.

Eine Langzeituntersuchung an 58 Rekruten mit Haltungsstörungen (Geiser 1972, 1980), unter welchen sich auch junge Männer mit den Zeichen eines Spätstadiums des Morbus Scheuermann befanden, weist auf den positiven Einfluss einer kontrollierten Belastung beispielsweise auch während der Rekrutenschule hin, solange die Wirbelsäule nicht übermässig ungünstig versteift ist. Eine während der Pubertät sehr frühzeitige Dekompensation der Haltung und des Beschwerdebildes geht mit einer schlechten Prognose einher.

Haltungsschwäche erkennen

> Der wichtigste Risikofaktor ist und bleibt unsere Zivilisation mit der monotonen Sitzbelastung, dem grösstenteils fehlenden Aufbau eines ausgewogenen Trainingszustandes und den (relativ seltenen) Spitzenbelastungen durch spezialisierte technische Sportarten.

8. Verwendete Literatur

Aufdermauer M.: *Osteochondrosis juvenilis Scheuermann.* Aus: *Spezielle pathologische Anatomie; Band 18: Pathologie der Gelenke und Weichteiltumoren,* Springer-Verlag, 1984, S. 1143–1158

Brocher J.E.W., Willert H.G.: *Scheuermann'sche Krankheit als Differentialdiagnose der Wirbelsäulenerkrankungen.* Thieme-Verlag, 6. Aufl., 1980, S. 257–261, 284–291

Edelmann P.: *Schmerzursache und Therapie der schmerzhaften juvenilen Kyphose.* Aus: *Die Wirbelsäule in Forschung und Praxis.* Hippokrates-Verlag, Band 89, 1980, S. 63–66

Fisk J.W., Baigent M.L., Hill P.D.: *Scheuermann's Disease. Clinical and radiological survey of 17 and 18 year olds.* Am. J. Phys. Med 63: 18–30, 1984

Geiser M.: *Rückenuntersuchungen in einer Infanterierekrutenschule.* Schweiz. Med. Wschr. 102: 1301–1309, 1972

Geiser M.: *Kotamnese bei Rückenpatienten einer Infanterierekrutenschule.* Schweiz. Med. Wschr. 110: 1334–1341, 1980

Gschwend N.: *Sitzschäden der Wirbelsäule.* Zschr. Präventivmed. 10: 106–113, 1965

Krämer J.: *Grundlagen zur funktionellen Frühbehandlung beim Morbus Scheuermann.* Aus: *Die Wirbelsäule in Forschung und Praxis.* Band 89, S. 69–71. Hippokrates-Verlag, 1980

Noack W., Gaudin P.B.: *Sportliche Belastbarkeit beim Morbus Scheuermann.* Aus: *Die Wirbelsäule in Forschung und Praxis.* Band 89, S. 100–102. Hippokrates-Verlag, 1980

Verschiedene Beiträge aus: *Die juvenilen Wachstumsstörungen der Wirbelsäule (Morbus Scheuermann).* Aus: *Die Wirbelsäule in Forschung und Praxis.* Band 89. Hippokrates-Verlag, 1980

Wespi H.: *Haltungsstörungen, Scheuermann'sche Krankheit und Schularzt.* Zschr. Präventivmed. 14: 137, 1969

1. Einleitung

Die Biomechanik hat sich zur Aufgabe gemacht, die Belastungen und Beanspruchungen des menschlichen Bewegungsapparates im Alltag, Beruf und Sport zu bestimmen und zu verstehen. Mit dieser Kenntnis sollte es möglich sein, unter Berücksichtigung der Belastungsgrenzen der beanspruchten Gewebe, Aussagen über die Verträglichkeit von verschiedenen Aktivitäten zu machen sowie Empfehlungen für die richtige Bewegungsausführung und die Haltung bei sitzenden oder stehenden Arbeiten zu geben.

Die Suche nach sogenannten physiologischen (= «normalen») Arbeitshaltungen und damit zumutbare fördernde Belastungen des menschlichen Bewegungsapparates ist heute von grossem Interesse. Der durch die Evolution über jehrtausende entstandene und geformte Bewegungsapparat entspricht ganz klar nicht mehr den Anforderungen heutigen, in sehr kurzer Zeit massiv veränderten Lebens- und Berufsgewohnheiten. Diese veränderten Gewohnheiten führen unter anderem zu Fehl- und Überbelastungen der Wirbelsäule, die durch die schlecht auf diese Belastung vorbereitete Muskulatur meistens nicht entsprechend stabilisiert werden kann. Phylogenetisch (= stammesgeschichtlich) handelt es sich beim Bewegungsapparat – wie das Wort sagt – um eine Struktur, die auf Bewegung ausgerichtet ist. **Für die statische Beanspruchung bei der verbreiteten Schreibtischarbeit (speziell bei Schülern) fehlen eigentlich diese muskulären und mechanisch-statischen Voraussetzungen. Folge solchen Tuns sind die bekannten Fehlhaltungen, welche zu Rücken- und Nackenbeschwerden bereits im Jugendlichenalter führen können. Unkorrigiert können diese Fehlstellungen während der Adoleszenz zu fixierten Veränderungen, die später kaum mehr korrigierbar sind, und zu unphysiologischen, körperlichen und in der Folge über Schmerzen auch zu psychischen Belastungen und Behinderungen führen.**

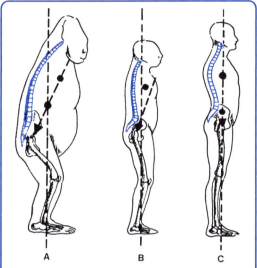

Abb. 1: Lage des Körperschwerpunktes und des Schwerpunktes des Oberkörpers.
A: beim Gorilla
B: beim Neandertaler
C: beim Menschen (aus Töndury nach Morton).

Entwicklung der Wirbelsäule (stammesgeschichtlich)

Es wäre nun zu einfach, die als Folge der phylogenetischen Entwicklung heute vermutlich nicht mehr optimale Ausbildung des Achsenorgans (Wirbelsäule) als gottgegeben hinzunehmen und unsern Bewegungsraum wieder auf die Bäume zu verlagern. Erhöhtes körperliches Training (auf den Bäumen) würde zwar die muskuläre Stabilisierung beim Gehen, Stehen und Sitzen wieder verbessern, aber das Problem der Differenz zwischen philogenetischen Vorgaben und heutigen, durch die Kultur geprägten Lebensgewohnheiten wäre damit nicht gelöst.

Die Wirbelsäule ist schlecht auf die statische Sitzbelastung vorbereitet

Die Frage bleibt also, was zu tun ist, um einen Kompromiss zwischen Ist und Soll zu erreichen. Wir wissen, dass die Grobausprägung unseres Bewegungsapparates – insbesondere des Skelettes – in seiner Grundanlage genetisch vorgegeben ist. Im Laufe der Ontogenese (= Entwicklung aus dem Ei) und später in der Adoleszenz (= Entwick-

Die Belastung des Körpers bestimmt weitgehend dessen Ausgestaltung (Wolffsches Gesetz)

lung zum Erwachsenen) wird aber die phänotypische Ausgestaltung (= äusseres Erscheinungsbild) des Körpers durch unsere Lebensgewohnheiten (= spezifisches Training) ganz wesentlich mitbestimmt. Durch die Haltung und/oder Bewegungen, bewusst oder unbewusst, setzen wir Reize für unseren Bewegungsapparat, die durch entsprechende Anpassungen beantwortet werden. Am Beispiel von eineiigen Zwillingen konnte gezeigt werden, dass aus dem gleichen genetischen Grundmuster zwei extreme Phänotypen produziert werden können. Einer der Zwillinge betrieb Ausdauersport und der andere typische Kraftsportarten. Entsprechend wurden auch die Körper, einer eher hager, der andere sehr muskulös, ausgebildet.

Jede kindliche Wirbelsäule durchläuft die Entwicklung von der Rund- zur Doppel-S-Form

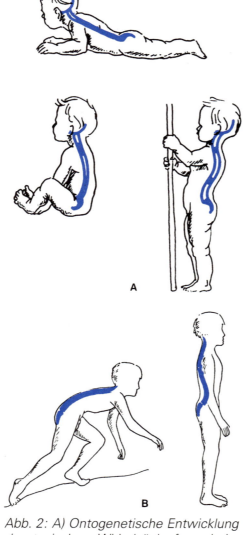

Abb. 2: A) Ontogenetische Entwicklung der typischen Wirbelsäulenform beim Kleinkind (nach Tittel).
B) Die Evolution von der vierbeinigen zur zweibeinigen Lage kann deutlich verfolgt werden (nach Kapandji).

Diese Tatsache basiert auf dem von J. Wolff formulierten und bekannten Gesetz, welches aussagt, dass sämtliche biologischen Gewebe trainierbar sind und sich bei «physiologischen» Reizen entsprechend den Bedürfnissen anpassen können. Diese Anpassung erfolgt durch Aufbau der geforderten Strukturen (z. B. Muskelaufbau) und/oder Verbesserungen des kardiovaskulären und pulmonalen Systems.

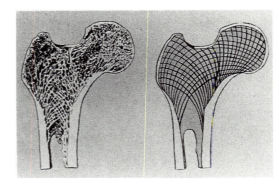

Abb. 3: Bild eines Oberschenkelknochenschaftes und -kopfes. Rechts schematisch, links die Fotografie eines Schnittes. Deutlich sind die ausgerichteten Trabekelstrukturen zu erkennen.

Am Beispiel des Knochens konnte Pauwels diesen Zusammenhang sehr schön dokumentieren. Er zeigte, dass beim Oberschenkelhalsknochen (spongiöser Bereich) die Knochentrabekel sich genau entlang der grössten Spannungslinien ausbilden und sich somit nicht nur bezüglich Knochenmasse, sondern auch in ihrer Architektur den Belastungssituationen anpassen. Analoge Strukturen findet man auch beim Wirbelkörper. Anhand einer Studie an Rekruten in der Schweiz konnten wir kürzlich aufzeigen, dass die Biegesteifigkeit von Röhrenknochen (Schienbein) bei Panzerrekruten durch die veränderten Belastungen innerhalb von 15 Wochen bis zu 25% zunehmen kann. Dies bedeutet, dass sogar der Röhrenknochen, der bisher als sehr träge in seinen Anpassungserscheinungen galt, sich in sehr kurzer Zeit umbauen und anpassen kann.

Es ist auch bekannt, dass zu grosse oder zu kleine Belastungen (z. B. durch Bettlägerigkeit) oder fehlende Erdanziehung (Astronauten) zu einem Abbau des Gewebes (hier im speziellen der Knochensubstanz, sogenannte Osteoporose) führen können. Besser bekannt ist dieser Zusammenhang beim rapiden Abbau von Muskelvolumen, sobald ein Krafttraining abgesetzt wird.

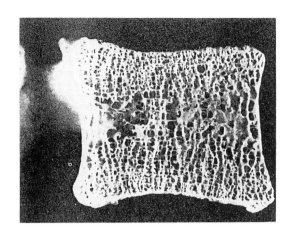

Abb. 4: Im Sagittalschnitt durch den Wirbelkörper L3 beweist die Anordnung der Knochenbälkchen eine Sparbauweise des Tragewerkes für eine flächige Druckbeanspruchung. Im Zentrum und zu den weniger Last tragenden Aussenflächen hin vermindert sich die Dichte der Knochenstruktur (aus Junghaus).

Aufgrund dieser stichwortartigen Zusammenstellung der Probleme und Anpassungsmechanismen kann gefolgert werden, dass die Betrachtung der Belastung beim Sitzen ein vielschichtiges Problem ist, das auch aus der Sicht der Biomechanik verschiedene Facetten enthält. Ich werde deshalb versuchen, die angetönten Probleme systematisch zu bearbeiten, indem sowohl die betroffenen Gewebe und Strukturen mit ihren biomechanischen Eigenschaften als auch die Wirbelsäule als mechanisches System besprochen werden. Aus diesen Kenntnissen soll versucht werden, die Frage nach dem «physiologischen» Sitzen – damit ist hier die optimale Haltung eines Schülers gemeint – zu beantworten. Eventuell ist dies aber falsch gefragt, denn aus biomechanischen Erkenntnissen können primär Fragen der Belastung, aber nicht solche der übrigen wichtigen Aspekte wie Ernährung, Psyche usw. beantwortet werden. **Vielleicht müsste nicht die Haltung, sondern generell das Verhalten in der Schule hinterfragt werden.**

Um aber eine «Hypothese für ein gesünderes Sitzen» aufgrund heutiger biomechanischer Kenntnisse verstehen zu können, braucht es Verständnis für alle erwähnten Aspekte. Deshalb gliedern sich die weiteren Ausführungen in ein Kapitel, in dem die biomechanischen Grundlagen der betroffenen biologischen Strukturen des Rückens diskutiert werden; in ein folgendes Kapitel über die Statik und Dynamik der Wirbelsäule und in ein abschliessendes Kapitel über mögliche Konsequenzen für den Schulunterricht.

Nicht die Haltung, sondern das Verhalten in Frage stellen: Die Sitzhäufigkeit und die Sitzdauer

2. Biomechanische Grundlagen des Bewegungsapparates, im speziellen der Wirbelsäule

2.1 Form und funktionelle Anatomie der Wirbelsäule

Die Wirbelsäule als kinematische Kette: Bewegungssegmente bestimmen Form und Beweglichkeit

Will man aus biomechanischer Sicht Aussagen über eine physiologische Sitzhaltung machen, so kommt man nicht darum herum, den Aufbau und die Strukturen der Wirbelsäule zu studieren. Leider ist aber gerade die Wirbelsäule nicht einfach zu überblicken, da sie einen Turm von 24 verschiedenen Wirbeln (ohne das Sakrum) und ebensovielen Zwischenwirbelscheiben darstellt. Zusätzlich wird diese Struktur durch eine Vielzahl von Bändern verstärkt. Auch die Verbindung der Wirbel und damit die Art der Kraftübertragung wird durch die Zwischenwirbelscheiben, die Wirbelbogengelenke, die Rippen der Brustwirbel und die komplizierte muskuläre Verspannung zu einem fast unlösbaren funktionell anatomischen System. Die meisten Arbeiten über die Wirbelsäule beschränken sich deshalb auf das Beschreiben der verschiedenen Strukturen der Wirbelsäule.

Die Beschreibung der Form der Wirbelsäule erfolgt meist mit dem Versuch, dieselbe aus der Phylogenese (Stammesgeschichte) heraus zu begründen und daraus dann das «Normale» zu postulieren (vgl. E. Senn). Auf diese Art kann man sehr einfach zeigen, dass durch das Aufrichten des Homo sapiens (= heutiger Mensch) vom Vierfüssler- zum Zweibeinstand (Orthostase) das Becken eine neue Funktion erhalten hat. Es dient nun als Basis, welche die Last des Körpers inklusive der nun frei gewordenen oberen Extremität – zusammen mit der knöchernen Wirbelsäule – balancieren und tragen muss. Durch die physiologische Schiefstellung des Beckens (Neigung nach vorne um 60°) ist die Basis der Wirbelsäule aber äusserst schlecht geraten. Sie zwingt nämlich das Achsenorgan (Wirbelsäule), diese 60° mit einer Lordosierung (Rückwärtsbiegung) zu korrigieren. Zusammen mit der natürlichen Brustwirbelsäulen-Kyphose, die Platz für die inneren Organe (Herz, Lunge, Leber usw.) schaffen muss,

Lokalisation und Häufigkeit von Beschwerden

ist dann die Halswirbelsäule wieder gezwungen, mit einer erneuten Lordose den Kopf aufgerichtet zu halten.

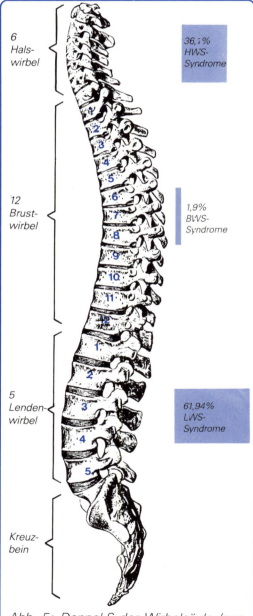

Abb. 5: Doppel-S der Wirbelsäule (aus Sobotta/Becker), sowie Häufigkeit und Lokalisierung von Beschwerden (aus Krämer).

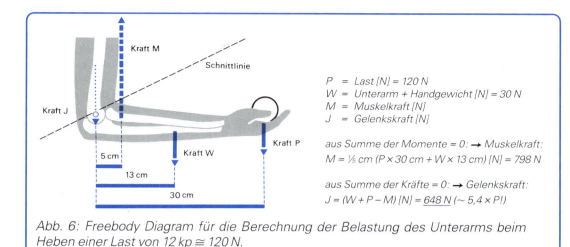

Abb. 6: Freebody Diagram für die Berechnung der Belastung des Unterarms beim Heben einer Last von 12 kp ≅ 120 N.

Innere Belastungen können über Modelle abgeschätzt werden

Dieses so etwas populär phylogenetisch begründete Doppel-S der Wirbelsäule darf aber nicht dazu verleiten, daraus die «optimale» Form der Wirbelsäulenstellung und damit auch eine optimale Sitzposition zu postulieren. Zu viele Details werden dabei verschwiegen, und auch die veränderte Abstützung des Gewichtes beim Sitzen auf den Sitzhöckern führt zu vielerlei neuen Aspekten.

Je nach Herkunft des Autors werden zur phylogenetisch bedingten Grundform der physiologischen Doppel-S-Struktur der Wirbelsäule psychosoziale, pädagogisch-didaktische, antropometrische, trophisch-physiologische oder biomechanische Überlegungen hinzugefügt. Daraus wird dann jeweils versucht, zu einer «begründeten» Sitzphilosophie zu kommen. Aufgrund meiner Herkunft sind natürlich die biomechanischen Überlegungen im Zentrum und auch für die folgenden Aussagen entscheidend. Diese biomechanische Betrachtung des Achsenorgans wurde durch die Beschreibung der sogenannten «Bewegungselemente» erst möglich. Als Bewegungselement versteht man je zwei benachbarte Wirbel mit der dazwischen liegenden Bandscheibe und den dazugehörenden Bändern. Setzt man mehrere solche Bewegungselemente aneinander, so erhält man das Konzept der kinematischen Kette. Dieses Modell erlaubt es, die Wirbelsäule als ein mechanisches System zu beschreiben und daraus nicht nur Vermutungen abzuleiten, sondern auch Berechnungen bezüglich der Belastungen der Wirbelsäule als Ganzes durchzuführen und Abschätzungen der Beanspruchung der direkt betroffenen Strukturen vorzunehmen. Dank ausgeklügelten Messtechniken können solche Berechnungen verifiziert werden.

Grundlage obiger Berechnungen ist das sogenannte Befreiungsprinzip (Freebody Diagram nach Euler und Lagrange). Dieses bedeutet, dass die Belastungen an einem bestimmten Punkt in einem Körper so bestimmt werden können, indem ein gedachter Schnitt durch diese Struktur gelegt wird und der damit abgetrennte Körperteil durch die von diesem ursprünglich erzeugten Kräfte und Momente ersetzt wird. Dies ist am Beispiel Abb. 6 schematisch dargestellt. Der Unterarm vom Ellbogen bis zur Hand mit eingezeichneten Kräften und das durch die Muskulatur erzeugte Drehmoment M ist schematisch dargestellt. Soll nun die Belastung im Ellbogengelenk bestimmt werden, so wird dort ein gedachter Schnitt ausgeführt und anstelle des entfernten Teiles des Körpers (Oberarm, Rumpf usw.) die wirkenden noch unbekannten Kräfte und Drehmomente eingezeichnet. Aufgrund der Gleichgewichtsbedingungen (Summe aller Kräfte = 0, Summe aller Drehmomente = 0) können nun die wirkenden Kräfte und Momente berechnet (Abb. 6 unten) und unter Verwendung der Form und Struktur der Schnittstelle (Topologie des Knochens oder z.B. der Gelenkflächen) daraus die Beanspruchung dieser Strukturen (Knochen, Knorpel, Sehnen usw.) abgeschätzt werden.

Erst das mechanische Verständnis der Entstehung von Belastungen und Beanspruchungen sowie die Kenntnis deren Grössenordnung ergeben dann biomechanisch begründete Aussagen und Hinweise auf «bessere» oder «schlechtere» Sitzpositionen.

2.2 Das Bewegungssegment der Wirbelsäule

Damit sich eine kinematische Kette verbiegen (bewegen) kann, braucht diese Gelenke zwischen den verschiedenen starren Körpern. Im Gegensatz zu den echten Gelenken, bei denen eine Gelenkpfanne und ein Gelenkkopf mit Gelenkspalt existieren, besteht die Verbindung zwischen zwei Wirbeln in einer faserigen Knorpelschicht (Bandscheibe). Diese bildet zusammen mit den Wirbelbogengelenken und den Bändern die Voraussetzung für die Beweglichkeit und auch die Bewegungseinschränkungen der Segmente. Bereits Dempster hatte deshalb von der kleinsten funktionellen Einheit, dem Bewegungssegment der Wirbelsäule, gesprochen. Dieses besteht aus zwei benachbarten Wirbeln mit der dazwischen liegenden Bandscheibe, den Bändern und den Wirbelbogengelenken.

Die Rückenmuskulatur kann aufgeteilt werden in eine innere und eine äussere (globale) Muskulatur. Zur inneren gehören die autochthone Rückenmuskulatur und die tiefen Schichten der Rückenstreckmuskeln, welche die Wirbelsäule formen. Die äussere Muskelstruktur, z.B. die lange Rückenmuskulatur und die M. glutaei (= Gesässmuskeln) zusammen mit den Antagonisten, dem M. rectus abdominus (= gerader Bauchmuskel) und dem M. quadriceps femoris (= vorderer Oberschenkelmuskel), kontrollieren die Basis (Beckenneigung) und das Beugen des Oberkörpers. Die komplexe muskuläre Verspannung der Wirbelsäule erlaubt es, ohne dass sich die Schultern

Abb. 7: Das Bewegungssegment der Wirbelsäule am Beispiel der Brustwirbelsäule (aus Sobotta/Becker).

Die muskuläre Verspannung der Wirbelsäule bestimmt im wesentlichen deren Belastung und Belastbarkeit

Somit kann die Wirbelsäule mechanisch als 24 aneinandergereihte Bewegungssegmente mit je vorgegebenen Bewegungsmöglichkeiten betrachtet werden (s. Abb. 5).

Nimmt man die Rückenmuskulatur dazu, so kann funktionell zwischen einer inneren, mechanischen, passiven Stabilität der Wirbelsäule durch die Bänder und Knochenstrukturen und einer äusseren oder globalen Mechanik (Orthostase) des gesamten Oberkörpers unterschieden werden. Für die Abschätzung der Belastung der Wirbelsäule ist dies deshalb wichtig, weil die Wirbelsäule bereits eine innere Stabilität aufweist; d.h. isoliert senkrecht an der Lendenwirbelsäule gehalten, würde diese nicht brechen. Die Belastung durch das Eigengewicht des Oberkörpers ist aber gross genug, damit die Wirbelsäule einknickt. Deshalb kann ein Bewusstloser sich nicht aufrecht halten. Ein isoliertes, intaktes Bewegungssegment (Lendenwirbelsäule) erträgt z.B. ein Drehmoment von 90 Nm (= Newtonmeter), bis es bricht.

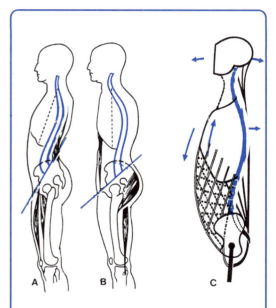

Abb. 8: A + B: Abhängigkeit zwischen Wirbelsäulenform, Beckenstellung und haltungssteuernder Muskulatur. Links: harmonische Haltung. Rechts: Kippung der Beckeneingangsebene mit Abflachung der Lendenlordose infolge Rundrückenbildung bei Adoleszentenkyphose.
C: Muskelverspannung der Wirbelsäule und des Rumpfes beim aufrechtstehenden Menschen (umgezeichnet und ergänzt nach Kummer 1961): «Umgekehrtes Bogen-Sehnen-Prinzip» mit dorsaler Zugverspannung durch den Bandapparat und den M. erector spinae im Hals- und Lendenbereich. Die Muskeln der Bauchwand wirken einerseits als ventrale Zuggurtung, andererseits können sie über den Mechanismus der Bauchpresse zur Unterstützung der Rückenstrecker eingesetzt werden (nach Schenk 1964) (aus Rizzi).

wesentlich verschieben, verschiedene Wirbelsäulenformen (Rundrücken <----> Hohlkreuz) anzunehmen.

> Dazu kommt, dass durch antagonistische muskuläre Verspannung (z.B. bei Fehlhaltungen) die Bewegungssegmente fast willkürlich unter Spannung gesetzt werden können. Das andere Extrem – dass die Wirbelsäule voll in den passiven Bänderstrukturen liegt – führt ebenfalls zu grossen inneren Spannungen (z.B. bei Ermüdung).

2.3 Der Wirbel

Der Wirbel, also das tragende (knöcherne) Element der Wirbelsäule, dient eigentlich dazu, die Länge und damit auch die Hebel für die bewegende Muskulatur zu bieten. Deutlich sind zwei verschiedene Strukturen zu erkennen:

1. die vorderen Strukturen, der eigentliche Wirbelkörper, mit oben und unten je einer knorpeligen Endplatte. Zwischen den Wirbeln liegt die Bandscheibe. Der Wirbelkörper besteht aus sogenannter Spongiosa (schwammartige Knochenstruktur), die typische Strukturen der Knochenbälkchen aufweist (vgl. Abb. 4). Von oben nach unten nehmen die Querschnittsflächen der Wirbelkörper entsprechend dem höheren zu ertragenden Gewicht zu.

2. Die hinteren Strukturen (Wirbelbogen mit Spinalkanal und Wirbelbogengelenken) dienen der Steuerung (Einschränkung) der möglichen Beweglichkeiten der Wirbel gegeneinander. Grundsätzlich haben alle Bewegungssegmente sechs Freiheitsgrade (drei Translation, drei Rotation). Durch die Gelenkflächen werden im Bereich der Hals-, Brust- und Lendenwirbelsäule typische Bewegungseinschränkungen erreicht. Im Bereich der unteren Halswirbelsäule stehen die Flächen der Wirbelbogengelenke 45° zur Transversalebene und parallel zur Frontalebene. Diese Stellung erlaubt Flexion und Extension, Seitwärtsneigung und Rotation der unteren Halswirbelsäule.

Die Gelenkflächen der Brustwirbelsäule sind dagegen 60° gegen die transversale (horizontale) Ebene geneigt und stehen 20° zur Frontalebene. Dies lässt der Brustwir-

Fehlhaltungen erhöhen massiv die Belastung der Wirbelsäule

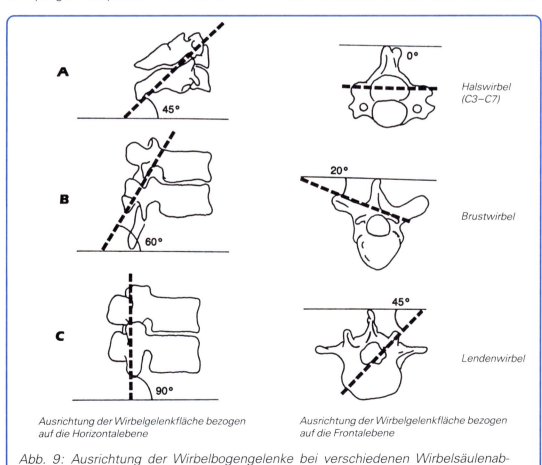

Ausrichtung der Wirbelgelenkfläche bezogen auf die Horizontalebene

Ausrichtung der Wirbelgelenkfläche bezogen auf die Frontalebene

Abb. 9: Ausrichtung der Wirbelbogengelenke bei verschiedenen Wirbelsäulenabschnitten (aus Nordin/Frankel).

Jeder WS-Abschnitt hat seine typischen Einschränkungen in der Beweglichkeit

belsäule die Freiheit der seitlichen Verbiegung, aber nur eine bescheidene Flexions-/Extensionsmöglichkeit, die zusätzlich durch die Konstruktion des Brustkastens mit den Rippen und dem Sternum (= Brustbein) versteift wird. Bei der Lendenwirbelsäule stehen die Wirbelbogengelenksflächen senkrecht zur Transversalebene und 45° gegen die Frontalebene. Dies erlaubt der Lendenwirbelsäule eine gute Flexion/Extension und eine seitliche Neigbarkeit, aber praktisch keine Rotation. Dagegen lassen die Lumbo-Sakralgelenke wieder eine gewisse Rotation in L5/S1 zu. Diese hier grob skizzierten Eigenschaften der Wirbelbogengelenke bestimmen zu einem grossen Teil auch die «Belastung» der übrigen Wirbelsäulenanteile. Die Wirbelbogen können dabei (z. B. bei Hyperextension und starker Rotation) grosse Anteile der Belastung der Zwischenwirbelscheiben übernehmen.

2.4 Die Zwischenwirbelscheibe

Analog zu den Wirbelkörpern muss die Zwischenwirbelscheibe auch Druckbelastungen aufnehmen. Gleichzeitig spielt sie aber die Rolle einer Pseudoarthrose (= unechtes Gelenk, d.h. ohne Gelenkspalt). Dies ist der Ort, wo sich auf deren Kosten zwei Wirbelkörper gegeneinander verschieben, verkippen (= drehen) oder rotieren können (drei Freiheitsgrade der Translation plus drei Freiheitsgrade der Rotation). Bei einer gesunden Wirbelsäule liegt im Normalfall das Rotationszentrum innerhalb der Bandscheibe.

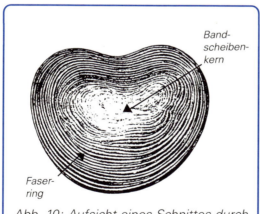

Abb. 10: Aufsicht eines Schnittes durch die Bandscheibe (Zwischenwirbelscheibe) der Lendenwirbelsäule.

Der Aufbau der Zwischenwirbelscheibe (Bandscheibe) muss also so sein, dass diese Struktur sich immer wieder den verschiedenen Formen der «Zwischenräume» zwischen zwei Wirbelkörpern anpassen und gleichzeitig auch Belastungen übernehmen kann. Dies ist nur mit einem «hydrostatischen» System möglich, das entsprechend gebaut ist. Die Zwischenwirbelscheibe besteht aus einem gelatineartigen Kern (nucleus pulposus) in der Mitte und einem formgebenden (volumenhaltenden) kollagenen Faserring (anulus fibrosus) darum herum. Dieser Ring verhindert das Auspressen des nucleus pulposus bei Belastung.

Messungen an Zwischenwirbelscheiben haben gezeigt, dass die Bandscheibe auch in Ruhe unter einem hydrostatischen Druck von etwa 10 N/cm^2 steht. Man geht davon aus, dass der Kapselbandapparat der Wirbelsäule beim Kind langsamer wächst als der Wirbelkörper und die Bandscheibe und letztere somit unter eine elastische Vorspannung gebracht wird. Wird nun die Wirbelsäule belastet, so sorgt die Bandscheibe dafür, dass die Wirbelkörper (Endplatten) durch die hydrostatische Druckverteilung gleichmässig beansprucht werden, auch wenn gleichzeitig die Wirbelsäule noch verbogen wird. Bei Belastung der Wirbelsäule durch Stehen oder Sitzen wird durch Positionsveränderungen die Bandscheibe auf verschiedene Art und Weise belastet (Druck, Biegung und Verdrehung). Flexion und Extension sowie Seitneigungen führen zu Druckbelastungen, Rotationen zu Scherbelastungen.

Die Aufgaben und Fähigkeiten der Zwischenwirbelscheiben werden deshalb in der Literatur auch entsprechend gewürdigt. Hauptaufgabe ist letztlich die optimale Kraftübertragung entlang der Wirbelsäule, ohne dass es dabei zu lokalen Überlastungen der empfindlicheren Wirbelkörper kommt (vgl. 2.7 Belastungsgrenzen sowie U. Schlumpf [Scheuermann]). Trotzdem ist bei axialer Belastung der Wirbelsäule ein innerer Druck von etwa 1,5mal der axialen äusseren Beanspruchung zu finden. Bei der Lendenwirbelsäule erhält man sogar bis das Fünffache der axialen Belastung.

Durch die viskoelastische Natur der Zwischenwirbelscheibe kann diese aber bei hochdynamischen Belastungsspitzen kaum als Dämpfungselement wirken. Dies wird leider in der (sport-)medizinischen Literatur oft verkannt. Solche Dämpfungsmechanismen kann in diesem Fall nur noch die Gesamtwirbelsäule mit ihrer Doppel-S-Form (vgl. Kapitel 3) übernehmen.

Dadurch, dass die Bandscheibe mit den knöchernen (hyalinen) Endplatten der Wirbelkörper fest verwachsen ist, unterstützen diese die Eigensteifigkeit der Wirbelsäule zusammen mit den Wirbelbogengelenken.

Wird die Zwischenwirbelscheibe unter statischen Druck (Kompression) gesetzt, so wird die Gewebeflüssigkeit ausgepresst, und der Diskus wird dünner. Dies führt indirekt zu einer Veränderung der mechanischen Eigenschaften des Bewegungssegmentes, da dadurch die Distanz zwischen den Wirbelkörpern verkleinert und damit die Beweglichkeit in den Wirbelbogengelenken reduziert wird.

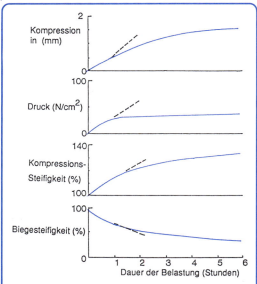

Abb. 11: Kompression der Bandscheibe unter statischem Druck und damit verbundene mechanische Veränderungen des Bewegungssegmentes (nach M.A. Adams et al.).

2.5 Der Bandapparat

Das passive Element des Bewegungssegmentes ist aber nicht vollständig beschrieben ohne Berücksichtigung des Kapselbandapparates. Von besonderer Bedeutung sind die ventralen (= vorderen) Bänder (Lig. longitudinale anterius), die bei Dorsalextension (Hyperextension) der Wirbelsäule (= Rückwärtsbiegen) eine Zuggurtung erzeugen, was eine entsprechende passive Stabilität ergibt. Dorsal (= hinten) liegen das Lig. longitudinale posterius, das Lig. flavum sowie die Lig. transversale und Lig. supraspinale. Ihre Aufgabe ist unter anderem, bei Flexion, aber natürlich auch bei Seitwärtsneigungen und Rotationen der Wirbelsäule eine entsprechende innere Stabilität zu geben (Abb. 7).

Durch diese Zuggurtung der Bänder – bei Lordosierung der Wirbelsäule auf der ventralen (vorderen) Seite, bei Kyphosierung auf der dorsalen Seite – wird das Biegemoment in Druckbeanspruchungen der Wirbelkörper und der Bandscheiben umgesetzt. Alleine diese Formveränderung führt zu einem entsprechend erhöhten Druck in der Bandscheibe und bei der Lordosierung zu einer Belastung der Wirbelbogengelenke.

2.6 Zur Trophik der Strukturen der Wirbelsäule

Ein wichtiger Aspekt bei der Betrachtung der Pathomechanik (= krankmachenden mechanischen Aspekte) der Wirbelsäule ist die Ernährungssituation (Trophik) der verschiedenen belasteten Strukturen. Die Knochen, der Kapselbandapparat sowie die Muskulatur und die Sehnen werden vaskulär (= über das Blut) versorgt und damit genügend ernährt. Anders ist es bei der Bandscheibe. Analog zum hyalinen Knorpel in den Gelenken wird etwa ab dem zweiten Lebensjahr die Bandscheibe nur noch über die Gewebeflüssigkeiten ernährt. Das Gewebe ist sogenannt bradytroph (= kapillarfreies Gewebe mit verlangsamtem Stoffwechsel) und entsprechend abhängig von dem Stoffaustausch über die Gewebeflüssigkeit.

Die Bandscheibe lebt von der Bewegung

Wird nun die Wirbelsäule lange statisch – z.B. beim Stehen oder beim Sitzen – belastet, so wird durch den Druck die Flüssigkeit (Wasser und damit die Nährlösung) aus der Bandscheibe ausgepresst. Dieser Effekt ist am einfachsten anhand einer Längenmessung am Morgen und am Abend zu überprüfen, wobei man feststellt, dass die Körpergrösse u.a. bedingt durch diesen Effekt am Abend rund 20 mm kleiner ist als am Morgen, wenn die Wirbelsäule ausgeruht aus dem Bett kommt (vgl. 2.4 und Abb. 11). Sobald eine statische Belastung aufgehoben wird oder sich die Position verändert (Krümmung der Wirbelsäule) und damit der dadurch erzeugte hydrostatische Druck entsprechend verkleinert wird, nimmt die Zwischenwirbelscheibe die Flüssigkeit wieder aus der Umgebung auf. **Gerade dieser, durch Wechselbelastung (Walkung) erhöhte, die Osmose unterstützende Flüssigkeitsaustausch ist das wesentliche Element in der Ernährung der Zwischenwirbelscheibe.** Bei schlechter Ernährung verliert die Bandscheibe ihre Elastizität und ist deshalb weniger widerstandsfähig und entsprechend bei Belastung gefährdet. Risse können sich bilden, vor allem wenn ruckartige Belastungen nach längerer statischer Vorbelastung auftreten.

Die statische Belastung erniedrigt die Belastbarkeit und die Beweglichkeit der Wirbelsäule

2.7 Belastungsgrenzen

Sitzen an und für sich ist keine gefährliche Belastung – lange statisch sitzen kann aber auf die Dauer zu degenerativen Veränderungen führen

Wie einleitend gesagt, sind die Belastungen im inneren der Gewebe und damit die Beanspruchungen (Zug- und Druckspannungen) entscheidend, ob eine Struktur Schaden nimmt oder nicht. Aufgrund äusserer Messungen auf diese inneren Beanspruchungen zu schliessen, ist aber nicht einfach. Sind die Beanspruchungen jedoch wie in unserem Fall zum Teil für verschiedene Sitzhaltungen bekannt, so können diese mit bekannten Beanspruchungsgrenzen der verschiedenen Gewebe verglichen werden.

Belastungsgrenzen sind individuell und nicht allgemein gültig

Dabei ist zu bedenken, dass nach dem Wolffschen Gesetz sich alle Gewebe den Beanspruchungen in gewissen Zeiträumen anpassen können, solange die (Trainings-) Reize in physiologischen Grenzen bleiben. Dies bedeutet aber auch, dass solche Belastungsgrenzen durch Anpassungserscheinungen (Muskelvolumen, Knochendichte und -dicke, Knochenstruktur, Knorpeldicke usw.) individuelle Grössen sind. Entsprechend sind die daraus resultierenden Belastungsgrenzen der Gewebe auch sehr verschieden.

Der Vergleich der geschätzten Belastungen auf die Lendenwirbelsäule bei verschiedenen Fortbewegungsarten zu denjenigen beim Sitzen ergibt, dass die Belastungen beim Sitzen – isoliert betrachtet – praktisch unabhängig von der Wirbelsäulenstellung keine Probleme darstellen. **Anders sieht es dagegen aus, wenn diese relativ kleinen Belastungen über Stunden wirken** (vgl. 2.6 Trophik). Nebst trophischen Problemen können durch einseitige wiederkehrende Belastungen des passiven Bewegungsapparates plastische und degenerative Veränderungen provoziert werden (vgl. U. Schlumpf). Dieser Aspekt wird in Kapitel 4 noch einmal aufgegriffen werden.

Tab. 2: Abgeschätzte Belastung der Lendenwirbelsäule aus Beschleunigungsmessungen in verschiedenen Sportarten (m = 80 kg, F = Kraft, g = Beschleunigung).

Sportarten	(g)	F[N]
Gehen	2	785
Laufen	3	1180
Skifahren	5	1960
Reiten	8	3140
Motocross	8,5	3335
Kunstturnen	24	9420

Messungen am toten Material ergeben aber doch grobe Richtwerte (Grössenordnung)

Tab. 1: Belastungsgrenzen (statisch) der Wirbelsäule (Wirbelkörper und Bandscheibe), Mittelwerte der Bruch- oder Rissgrenzen für rund 30jährige (o = oben, u = unten, m = Mitte) und der Gelenkknorpel (nach Yamada, 1970).

Wo	←Wirbelkörper→			←Bandscheibe→		Belastungsart
	N	N/mm²	A[mm²]	N	N/mm²	
HWS	1140	3,5	326	1050	3,3	
BWS o.	1730	3,7	432	1420	2,4	
BWS u.	3360	3,8	870	2910	2,6	Zug
LWS	4640	4,0	1088	3940	3,0	
Knorpel		4,2				
HWS	3200	9,8	326	3200	10,8	
BWS o.	3700	8,8	432	4500	10,2	
BWS m.	4310	7,8	556	bis	bis	
BWS u.	6440	7,3	870	11500	10,8	Druck
LWS	7300	6,4	1088	15000	11,2	
Knorpel (hyalin, Gelenk)			300	2880	9,6	

3. Statik und Dynamik der Wirbelsäule beim Sitzen

3.1 Statik

Analog zu den Aussagen in 2.1 und 2.2 müsste hier wieder die innere Statik (d. h. die inneren Spannungen, die durch die Verkrümmung der Wirbelsäule entstehen) und die äussere, die durch die Körperhaltung (z. B. vorgebeugter Oberkörper) getrennt betrachtet werden. Bezüglich innerer Statik können wir aufgrund des früher Gesagten überlegen, wie der intradiscale Druck durch die Form der Wirbelsäule – unabhängig von der «Last» des Oberkörpers – minimiert werden kann. Verschiedene Untersuchungen zeigen, dass durch «Verbiegen» der Wirbelsäule aus der physiologischen Form heraus automatisch durch die ligamentäre Verspannung (vor allem bei Kyphosierung) die Zwischenwirbelscheibe unter höheren Druck gesetzt wird. Bei der Lordosierung wird im Prinzip ein Teil des durch die ventralen Bänder erzeugten Hebeldruckes auf die Zwischenwirbelgelenke übertragen (etwa ⅓) und der Rest von den Bandscheiben übernommen.

Beim aufrechten Stehen hat Nachemson (1970) in vivo einen mittleren Druck von etwa $0,5 \, N/mm^2$ gemessen, bei geradem Sitzen einen Druck von etwa $0,8 \, N/mm^2$. Allein durch Beugen um etwa 30° ist rund eine Verdoppelung des Druckes in den Zwischenwirbelscheiben zu erwarten. Im Rahmen der physiologischen Verbiegbarkeit der Wirbelsäule ist anzunehmen, dass diese Druckerhöhung durch Verbiegung an und für sich für die Bandscheibe kein Problem darstellt.

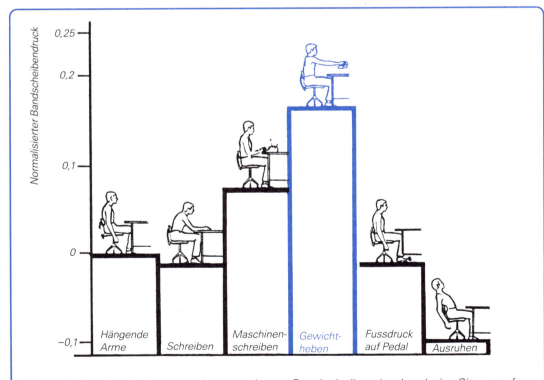

Hohe Belastungen werden erzeugt, wenn Lasten weit weg vom Körper getragen werden

Abb. 12: Durchschnittswerte des normierten Bandscheibendruckes beim Sitzen auf einem Bürostuhl in üblichen Rückenhaltungen und mit Rückenunterstützungen in Höhe von L 4/5. Der nicht normierte Bandscheibendruck betrug in der Bezugsposition $0,47 \, MPa \, (\cong 0,5 \, N/mm^2)$ (nach Andersson et al., aus Junghanns).

Stets beachten – Das Heben von Lasten nahe am Körper

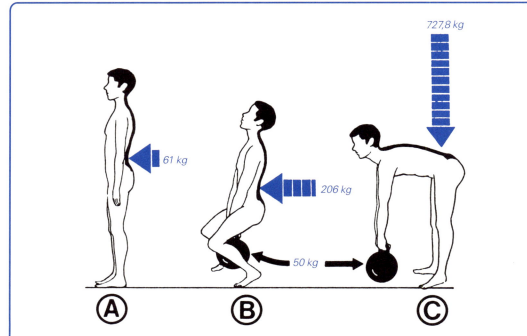

Abb. 13: Lasteinfluss auf den Lenden-Kreuzbein-Übergang bei aufrechter Haltung durch das Kopf-Rumpf-Gewicht (A), beim Heben von 50 kg mit gebeugten Knien und gestrecktem Rücken (B), bei flachem Heben aus Vorbeuge mit gestreckten Beinen (C) (aus Junghanns).

Haltung und Belastung

Viel wesentlicher sind die durch die Sitzhaltung erzeugten äusseren Drehmomente. Das Schwerelot der Restmasse des Oberkörpers mit den Armen und dem Kopf kann relativ zum Drehpunkt des jeweils betrachteten Bewegungssegmentes grosse Hebel erzeugen. Sieht man von der für die statische Sitzhaltung unbedeutenden «Bauchpresse», die einen inneren Gegendruck erzeugen kann, ab, so kann man nach dem Freebody Diagram (vgl. 2.1) die Belastung der entsprechenden Wirbelsäulenabschnitte abschätzen. Solche Berechnungen stimmen recht gut mit den in vivo gemessenen intradiscalen Druckwerten überein.

Die daraus resultierende Konsequenz ist, analog zum Heben von Lasten, dass je näher sich die Belastung beim Achsenorgan befindet, desto kleiner die entsprechende Belastung des Bewegungssegmentes wird. Betrachtet man dabei die Lendenwirbelsäule, so findet man bei geradem Stehen (ausser beim Liegen auf dem Rücken) die kleinsten Werte, da das Schwerelot des Oberkörpers praktisch durch oder unmittelbar vor dem Wirbelkörper L5 und durch die Hüftgelenkköpfe geht.

Bei der Brustwirbelsäule ist – bedingt durch die «starre» Kastenbauweise des Brustraumes – das Schwerelot weiter von der Wirbelsäule entfernt (z. B. beim 7. Brustwirbel). **Die Brustwirbelsäule kann somit beim Sitzen praktisch nur durch eine Rückwärtskippung der Stuhllehnen entlastet werden.** Ebenfalls führt eine nach vorne gekippte Kopfhaltung zu enormen Hebeln bezüglich Halswirbelsäule und damit zu hohen Beanspruchungen der passiven Strukturen der Bewegungssegmente sowie zu einer Ermüdung und daraus folgenden Verspannung der Muskulatur (Kopfweh!).

3.2 Haltungsprobleme

Will man nun aus diesen einfachen, aber doch wesentlichen statischen «Hebelgesetz»-Überlegungen zu einer guten Sitzhaltung kommen, so wird dies schwierig. Wie in 2.1 besprochen, besitzt die Wirbelsäule eine innere, formgebende Statik über die autochtone Rückenmuskulatur und die ligamentäre Verspannung. **Anzustreben wären gemäss 3.1 eine Beckenhaltung und eine Wirbelsäulenform, die möglichst gerade über dem Becken, nahe beim Schwerelot des Oberkörper-Kopf-Arm-Traktes liegt.** Eine solche gerade Säule erzeugt aber andererseits durch Wegbiegen aus der physiologischen Doppel-S-Form unnötige (wenn auch kleine) statische Druckbelastungen der Zwischenwirbelscheiben und Wirbelgelenke.

Betrachtet man nun spezifisch die Lendenwirbelsäule, **so werden nur dann mög-**

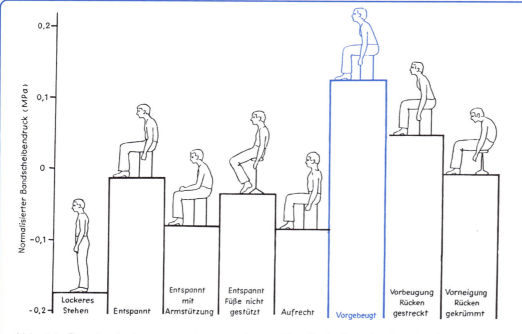

Vorbeugen und Rückbeugen der Wirbelsäule ohne Stützen ergeben grosse Belastungen in den Bandscheiben

Abb. 14: Durchschnittswerte des normierten Bandscheibendruckes im Stehen und beim Sitzen ohne Rückenunterstützung. Der nicht normierte Bandscheibendruck beträgt in der Bezugsposition 0,51 MPa ($\cong$ 0,5 N/mm^2) (nach Andersson 1975, aus Junghanns.)

lichst kleine «äussere» Drehmomente erzeugt, wenn das Schwerelot gerade über dem L5/S1-Übergang sitzt. Dies bedeutet aber, dass primär der Arbeitsabstand für Lesen und Schreiben in Sitzhaltung so gewählt werden muss, dass die Schultern sich im richtigen Arbeits- und Sehabstand zum Pult befinden. Der Oberkörper (Schultern) soll sich dabei in etwa senkrecht über der erwähnten L5/S1-Position befinden. **Die Arbeitshöhe des Pultes sowie die Neigung der Arbeitsfläche muss so gewählt werden, dass der Kopf gerade auf den Schultern stehen kann**, um Drehmomente durch Vorkippen des Kopfes vermeiden zu können.

Sind obige Bedingungen erfüllt, bleibt noch die Frage nach der Beckenkippung. Bezüglich der Lendenwirbelsäule und der dazugehörigen Hebel des Schwerelots des Oberkörpers haben eigene Untersuchungen (gemessen mit einer Kraftmessplatte und über ein Modell umgerechnet) gezeigt, dass sich das Schwerelot bei gleichbleibender Arm- und Schulterposition etwa parallel mit der Position L5 vor-/rückwärts verschiebt. Dies bedeutet, dass der Hebel zwischen Schwerelot des Oberkörpers und Drehpunkt in L5 in etwa gleichbleibt und somit die Belastung in der Lendenwirbelsäule durch diese Massnahme nicht wesentlich verändert werden kann. Dies zeigt, dass das Hauptargument für die **statische, optimale Haltung sich im wesentlichen nach der individuellen physiologischen Wirbelsäulenkrümmung richten sollte, was durch eine entsprechende Beckenkippung beeinflusst werden kann.** Diese zeigt aber eine grosse interindividuelle Variabilität, so dass es ausser bei extremen Fehlhaltungen fraglich ist, ob es sinnvoll ist, diese mit konstruktiven Massnahmen beeinflussen zu wollen.

Arbeitshöhe und Neigung der Arbeitsfläche (= Arbeitsabstand) sind entscheidend

3.3 Dynamik des Sitzens

Dieser Titel scheint vorerst ein Widerspruch zu sein, handelt es sich doch beim «aufmerksamen» Sitzen in der Schule um eine anerzogene, **statische** Angelegenheit. Diese Betrachtungsweise muss aber aufgrund des bisher Gesagten klar in Frage gestellt werden, lassen sich doch alleine **aus den statischen Belastungen** auch bei «krummen» Rücken keine primär schädlichen Wirkungen bezüglich Überschreiten der Belastungs- resp. Beanspruchungsgrenzen ableiten.

«Dynamisches Sitzen» ist gefordert

Was bleibt, sind alleine die trophischen Aspekte der Bandscheibe und die einseitigen tonischen (= Haltungs-)Belastungen (Fehlhaltungen), welche zu Kontrakturen (muskuläre Dysbalance) und zu entsprechenden Verkrümmungen der

Die Eltern und die Lehrer als Vorbild und Berater

wachsenden, plastisch deformierbaren Struktur der Wirbelsäule (Adoleszenz-Kyphose, sog. Lehrlingsrücken) führen können.

Was es also braucht, sind primär genügend Freiraum bei gut angepasster Sitzhöhe, Arbeitsdistanz und Arbeitsfläche, so dass die Wirbelsäule möglichst vielfältig geformt und verändert werden kann. Dies, damit einerseits keine monotone statische Belastung auf das bradytrophe Gewebe (= Bandscheibe) trifft und andererseits keine fixierten Fehlhaltungen («krummer Rücken») resultieren. Erst in zweiter Linie sollten Hilfsmittel, wie Stützen und keilförmige Kissen, oder physiologisch geformte Unterlagen (Vertiefungen in der Sitzfläche) eingesetzt werden, da diese die Dynamik von Sitzvariationen einschränken. **Beobachtungen oder wiederholte Aufmunterungen des Lehrers, «gerade» (d.h. muskulär kontrolliert) zu sitzen, scheinen mir hier die wesentlicheren Faktoren zu sein.**

Durch die vorhandene muskuläre Instabilität der physiologischen Doppel-S-Form der Wirbelsäule und der damit notwendigen Veränderung der Sitzposition (Ermüdung) wird die Muskulatur (Halteapparat) dauernd gefordert und somit auch symmetrisch trainiert. **Dies verhindert Dysbalancen und fördert das trophisch erwünschte «unruhige» dynamische Sitzen mit ständigen Positionswechseln.**

4. Konsequenzen für den Schulunterricht

4.1 Sitzhaltung

Zusammenfassend aus den statischen Überlegungen muss gefordert werden, dass **der Oberkörper möglichst zentriert über der Lendenwirbelsäule (L5) positioniert ist** und dass bei normaler Lese- und Schreibarbeit der Kopf **nicht** nach vorne geneigt werden sollte. **Mit der richtigen Positionierung der Schultern (Arbeitsabstand) und dem Sicherstellen, dass der Kopf nicht nach vorne gekippt werden muss (angepasste Arbeitsfläche), sind die wesentlichen Forderungen der Statik erfüllt.**

Aus den trophischen Überlegungen muss gefordert werden dass ein Freiraum für variable Rückenwölbungen (rund um die physiologische Doppel-S-Form) vorhanden sein muss, damit keine zu langen und monotonen (statischen) Belastungen der Bandscheiben auftreten (Ernährung!).

Die notwendige Haltemuskulatur zur Stabilisierung dieser Doppel-S-Form wird dadurch permanent gefordert und gefördert.

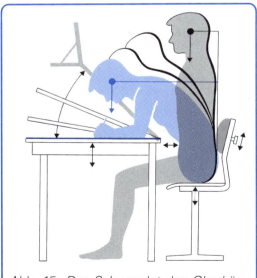

Abb. 15: Das Schwerelot des Oberkörpers soll sich senkrecht über dem L5/S1-Übergang befinden.

4.2 Sitzmöbel

Weniger ist mehr! Diese Aussage gilt bestimmt auch hier. Gut gemeinte **Stützen und Kissen schränken den notwendigen Freiraum** für den Oberschenkel-Becken-Lendenwirbelsäulen-Bereich unnötig ein und verhindern ein natürliches Umlagern innerhalb der verschiedenen Sitzpositionen. **Wichtiger ist die einfache individuelle Anpassung an Körpergrösse** bezüglich Unterschenkel-/Oberschenkellänge (Sitzfläche) **und Sitzhöhe** (Distanz Sitzbein–Schultern) **sowie Arbeitsdistanz und -höhe** (Schultern/Kopf–Pult) **und der Arbeitsfläche** (Neigung).

4.3 Ausgleich zum Sitzen

Sitzen, Nachsitzen, Sitzenbleiben und sog. diszipliniertes, ruhiges Sitzen sind bezüglich Belastung der Wirbelsäule an und für sich schlecht. Es beansprucht den aktiven als auch den passiven Bewegungsapparat einseitig und statisch. **Es muss deshalb auch aus biomechanischer Sicht die Forderung nach möglichst viel Ausgleich zum «statischen» Sitzen gestellt werden.**

Vermeiden von statischen und monotonen Sitzgewohnheiten

Sitzen ist, wie einleitend gesagt, in unserer Kultur ein Ausdruck von «aufmerksam und versammelt» sein. Etwas «absitzen» hat aber auch die Bedeutung von Bestrafung. Die Schule sollte eigentlich nicht bestrafen, sondern den Schüler sowohl physisch als auch psychisch fördern und ihm somit etwas fürs Leben beibringen. **Vielleicht sollte deshalb nicht nur der Schüler seine (Ab-)Sitzgewohnheiten ändern, sondern unsere Kultur (hier die Schule) sich so verändern, dass der Unterricht zum dynamischen Erlebnis wird, damit nebst der Psyche auch das Soma für das Leben «gebildet» wird.**

Sitzhilfen? Weniger ist oft mehr

Dank: Frau Rita Achermann möchte ich für die Literatur-Recherche und Herrn Roland Müller für die Durchsicht des Manuskriptes herzlich danken.

5. Literatur

5.1 Verwendete Literatur

Ashton-Miller, J. A./Schultz, A. B.: *Biomechanics of the Human Spine and Trunk*, Exerc.-Sport-Sci. Rev, 16, 169–204, 1988.

Bergmark, A.: *Stability of the Lumbar Spine, A Study in Mechanical Engineering*, Acta Orthop. Scand., Suppl. 230, 60, 1–54, 1989.

Corlett, N./Wilson, J./Manenica, I., Editors: *The Ergonomics of Working Postures, Models, Methods and Cases*, Taylor & Francis, London, 1986.

Chaffin, D. B./Andersson, G. B. J.: *Occupational Biomechanics*, sec. edition, J. Wiley & Sons, Inc., New York, 1991.

Farfan, H. F.: *Biomechanik der Lendenwirbelsäule*, in: Die Wirbelsäule in Forschung und Praxis, Hrsg. H. Junghans, Band 80, Hippokrates Verlag, Stuttgart, 1979.

Grandjean, E.:, *Physiologische Arbeitsgestaltung, Leitfaden der Ergonomie*, Ott Verlag Thun, 1979.

Junghanns, H.: *Die Wirbelsäule unter den Einflüssen des täglichen Lebens, der Freizeit, des Sportes*, in: Die Wirbelsäule in Forschung und Praxis, Hrsg. H. Junghans, Band 100, Hippokrates Verlag, Stuttgart, 1986.

Krämer, J.: *Biomechanische Veränderungen im lumbalen Bewegungssegment*, in: Die Wirbelsäule in Forschung und Praxis, Band 58, Hippokrates Verlag, Stuttgart, 1973.

Nordin, M./Frankel, V. H.: *Basic Biomechanics of the Musculoskeletal System*, sec. Edition, Lea & Febiger, Malvern, Pennsylvania, 1989.

Sobotta, J./Becher, H.: *Atlas der Anatomie des Menschen*, Band 1, Urban & Schwarz, München, 1972.

Stüssi, E.: *Biomechanik im Sport*, Schweizerische Rundschau für Medizin, Praxis, 78, 11, 299–307, 1989.

Stüssi, E./Stalder, H./Casez, J.-P./Jäger, P.-H.: *Assessing Bone Quality Using Sonic Wave Propagation*, Report on the Project COMAC BME II.2.6 (Monitoring of Fracture Healing), eds. G. van der Perre, G. Lowet, A. Borgwardt Christensen, K. U. Leuven, 1991.

Töndury, G.: *Angewandte und topographische Anatomie*, Georg Thieme Verlag, Stuttgart, New York, 5. Auflage, 1981.

Von Lanz, T./Wachsmuth, W.: *Praktische Anatomie, Zweiter Band, Siebter Teil, Rücken*, Springer Verlag, Berlin, 1982.

5.2 Weiterführende Literatur

5.2.1 Allgemeine Artikel:

Pförringer, W./Rosemeyer, B./Segesser, B./Suckert, R.: *Wirbelsäule – Kopf – Rumpf*, Kongressbericht des Deutsch-Österreichisch-Schweizerischen Kongresses für Sporttraumatologie, im III. Münchner Kongress für sportartspezifische Verletzungen und Schäden, München, 1985.

Wirbelsäule und Sport, *Schweizerische Zeitschrift für Sportmedizin*, Paul Haupt Verlag, Bern, 31, 4, 1983.

Fisk, J. W. et al.: *Scheuermann's disease: Clinical and radiological survey of 17 and 18 year olds*, Am. J. of Physical Medicine, 63, 1, 18, 1984.

Dvorak, J. et al.: *Functional radiographic diagnosis of the lumbar spine: flexion-extension and lateral bending*, Spine, 16, 5, 562, 1991.

Swaerd, L. et al.: *Disc degeneration and associated abnormalities of the spine in elite gymnasts: A magnetic Resonance imaging study*, Spine, 16, 4, 437, 1991.

Soukka, A. et al.: *Leg-length inequality in people of working age: the asscciation between mild inequality and low-back pain is questionable*, Spine, 16, 4, 429, 1991.

5.2.2 Bandscheiben

Adams M. A., D'Lan P. et al: *Diurnal changes in spinal mechanics and their clinical significance*, The Journal of Bone and Joint Surgery, 72B, 2, 266–270, 1990.

Adams M. A., Hutton W. C.: *The effect of posture on the fluid content of lumbar intervertebral discs*, Spine, 8, 6, 665, 1983.

Andersson G. B. J., Oertengren R., Nachemson A.: *Intra-diskal pressure, intra-abdominal pressure and myoelectric back muscle activity related to posture and loading*, Clinical Orthopaedics, 129, 156–163, 1977.

Jensen G. M.: *Biomechanics of the lumbar intervertebral disk: A review*, Physical Therapie, 60, 6, 765773, 1980.

Oertengren R., Andersson G. J., Nachemson A. L.: *Studies of relationships between lumbar disc pressure, myoelectric back muscle activity, and intra-abdominal (intragastric) pressure*, Spine, 6, 1, 89103, 1981.

Koeller W. et al.: *Das Verformungsverhalten von lumbalen menschlichen Zwischenwirbelscheiben unter lang-einwirkender axialer dynamischer Druckkraft* Z. Orthop. 119, 206–216, 1981.

Broberg K. B.: *On the mechanical behaviour*

of intervertebral discs, Spine, 8, 2, 151, 1983.

Quinnel R. C. et al.: *Observations of pressures within normal discs in the lumbar spine*, Spine, 8, 2, 1983.

Hiroshi et al.: *Water diffusion pathway, swelling pressure, and biomechanical properties of the intervertebral disc during compression load*, Spine, 14, 11, 1234, 1989.

Castagnera L. et al.: *Study of correlation between intradiscal pressure and magnetic resonance imaging data in evaluation of disc degeneration*, Spine, 16, 3, 348, 1991.

Bernicks S., Walker J. M.: *Age changes to the anulus fibrosus in human intervertebral discs*, Spine, 16, 5, 520, 1990.

Potvin J. R., Norman R. W., McGill S. M.: *Reduction in anterior shear forces on the L4/L5 disc by the lumbar musculature*, Clinical Biomechanics, 6, 88–96, 1990.

Rao A. A., Dumas, G. A.: *Influence of meterial properties on the mechanical behaviour of the L5/S1 intervertebral disc in compression: a nonlinear finite element study*, J. Biomed. Eng., 13, 139, 1991.

5.2.3 Muskeln, Knochen

Soderberg G., DOS: A. L. W. F.: *Electromyographic study of three parts of three of the gluteus medius muscle during functional activities*, Physical Therapie, 58, 6, 691, 1978.

Langrana N., Lee C. K.: *Isokinetic evaluation of trunk muscles*, Spine, 9, 2, 171, 1984.

Stokes I., Aberty J. M.: *Influence of the hamstring muscles on lumbar spine curvatue in sitting*, Spine, 5, 6, 525, 1980.

Pineau J. C., Mollard R., Ignazi G.: *Etude analytique de la corbure externe du rachis a partir de mesures biostéréométriques sur le vivant*, Cahiers d'Anthropologie et Biométrie Humaine (Paris), I, 3, 1–17, 1983.

Sherman R. A.: *Relationships between strength of low back muscle contraction and reported intensity of chronic low back pain*, Am. Journ. of Physical Medicine, 64, 4, 190, 1985.

Miller D. J.: *Comparison of electromyographic activity in the lumbar paraspinal muscles of subjects with and without chronic low back pain*, Physical Therapy, 65, 9, 1347, 1985.

Roy S. H., De Luca, C. J. et al.: *Lumbar muscle fatigue and chronic lower back pain*, Spine, 14, 9, 992, 1988.

Wolf L. B. et al.: *Quantitative analysis of surface and percutaneous electromyographic activity in lumbar erector spinae of normal young women*, Spine, 16, 2, 155, 1991.

Ahern D. et al.: *Correlation of chronic lowback pain behavior and muscle function examination of the flexion-relaxation response*, Spine, 15, 2, 92, 1990.

Shea M. et al.: *Variations of stiffness and strength along the human cervical spine*, J. Biomechanics, 24, 2, 95-1–7, 1991.

Swartz D. E. et al.: *Physical and mechanical properties of calf lumbosacral trabecular Bone*, J. Biomechanics, 24, 11, 1059–1068, 1991.

Halpern A. A., Bleck E. E.: *Sit-Up Exercisees: An electromyographic study*, Clinical Orthopaedics and Related Research, 145, 172, 1979.

Mouton L. J. et al.: *Influence of posture on the relation between surface electromyogram amplitude and back muscle moment; consequences for the use of surface electromyogram to measure back load*, Clinical Biomechanics, 6, 245–251, 1991.

5.2.4 Haltung

Akerblom B.: *Anatomische und physiologische Grundlagen zur Gestaltung von Sitzen*, Ergonomics, 12, 2, 120–131, 1969.

Floyd W. F. et al.: *Anthropometric and physiological considerations in school, office and factory seating*, Ergonomics, 12, 2, 132–139, 1969.

Schoberth H.: *Die Wirbelsäule von Schulkindern – Orthopädische Forderungen an Schulsitze*, Ergonomics, 12, 2, 212–225, 1969.

Burandt U., Grandjean E.: *Untersuchungen über das Sitzverhalten von Büroangestellten und über die Auswirkungen verschiedenartiger Sitzprofile*, Ergonomics, 12, 2, 338–347, 1969.

Burandt U.: *Röntgenuntersuchung über die Stellung von Becken und Wirbelsäule beim Sitzen auf vorgeneigten Flächen*, Ergonomics, 12, 2, 356–364, 1969.

Rosemeyer B.: *Die aufrechten Körperhaltungen des Menschen: Eine vergleichende Untersuchung*, Z. Orthop., 112, 152–159, 1974.

Andersson B. J. G. et al.: *On myoelectric back muscle activity and lumbar disc pressure in sitting postures*, Scand J Rehab Med, 1–63, 1974.

Andersson B. J. G., Oertengren R.: *Lumbar disc pressure and myolectric back muscle activity during sitting*, Scand J Rehab, 6, 115–121, 1974.

Mandal, A. C.: *Work-chair with tilting seat*, Ergonomics, 19, 2, 157–164, 1976.

Guha, S. K.: *Body movements and muscle activity in sitting cross-legged*, Ergonomics, 22, 10, 1115–1124, 1979.

Adams M. A., Hutton W. C.: *The effect of posture on the role of the apophysial joints in resisting intervertebral compressive forces*, JBJS, 62–B, 3, 358, 1980.

Grandjean E.: *Wie bringt man das Sitzen zum Sitzen?* Der Physiotherapeut, 3, 3–12, 1982.

Andersson G. B. J., Oertengren N., Nachemson A.: *Disc pressure measurements when rising and sitting down on a chair*, Eng in Med, 11, 4, 189, 1982.

Kumar S., Davis P. R.: *Spinal loading in static and dynamic postures: EMG and intra-abdominal pressure study*, Ergonomics, 26, 9, 913–922, 1983.

Eklund J. A. E., Corlett E. N.: *A method for measuring the load imposed on the back of a sitting person*, Ergonomics, 26, 11, 1063–1076, 1983.

Corlett E. N., Eklund J. A. E.: *How does a backrest work*, App. Ergonomics, 15, 2, 111–114, 1984.

Decker K.: *Mensch und Stuhl – Lendenwirbel- und Beckenaufnahmen im Sitzen*, Radiologe, 24, 133–138, 1984.

Bendix T. et al.: *Trunk posture and trapezius muscle load while working in standing, supported-standing, and sitting positions*, Spine, 10, 5, 433, 1985.

Bendix T. et al.: *Trunk posture and load on the trapezius muscle whilst sitting at sloping desks*, Ergonomics, 27, 8, 873–882, 1984.

Boudrifa H., Davies B. T.: *The effect of backrest inclination, lumbar support and thoracic support on the intra-abdominal pressure while lifting*, Ergonomics, 27, 4, 379–387, 1984.

Brunswic M.: *Ergonomics of seat design*, Physiotherapie, 70, 2, 40, 1984.

Adams M. A., Hutton W. C.: *The effect of posture on the lumbar spine*, JBJS, 67–B, 4, 625, 1985.

Dolan P. et al.: *Commonly adopted postures and their effect on the lumbar spine*, Spine, 13, 2, 197, 1988.

Bendix T. et al.: *Biomechanics of forward-reaching movements while sitting on fixed forward- or backward inclining or tiltable seats*, Spine, 13, 2, 193, 1988.

Panjabi M. et al.: *How does posture affect coupling in the lumbar spine*, Spine, 14, 9, 1003, 1989.

5.2.5 Biomechanische Modelle

Myers B. S. et al.: *The viscoelastic responses of the human cervical spine in torsion: experimental limitations of quasi-linear theory, and a method for reducing these Effects*, J. Biomech, 24, 9, 811–817, 1991.

Snijders C. J. et al.: *Biomechanical Model for the analysis of the cervical spine in static posture*, J. Biomechanics, 24, 9, 783–792, 1991.

Noltel P., Pingel T. H.: *Ein ebenes nichtlineares Modell der menschlichen Wirbelsäule*, Biomed. Technik, 36, 298–304, 1991.

Orne D., Liu Y. K.: *A mathematical model of spinal response to impact*, J. Biomechanics, 4, 49–71, 1971.

Debrunner H. U.: *Biomechanik der Wirbelsäule*, Zts für Unfallmedizin und Berufskrankheiten, 4, 245–254, 1971.

Panjabi M., White A.: *A mathematical approach for three-dimensional analysis of the mechanics of the spine*, J. Biomechanics, 4, 203–211, 1971.

Yettram A. L. et al.: *Equilibrium analysis for the forces in the human spinal column and its musculature*, Spine, 5, 5, 402, 1980.

Yettram A. L., Jackman M. J.: *Structural analysis for the forces in the human spinal column and its musculature*, J. Biomed., Eng., 4, 118, 1982.

Schultz A. et al.: *Loads on the lumbar spine*, JBJS, 64-A, 5, 713, 1982.

Aspden R. M.: *The spine as an arch, a new math. model*, Spine, 14, 3, 266, 1989.

Parnianpour M. et al.: *The triaxal coupling of torque generation of trunk muscles during isometric exertions and the effect of fatiguing isoinertial movements on the motor output and movement patterns*, Spine, 13, 9, 982, 1988.

Dumas G. A. et al.: *Orientation and moment arms of some trunk muscles*, Spine, 16, 3, 1991.

Kim Y. et al.: *Effect of disc degeneration at one level on the adjacent level in axial mode*, Spine, 16, 3, 331, 1991.

Ladin Z. et al.: *Mechanical recruitment of low-back muscles, theoretical predictions and experimental validation*, Spine, 14, 9, 927, 1989.

Gunzburg R. et al.: *Axial rotation of the lumbar spine and the effect of flexion: an in vitro and in vivo biomechanical study*, Spine, 16, 1, 23, 1991.

McGill S. M., Hoodless K.: *Measured and modelled static and dynamic axial trunk torsion during twisting in males and females*, J. Biomed. Eng., 12, 403, 1990.

Adams M. A., Dolan P.: *A technique for quantifying the bending moment acting on the lumbar spine in vivo*, J. Biomechanics, 24, 2, 117–126, 1991.

Minotti P., Lexcellent C.: *Geometric and kinematic modelling of a human costal slice*, J. Biomechanics, 24, 3–4, 213–221, 1991.

1. Warum eine Physiologie der Haltung?

Die menschliche Haltung ist ein Resultat von **angeborenen körperlichen Proportionen** und von **erworbenen Verhaltens-** und somit auch **Bewegungsmustern.** Bewegungsmuster erwerben wir während des ganzen Lebens, vorwiegend jedoch in der Jugend.

Das Ziel der Darstellung dieser physiologischen Grundlagen zur menschlichen Haltung ist, den Verantwortlichen in den Schulen und Behörden das notwendige **Basiswissen** zu vermitteln, um den Schulunterricht weitgehendst den Haltungsbedürfnissen unserer Kinder anzupassen (siehe Theorie Haltungsprobleme, U. Schlumpf).

> Da nicht nur Rechnen und Schreiben, Singen und Spielen erst durch Üben erworben werden, sondern auch Haltung und Bewegung, gilt es, auch diesen Fähigkeiten die entsprechende **Aufmerksamkeit zu schenken.**

Stereotypes Sitzen ist eine **inadäquate Belastung** für die Strukturen unseres Bewegungsapparates und somit schädigend. Die Gewissheit verdichtet sich, dass eine Vielzahl von Rückenproblemen durch das **monotone Bewegungsverhalten** in der Schule, das übermässige und nicht korrekte Sitzen bedingt sind.

Diese Grundlagen sollen einige für die Haltung wichtige Prinzipien erklären helfen, um darauf aufbauend den Schulalltag rezeptfreier und somit auch kreativer den Bedürfnissen unseres Haltesystemes anzupassen (Abb. 1,2,3).

Bis zum 40. Lebensjahr klagen immer mehr Menschen über immer wiederkehrende Rückenbeschwerden. Heute werden in der Schweiz deshalb viele Rückenschulungsprogramme für Erwachsene angeboten.

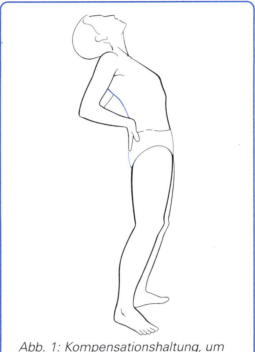

Abb. 1: Kompensationshaltung, um langdauerndes Sitzen zu unterbrechen.

Die menschliche Haltung ist weitgehendst erlernt

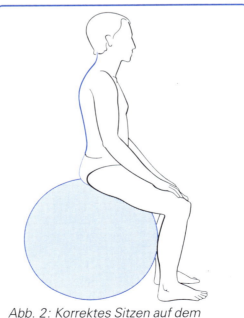

Abb. 2: Korrektes Sitzen auf dem Gymnastikball erlaubt eine dynamische Haltung.

Eine inadäquate Belastung schädigt den Bewegungsapparat

Das Verständnis von Prinzipien fördert die Haltungsschulung

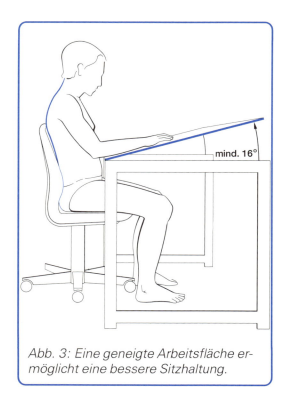

Abb. 3: Eine geneigte Arbeitsfläche ermöglicht eine bessere Sitzhaltung.

- ▶ **Sitzen als Belastung –** umschreibt das Problem
- ▶ **Bewegter Unterricht –** umschreibt die Lösung
- ▶ **Bewegtes Sein –** umschreibt das Ziel

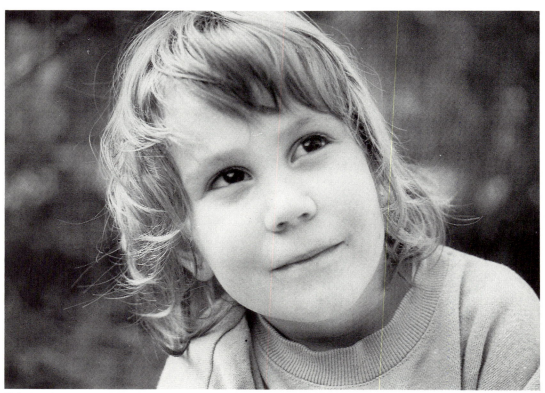

Cristina Maria, 4jährig: Für unsere Kinder sind wir Vorbilder. (Foto B. B.)

2. Rückenschulen: Das Resultat von verpassten Chancen in der Schule?

Während den letzten Jahren wurden wir mit einer Flut von Artikeln, Studienresultaten und Kongressen über die bedrohliche Zunahme der Rückenschmerzen überschwemmt. Nach wie vor herrscht **Unklarheit** über den Ursprungsort der Beschwerden. Unklar bleibt auch, inwieweit unser therapeutisches Tun die Chronifizierungstendenz nicht sogar fördert. In allen Industrienationen werden immer feinere Operationsmethoden und vermehrt Rückenschulen angeboten. Doch die Resultate in kontrollierten Studien sind eher **enttäuschend** – vor allem was die objektivierbaren Befunde angeht. Interessant ist jedoch die Feststellung, dass die Belastung der Kostenträger (Krankenkassen) bis zu 70% abgenommen hat.

Die Mehrzahl der Rückenschulabsolventen klagen über deutlich weniger subjektive Beschwerden. Bei einer Untersuchung von Ljunberg an fast 5000 Personen klagten die Patienten nach der Rückenschule allerdings über vermehrte Beschwerden. Vielleicht könnten wir sagen: subjektive Beschwerden hin oder her, Hauptsache es kostet weniger! Zum Teil würde ich diese Aussage unterstützen. Die Interpretation der erhobenen Daten erlaubt auch die Deutung, dass nach der **verbesserten Information** die Beschwerden von den Patienten weniger bedrohlich empfunden werden. So wird auch das – gerade in dieser Problematik nicht sehr effiziente – Medizinalsystem weniger in Anspruch genommen.

All dies besagt für mich jedoch nicht, dass die Angebote inhaltlich schlecht sind. Vielmehr gehen sie z. T. **am Ziel vorbei.**

> Das Alltagsverhalten bezüglich **Haltungsbewusstsein,** Ausdauerleistungsfähigkeit, Rhythmisierung der Belastung, Stressmanagement usw. kann nicht nachhaltig genug verändert werden.

Analysieren wir z. B. die Einzelgründe für eine sportliche Aktivität bei der baselstädtischen Bevölkerung: so stehen bei 27% der Befragten Spass, Freude und Wohlgefühl an erster Stelle. Gesundheitsvorsorge nur bei 16%. Meines Erachtens sind **die mageren Resultate unserer primär- und sekundär-prophylaktischen Bemühungen sicher zum Teil auf eine mangelhafte Motivation zurückzuführen.**

> Da Haltung und Bewegung beim Menschen seit der frühesten Kindheit **erlernte Fähigkeiten** sind, erhebt sich der Verdacht, dass wir mit unseren Programmen zu spät einsetzen.

Einen Grossteil unseres kindlichen Lebens verbringen wir in der **Schule** und in der **Familie.** Unbewusst übernehmen wir die Bewegungs- und Haltungsmuster unserer Eltern oder Kontaktpersonen. Gelegentlich rächen sich ja die Sünden der Väter bis in die «siebte mal siebte Generation».

> Da erworbenes Erwachsenenverhalten schwer umprogrammierbar erscheint, müssen wir mit der **Haltungsschulung in der Schule** – wenn nicht gar im Kindergarten – beginnen!

Unklarheit über die Ursachen von Rückenproblemen

Spass und Freude sind die Antriebskraft für sportliche Aktivität

Wichtigkeit von Information

Übernahme der Haltungsmuster von Vorbildern

3. Chronologie und Vielfalt der Angebote – auch in der Schweiz

Der Mensch ist nicht zum Sitzen geschaffen

Charles Turner Thackrah, ein Kliniker aus Leeds (1795–1833) beschrieb bereits die Auswirkung zwischen der monotonen Arbeitshaltung und dem Zustand der Wirbelsäule. Patienten mit Rückenproblemen wurden in Montpellier bereits Anfang des 19. Jahrhunderts in Rückenschulen behandelt. **1884** erkannte **Staffel** die Folgen des Sitzens und erarbeitete praktische Ratschläge: **«Nach allem, was man wisse, sei der Mensch nicht zum Sitzen geschaffen; die Nachteile des Sitzens müssen durch fleissiges Bewegen, Turnen, Schwimmen usw. kompensiert werden.»**

1924 verwies Bracketk auf die schädigende Einwirkung auf die Wirbelsäule beim Tragen von schweren Lasten mit flektiertem (= gebeugtem, runden) Rücken.

Buggeliturnen seit vielen Jahrzehnten

1969 gründete Marianne Zachrisson in Schweden die erste moderne Rückenschule in Europa. Der Erfolg war so gross, dass andere physiotherapeutische Massnahmen sistiert wurden.

Seither entstanden in Europa Hunderte von Rückenschulen für Patienten mit Rükkenschmerzen.

Wichtigkeit der Primärprophylaxe

Die Klubschule Migros bietet offiziell seit 1978 Rückengymnastik-Kurse an. Diese Angebote zeigten eine Wachstumstendenz von 30% während Jahren.

1987 entstand durch den Verein Sportschule Zürich ein erstes Angebot für Gesunde zur Primärprophylaxe. 1988 stieg die VITA Lebensversicherung bei diesem Projekt ein.

1989 startet die Schweizerische Rheumaliga mit einem Konsensprogramm von Vertretern der verschiedensten Kliniken der Schweiz. Dieses Programm wird in allen Landesteilen angeboten und ist somit flächendeckend.

Seit 1990 finden an diversen Klubschulen der Migros Grundkurse und Basisprogramme für Rückengesunde statt. Einfache ergonomische Prinzipien und Hinweise zum rückenschonenden Verhalten werden vermittelt.

In vielen Kantonen der Schweiz wurde schon seit Beginn dieses Jahrhunderts erkannt, dass der Haltungszerfall in der Jugend beginnt. «Buggeliturnangebote» haben vielen Kindern das Leben erleichtert oder erschwert.

Doch, auf welchen physiologischen Gedanken und Gegebenheiten basieren diese Aktivitäten? Was können Sie davon in Ihrer Arbeit umsetzen, um dem Haltungszerfall und den Rückenproblemen echt vorzubeugen? Der Beantwortung dieser Fragen dienen die folgenden Abschnitte.

4. Der Gebrauch fördert die Belastbarkeit unserer Gewebe

Die Entwicklung unserer Gewebe, Organe und Organsysteme wird sicher durch **genetische** Einflüsse gesteuert. Doch betonte Roux bereits 1895 auch die Strukturen und Funktionen beeinflussende Wirkung von **äusseren Kräften,** dem strukturangepassten **Gebrauch.**

Die strukturelle und funktionelle Beeinflussung des Bewegungssystems durch seinen alltäglichen Einsatz ist jedem Physio- und Ergotherapeuten sowie auch jedem Sportler bekannt, vor allem den Kraftsportlern.

Mit dem Begriff der **Trophik** wird sowohl die **strukturelle,** d. h. morphologische, wie auch die **funktionelle** Güte eines Gewebes oder eines Organsystems beschrieben (siehe: Theorie zur biomechanischen Belastung durch das Sitzen, E. Stüssi).

Strukturen und Funktionen können sowohl **quantitativ** wie **qualitativ** den an sie gestellten Anforderungen genügen – eine Situation, die wir mit **Eutrophie** oder kurz einfach mit Trophik bezeichnen.

Hypertrophe Gewebe sind sowohl strukturell wie funktionell qualitativ unauffällig, jedoch quantitativ strukurell über der Norm. **Hypotrophe** Gewebe dagegen sind strukturell quantitativ unter der Norm. **Dystrophe** Gewebe sind strukturell oder funktionell qualitativ gestört. D. h. ihre Funktion oder Struktur entspricht nicht mehr der Norm.

Atrophie bedeutet sprachlich eine gänzliche Abwesenheit von Gewebe. Der Begriff der Atrophie wird jedoch synonym mit Hypotrophie verwendet. (Abb. 4).

Genetische Einflüsse und äussere Kräfte sind formgebend

Strukturen haben qualitative und quantitative Eigenschaften

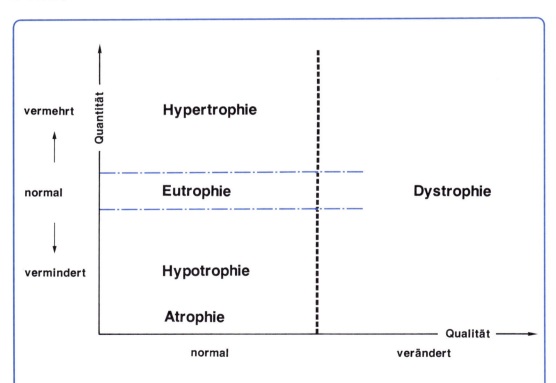

Abb. 4: Quantitative und qualitative, strukturelle und funktionelle Zusammenhänge. Klare Begriffe verhindern Missverständnisse.

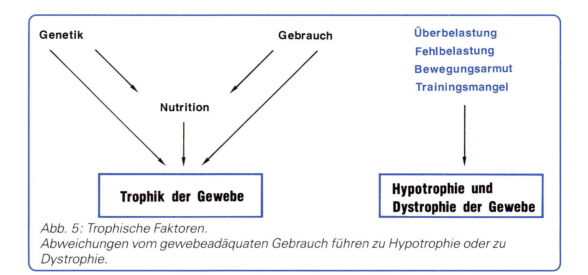

Abb. 5: Trophische Faktoren.
Abweichungen vom gewebeadäquaten Gebrauch führen zu Hypotrophie oder zu Dystrophie.

Bezüglich der trophischen Faktoren sind vor allem drei wesentliche Faktoren wichtig (Abb. 5):
– genetische Information
– gewebeadäquater Gebrauch im Alltag – auch in der Schule
– Nutrition (Ernährung)
Für die Eutrophie eines Gewebes ist eine **normale Funktionsweise** aller trophischen Faktoren unabdingbar.

Für die Praxis:
Aktivitätsphasen müssen mit Entlastungsphasen abwechseln. Nur Entlastung schadet der Leistungsfähigkeit. Auf eine aktive Pausengestaltung achten. Schüler mit dem Hintergrundwissen vertraut machen.

Über- und Unterbelastung führen zu Schäden

Auf der Grundlage dieser Zusammenhänge werden wir **Überbelastungen,** die zu schmerzauslösenden Prozessen und zu Gewebeveränderungen führen, besser erkennen lernen. Dieselben Überlegungen gelten auch für eine **Unterbelastung** des Haltesystems – wie durch die Bewegungsarmut bei zu lange dauerndem Sitzen, fehlender Fitness oder generellem Trainingsmangel.

Eine gesunde Haltung setzt eine normale Trophik sämtlicher an ihr beteiligten Strukturen voraus und ist auch deren Ursache. An diesem prinzipiellen Punkt setzt der Gedanke **des bewegten Unterrichtes** bezüglich des Haltungszerfalles an.
Durch den Fehlgebrauch wie z. B. Fehlhaltungen im Alltag oder Überbelastungen beim langdauernden Sitzen oder in der Freizeitgestaltung sowie ein genereller Bewegungsmangel führen zu hypotrophen und dystrophen Gewebezuständen, die sich als die üblichen chronisch wiederkehrenden Rückenbeschwerden äussern können.

5. Die Wirbelsäule ist modulär aufgebaut

Offensichtlich wurde die Natur vor das Problem gestellt, den geplanten oder sich entwickelnden Lebensformen **Halt** gegenüber den einwirkenden Kräften und gleichzeitig die **Beweglichkeit** zur Ausübung der Lebensfunktionen zu garantieren. Die wichtigste von aussen auf uns einwirkende Kraft ist die **Erdanziehungskraft,** die Gravitationskraft. Sämtliche auf dem Land lebenden Wirbeltiere – und somit auch wir Menschen – müssen mittels unserer Muskelkraft gegen die Gravitationskraft arbeiten. **Wir müssen unser Körpergewicht selbst tragen** (Abb. 6). Unsere Muskulatur braucht aber als Ansatzpunkt ein nicht nachgebendes, festes System, das Skelettsystem. Um unser Haltesystem aber auch beweglich zu gestalten, wählte die Natur eine **moduläre Bauweise.** So wechseln an der Wirbelsäule starre Wirbelkörper mit beweglichen Bandscheiben (Abb. 7). Jedes Bewegungssegment (2 Wirbelkörper und eine Bandscheibe) übernimmt einen Teil des gesamten Bewegungsauftrages.

Haltung ist Arbeit gegen die Gravitationskraft

Die Wirbelsäule ist modulär gebaut

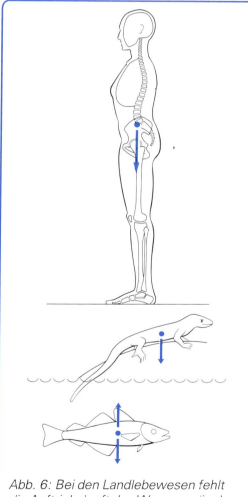

Abb. 6: Bei den Landlebewesen fehlt die Auftriebskraft des Wassers, die der Gravitationswirkung auf die Körpermasse entgegenwirkt.

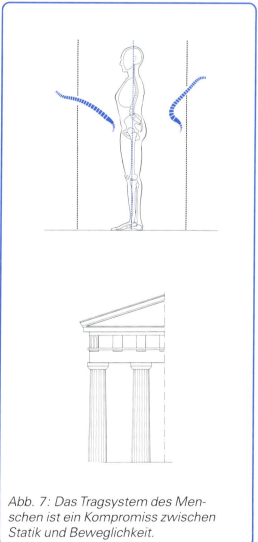

Abb. 7: Das Tragsystem des Menschen ist ein Kompromiss zwischen Statik und Beweglichkeit.

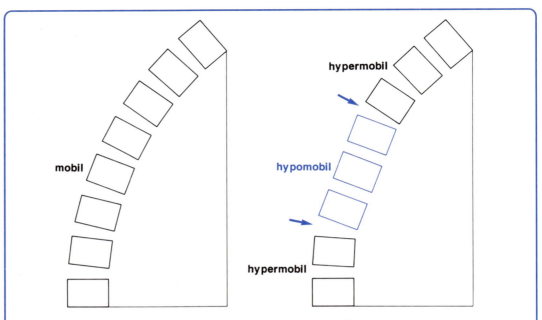

Abb. 8: Hypomobile Wirbelsäulenabschnitte führen zur Überbelastung der angrenzenden Abschnitte. Bewegungsmangel kann zur Hypomobilität von Wirbelsäulenabschnitten führen.

Eine **harmonische Beweglichkeit** ist garantiert, wenn alle Teile beweglich sind. Ist ein Segment jedoch blockiert, d. h. weniger beweglich oder hypomobil, so werden die anderen Teile vermehrt belastet, d. h., sie werden hypermobil. Das führt zur Überbelastung. Schmerzen und Abnützungserscheinungen an den Strukturen der Wirbelsäule sind die Folge. (Abb. 8)

Für die Praxis:
Lange andauernde Phasen der Bewegungsarmut müssen durch Bewegungspausen unterbrochen werden. Der Lehrer achtet darauf, dass die Schüler sich zumindest während der Pausen von den Stühlen erheben. Gymnastikbälle ermöglichen zudem ein dynamisches Sitzen.

6. Die Wirbelsäule – ein architektonischer Kompromiss

Vor über 3 Millionen Jahren wanderten unsere Vorläufer viele Kilometer täglich in der Steppe. Der aufrechte Gang war ein Vorteil, können doch Freunde oder Feinde, über das hohe Gras blickend, frühzeitig erkannt werden. Der Aufrichtvorgang geschah im Lendenwirbelsäulenbereich, denn unsere Wirbelsäule beginnt unten mit dem **Kreuzbein,** einem grossen blockförmigen Knochen, der nach oben zur Horizontalen einen **etwa 45-°-Winkel** aufweist. Diese schräge Fläche präjudiziert eine geschwungene Weiterführung zu einer Wirbelsäule, wie sie die Vierfüssler zeigen. Doch bei uns Menschen wird dieser 45-°-Winkel durch 2 Wirbelkörper und 1 oder 2 Bandscheiben, die nach hinten keilförmig gebaut sind, aufgehoben (Abb. 9).

Der Mensch startete als Läufer in der Steppe

Dieser horizontalen Fläche folgt eine Krümmung der Wirbelsäule nach hinten, wir nennen sie **Lendenlordose.**

Anschliessend folgt eine Krümmung nach vorne, die **Brustwirbelsäulenkyphose.** Sie dient der Vergrösserung des Atmungsraumes.

Form der Wirbelsäule

Zur freien Lagerung des Kopfes folgt im Nackenbereich wieder eine Krümmung nach hinten – die **Halswirbelsäulenlordose.**

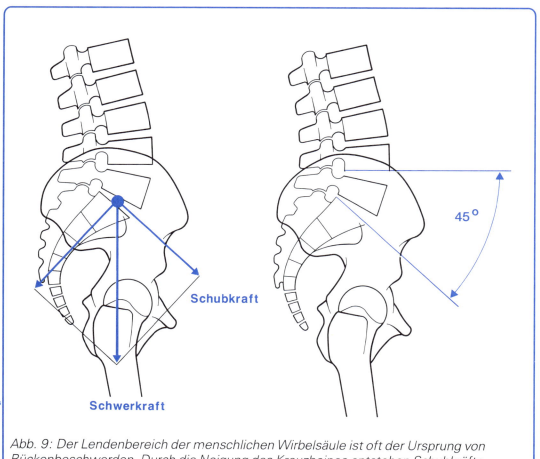

Abb. 9: Der Lendenbereich der menschlichen Wirbelsäule ist oft der Ursprung von Rückenbeschwerden. Durch die Neigung des Kreuzbeines entstehen Schubkräfte nach vorne, die durch starke Bänder gehalten werden müssen.

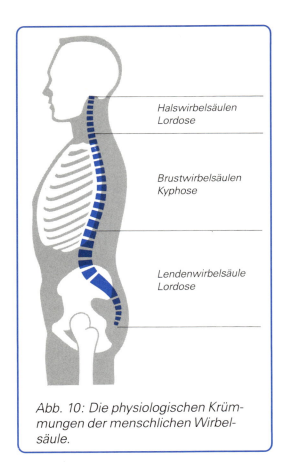

Abb. 10: Die physiologischen Krümmungen der menschlichen Wirbelsäule.

Ökonomische Haltung

Die so entstehende doppel-S-förmige Bauweise hat eine minimale Muskelbelastung am Haltesystem zur Folge. Diese aufrechte Haltung bezeichnen wir als **ökonomische Haltung.** Ökonomisch bezüglich Energieaufwand und bezüglich längerfristigem Materialverschleiss. (Abb. 10)

Für die Praxis:
Im Schulalltag soll diese ökonomische Haltung ermöglicht werden durch entsprechende individuelle Anpassungen am Schulmobiliar.

7. Die Bauchmuskulatur – ein Haltungselement ersten Grades

Die doppel-S-förmig geschwungene Wirbelsäule ist jedoch nur **ein Teil** unseres Haltesystems. Das Gewicht der inneren Organe wird nicht durch die Wirbelsäule, sondern durch den **Beckenboden** getragen. Da die inneren Organe zum grössten Teil aus Wasser bestehen, sind sie verformbar, aber nicht komprimierbar. Durch die Schwerkraft werden diese Organe nach unten und auf die Seite gedrängt. Der schwächste Punkt liegt vorne bauchwärts. Nur durch eine genügend **ausdauerleistungsfähige Bauchmuskulatur** kann der Druck, der durch das Gewicht dieser Organe entsteht, gehalten werden. Bei einer optimalen Funktionsweise der Bauchmuskulatur wird der Bauchinhalt über dem Beckenboden gehalten und dadurch die Wirbelsäule vor einer zusätzlichen Tragarbeit befreit. (Abb. 11)

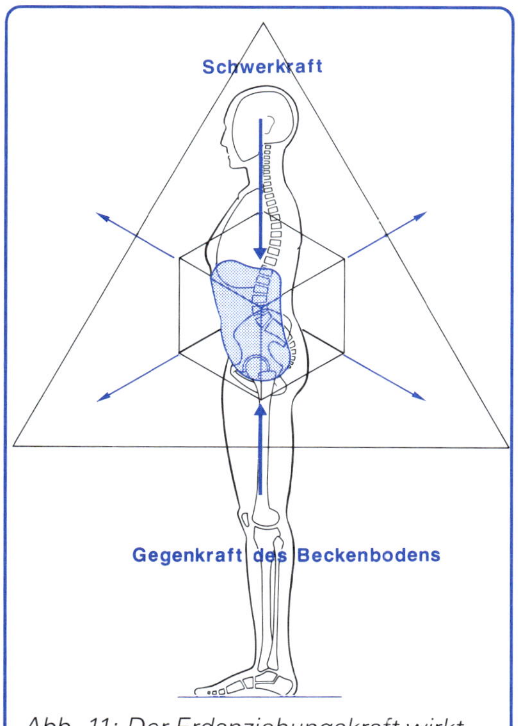

Kompliziert wird diese Mechanik durch den Atmungsvorgang. Durch eine inspiratorische Senkung des Zwerchfells muss die Bauchmuskulatur den Bauchinhalt haltend nach vorne ausweichen lassen. **Unsere Bauchmuskulatur ist somit ein integrierter Bestandteil der Atmung.**

> Ihre Spannung muss mit jedem Atemzug verändert werden. **Einengende Kleider** verändern die atemsynchrone Dehnung der Bauchregion. Durch langes Sitzen drückt der Bauchinhalt die Bauchmuskulatur nach vorne, die Muskulatur erschlafft und kann in stehender Position nicht mehr genügend tragen.

> **Für die Praxis:**
> Vornübergebücktes Sitzen muss durch Aufrichten – auch während dem Sitzen – immer wieder unterbrochen werden. Im Turnunterricht ist der Steigerung der Ausdauerleistungsfähigkeit der Bauch- und Beckenbodenmuskulatur Beachtung zu schenken.

Abb. 11: Der Erdanziehungskraft wirkt die Kraft des Beckenbodens entgegen. Im Bauchinhalt entstehen Druckkräfte, die von der Beckenboden- und Bauchmuskulatur zurückgehalten werden.

8. Die Bedeutung der Bewegung im Kleinen

Die Bewegungen unseres Körpers dienen auch dem Stofftransport

Das Herz ist eine Pumpe und dient dem Stofftransport. Unsere Blutmenge beträgt weniger als 10% unseres Körpergewichtes, und genau so gross ist auch der mit Blut gefüllte Innenraum unseres Herzkreislaufsystemes. Aufbau- und Abbaustoffe müssen aber auch zwischen den Körperzellen und den Blutgefässen hin und her transportiert werden. Dieser Transport wird durch **sich dauernd verändernde Druckwerte** in unseren Geweben garantiert.

Stellen wir uns einen mit Wasser gefüllten Schwamm vor: drücken wir auf eine Seite, so quillt das Wasser auf der anderen Seite heraus. Ähnliches geschieht in den Geweben. Durch sich verändernde Kräfte in den Geweben – ausgelöst durch unsere Bewegung – wird der Stofftransport in ihnen und ihrer Umgebung gefördert. (Abb. 12)

> Bei einer über eine längere Zeit gleichbleibenden Haltung wird der Stoffwechseltransport behindert. Solcherart belastete Gewebe verändern sich nachhaltig. Umbauprozesse und Schmerzen sind oft die Folge.
> Dem **natürlichen Bewegungstrieb** der Kinder muss deshalb auch während des Unterrichts Raum gegeben werden. Kinder verhalten sich spontan physiologisch. Auch aus diesen Gründen müssen die Pausen aktiv gestaltet werden.

> **Für die Praxis:**
> Vermehrte körperliche Präsentation von Lerninhalten. Kurze Unterbrüche längerer Lektionen. Vermeiden von Stereotypien. Gymnastikbälle als dynamische Sitzvariante anbieten. Jedoch auf eine korrekte Sitzhaltung auf dem Ball achten.

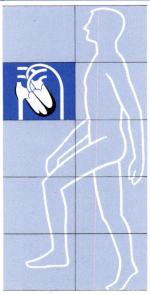

Konvektion durch Herzkraft 10% Herz Kreislaufsystem

Konvektion durch Pumpvorgänge bei Körperbewegung 100% ganzer Körper

Abb. 12: Durch die Pumpvorgänge, wie sie in den Geweben bei der Bewegung stattfinden, wird ein grosser Teil des Körpers mit Nährstoffen versorgt.

9. Haltung ist eine Ausdauerleistung unseres gesamten Bewegungssystems

Wir wissen um das Phänomen der Muskelrückbildung bei einer Gipsimmobilisation nach einem Knochenbruch und um die Zunahme der Muskelmasse des stetig trainierenden Bodybuilders.

> Unsere Gewebe verfügen über eine grosse Plastizität, d. h. über eine grosse Veränderungsfähigkeit.

Bei der Kraftentwicklung werden viele Muskelfasern gleichzeitig innerviert, und ihre Kraft kann sich summieren. Bereits beim Erreichen eines Drittels der maximal möglichen Muskelkraft wird die Muskeldurchblutung aber um mindestens die Hälfte reduziert. **Die Muskelkraft drückt auch auf die Blutgefässe und behindert so die Durchblutung.**

Für die Haltearbeit ist die **Ausdauerleistungsfähigkeit** der Muskulatur ausschlaggebend. Wir müssen unser Körpergewicht ja über **viele Stunden** im Tag gegenüber der Gravitationskraft halten. Ausdauerleistungsfähigkeit bedeutet aber Kraftentwicklung von vielen Muskelfasergruppen **nacheinander.** Während die eine Gruppe der Muskelfasern arbeitet, können die anderen sich erholen. So ist Kraftentwicklung über lange Zeiträume ohne Ermüdungserscheinungen möglich.

> Da die Ausdauerleistungsfähigkeit eine entsprechende Steuerung voraussetzt und diese nicht angeboren ist, bedarf es eines dauernden Schulungsprozesses für diese Vorgänge, d. h. ein dauerndes Training. Während des Sitzens heisst das: **sich aktiv und wechselnd halten.**

Nicht längenbeanspruchte Muskeln neigen zu Verkürzung. Eine vorwiegend sitzende Haltung führt zu Verkürzungen z. B. der Hüftbeuger. Verkürzte Hüftbeuger ziehen im Stehen das Becken nach vorne unten und führen so zu einer verstärkten Hohlrückenhaltung (Abb. 13)

Unsere Gewebe sind plastisch

Stetige Muskelspannung behindert die Nährstoffversorgung

Haltung ist muskuläre Ausdauerleistung

Nicht längenbeanspruchte Muskeln verkürzen sich

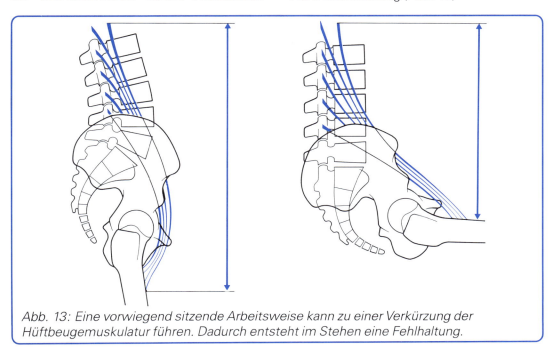

Abb. 13: Eine vorwiegend sitzende Arbeitsweise kann zu einer Verkürzung der Hüftbeugemuskulatur führen. Dadurch entsteht im Stehen eine Fehlhaltung.

Belastung der Wirbelsäule
symetrisch   asymetrisch

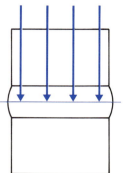 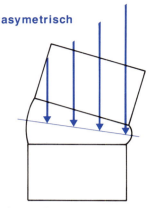

Abb. 14: Eine asymmetrische Belastung der Wirbelsäule führt zu einer asymmetrischen Kräfteübertragung auf die tragenden Strukturen. Erhöhte Druckwerte behindern die Stoffwechselvorgänge.

Der Gebrauch fördert die Belastbarkeit

Jede Fehlhaltung hat ihrerseits wieder eine asymmetrische Belastung, unter anderem auch der Bandscheiben, zur Folge (Abb. 14). So entstehen lokale Druckunterschiede, und die Stoffwechselvorgänge werden behindert.

Fehlbelastung führt zu Schmerzen

Jede **Fehlbelastung** eines Gewebes kann zu **Schmerzen** und **Umbauprozessen** führen. Solche Umbauprozesse sind als Degenerationsprozesse bekannt. Werden sie im Röntgenbild sichtbar, sind sie nicht die Ursache der Schmerzen, sondern deren Begleitfolge.

Jede Unterrichtseinheit sollte deshalb 1–2mal mindestens **durch Aufstehen unterbrochen** werden. Dehnungen im Schulter-, Nacken- und Beckenbereich werden Muskelverkürzungen vorbeugen.

Die mechanische Belastbarkeit der Knochen ist auch von deren **Gebrauch** abhängig. Belastete Knochen bauen vermehrt Kalzium ein, und dadurch steigt ihre mechanische Belastbarkeit. Im Alter kann der fehlende Gebrauch zu einer erhöhten Knochenbrüchigkeit führen.

Durch die Belastung der Knochen in der Jugend schaffen wir uns **Knochenreserven fürs Alter.** Parallel zum Bewegungsmangel führt auch das Rauchen zu einer Schwächung der Knochen.

Eine regelmässige Belastung unserer Gewebe – wie Knorpel, Sehnen, Bänder und Gelenkkapseln – fördert deren mechanische Belastbarkeit. Die räumliche Ausrichtung ihrer Bindegewebefasern ist von der Zugbelastung abhängig. Aber eine Dauerbelastung dieser Strukturen führt, durch die entstehenden inneren Spannungen, zu einer Behinderung der Stoffwechselprozesse und dadurch zu Entzündungs- oder Abbauprozessen. Aus diesen Gründen ist ein dauernder Wechsel der Belastung über den ganzen Tag von eminenter Bedeutung.

Für die Praxis:
Zu Muskelverkürzungen führende Haltungen sind regelmässig zu unterbrechen. **Eine kleine Sprossenwand im Schulzimmer ermöglicht ein kurzes individuelles Dehnen auch während des Unterrichts.**

Im Sportunterricht sind die muskulären Ausdauerleistungen geeignete Sportarten. Spiele und Waldläufe sind sinnvolle Mittel.

10. Fehlbelastung und Stress führen zu Rückenschmerzen

Der abwechslungsreiche Einsatz der Muskelfasern verhindert deren Ermüdung. Ermüdungserscheinungen führen zum Nachlassen der Muskelkraft und somit zur Überbelastung der nicht muskulären Anteile des Haltesystems. Eine wechselnde Bewegung erfordert aber auch eine genügend grosse Anzahl von belastbaren Muskelfasern, die sich sofort den neuen Bedingungen anpassen können. Durch eine Muskelüberbelastung, wie sie bei Fehlhaltungen auftreten kann, verspannt sich die Muskulatur.

Abwechseln der Belastung verzögert die Ermüdung

Auch eine **Auskühlung** des Körpers, wie sie etwa bei Zugluft entstehen kann, führt aus thermoregulatorischen Gründen zu einer Muskelverspannung.

Unruhe, Überforderung und **Stress** in der Schule oder Familie können sich in einer erhöhten Muskelspannung ausdrücken.

Stress bahnt sich seinen Weg nicht nur zum Herzen oder Magen, sondern auch zur Muskulatur.

Die verschiedensten Systeme des Gehirns steuern unsere Motorik. Die motorische Nervenzelle, das A-Alpha-Motoneuron, ist die letzte Stelle vor der Muskelzelle. In der motorischen Nervenzelle summieren sich alle Einflüsse, bis zur allfälligen Muskelverspannung. (Abb. 15)

Das motorische System ist komplex

Für die Praxis:
Offenheit und Wohlwollen kann unnötige psychische Belastungen abbauen. Eine transparente Prüfungs- und Promotionsordnung kann helfen, kurzfristige Belastungen zu begründen und deren Ende anzukündigen. Dauerstress bei Überforderung oder pädagogisch-didaktischen Fehlern führt erwiesenermassen zu vermehrten Rückenschmerzen.

Abkühlung fördert die Muskelverspannung

Stress und Unzufriedenheit fördern Rückenschmerzen

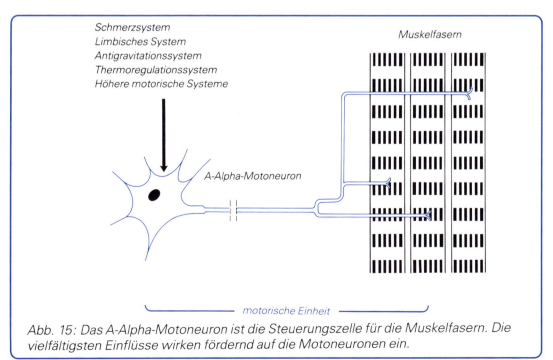

Abb. 15: Das A-Alpha-Motoneuron ist die Steuerungszelle für die Muskelfasern. Die vielfältigsten Einflüsse wirken fördernd auf die Motoneuronen ein.

11. Auch Sitzen und Bewegung sind erlernt

Haltung ist ein Lernprozess

Zu harte Sportarten sind schädigend

Wir lernen in der Schule nicht nur Rechnen, Sprachen und die üblichen Schulfächer. Auch unsere Haltung und unsere Bewegungen sind das Resultat von **Lernprozessen.** Als Kinder üben wir im Dauereinsatz die diversesten Bewegungsstrategien. Wir fallen und rappeln uns wieder hoch. Die Faszination an unserer Welt überdeckt die Schmerzen. Doch viele Eltern und Lehrer brechen diesen spontanen Bewegungsantrieb. In der Schule werden wir oft immer noch vorwiegend zur Immobilität gezwungen. Im Turnunterricht ersetzen die Wettkampfgedanken und die Kompetition noch allzuoft die Vielfalt und die Harmonie der Bewegung.

> Starre Schulbänke und Stühle sind ökonomisch betrachtet **nur kurzfristige Investitionsersparnisse.** Sie führen zu einer weiteren Verarmung an Bewegungsvielfalt.

Der moderne Mensch verharrt allzuoft in der Immobilität

Stundenlang sitzen wir in der Schule und zu Hause auf mehr oder weniger geeigneten Stühlen vor unseren Lehrunterlagen. Später zwingen uns Telefon und EDV-Apparaturen zur **Immobilität.** Am Abend sitzen wir vor dem TV-Apparat. (Abb. 16)

Dermassen gross wurde die Bedeutung der delegierten Bewegung, des Sportes, dass er ein integrierter Bestandteil der abendlichen Nachrichtensendung wurde.

Leider verkümmert auch der letzte verbliebene gesunde Bewegungsantrieb. Über unsachgemässes Rollbrettfahren, Stretching, Aerobic, Jazzdance, Low Impact usw. – als Kompensation zum alltäglichen Bewegungsmangel – zerschleissen wir unseren bereits fehlbelasteten Körper. Analog einer Überspezialisierung im Beruf belasten wir unseren Bewegungsapparat meistens ohne fachkundige Anleitung: kurzfristig, übermässig und einseitig.

> **Für die Praxis:**
> Gymnastikbälle sind – korrekt angewandt – eine lustige Sitzvariante. Sprossenwände und Gymnastikmatten sind Entspannungsangebote im Schulzimmer – **ebenso wertvoll wie elektronische Lernhilfen.** Im Turnunterricht kann die Haltungswahrnehmung und Schulung eingebaut werden. Die Kinder lernen Verspannungen und Fehlhaltungen wahrzunehmen.

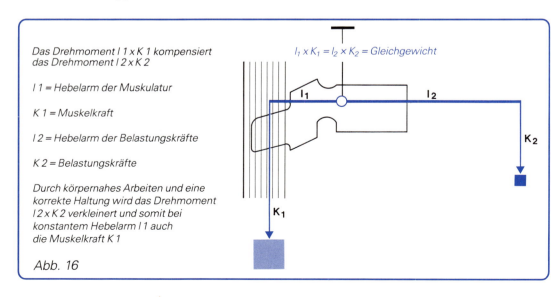

Das Drehmoment l 1 x K 1 kompensiert das Drehmoment l 2 x K 2

l 1 = Hebelarm der Muskulatur

K 1 = Muskelkraft

l 2 = Hebelarm der Belastungskräfte

K 2 = Belastungskräfte

Durch körpernahes Arbeiten und eine korrekte Haltung wird das Drehmoment l 2 x K 2 verkleinert und somit bei konstantem Hebelarm l 1 auch die Muskelkraft K 1

$l_1 \times K_1 = l_2 \times K_2 = Gleichgewicht$

Abb. 16

12. Verwendete Literatur

Mooney V.: *Where is the pain coming from?* Spine 12, 754–759, 1987.

Deyo R.A. et al.: *How many days of bedrest for acute low-back pain?* New Engl. J. Med. 17, 1964–1070, 1986.

McCulloch J.: *Surgical Approach to Herniated Disc (Microsurgery, Chemonucleolysis, Percutaneous Nucleatomy), Lubar Spine: Instructional Course,* Zürich 1991.

Porter R. et al.: *The role of back education in the prevention and treatment of back pain.* Zit. in Ergonomie in Kreuzschmerzen, Ciba-Geigy, 1989.

Bodemann A. et al.: *Gründe für sportliche Aktivität versus Inaktivität der Baselstädtischen Bevölkerung 1988,* Soz. Präventivmed. 345: 164–169, 1990.

Bamert W.: *Ergonomie,* In: Kreuzschmerzen, S. 164–168, Ciba-Geigy, 1989.

Staffel F.: *Zur Hygiene des Sitzens. Nebst einigen Bemerkungen zur Schulbank- und Hausschulbank-Frage.* Zentralblatt allg. Gesundheitspflege 3, 403–421, 1984.

VITA-Ratgeber, Nr. 219, Juni 1991.

Zachrisson M.: *The back school.* Spine 6, 104–106, 1981.

Klubschulstatistik, *Teilnehmerstunden Kost 1991.*

Hauser-Bischof C. et al.: *VITA-Rückenschule.* Birkhäuser Verlag Basel, Boston, Berlin, 1989.

Baviera B.: *Dem natürlichen Bewegungsdrang Raum geben.* Sondernummer: Bewegter Unterricht, SLZ: 18, 10–13, 1991.

Piaget J.: *The Origins of Intelligence in Children.* International Universities Press, New York, 1952.

Ayres A.J.: *Lernstörungen, sensorisch-integrative Dysfunktion.* Springger Verlag, Berlin, 1979.

Brand J.: *Integrationsstörungen.* Verlag M. Stern Schule, Würzburg, 1988.

Cratty B.J. et al.: *Wahrnehmungs- und motorische Fähigkeiten von lernbehinderten Kindern und Jugendlichen.* Motorik 14: 173–184, 1991.

13. Verwendete Graphiken

Baviera B.: *Rückenschulen,* Sondernummer Physiotherapie Bulletin 22, 3–26, 1989.

Baviera B.: *Rückenschulung: ein modernes Therapiekonzept.* Schweiz. Rundschau Med. (Praxis) 80, 5–14, 1991.

Die Graphiken wurden von Herrn U. Kleboth, Zürich, hergestellt.

Weiterführende Literatur

1. Praxis Schulstunde

Albrecht K. / Senn E., *Stretch – Die aktive Ruhe. Illustriertes Übungsbuch mit theoretischen Grundlagen.* Sphinx Verlag, Basel, 1. Auflage 1986.

Berquet K.H., *Sitz- und Haltungsschäden, Auswahl und Anpassung der Schulmöbel.* Thieme Verlag, Stuttgart, 1988.

Grandjean E. / Hünting W. *Sitzen Sie richtig? – Sitzhaltung und Sitzgestaltung am Arbeitsplatz.* Bayerisches Staatsministerium für Arbeit und Sozialordnung, München, 1983, 6. Auflage.

Höhnke O. / Ramme-Wichmann A., *Bewegung und Entspannung am Arbeitsplatz.* Thieme Hippokrates Emke Trias, 1. Aufl. 1991.

Klein-Vogelbach S., *Ballgymnastik zur funktionellen Bewegungslehre.* Springer-Verlag, 2. Aufl. 1985.

Klein-Vogelbach S., *Funktionelle Bewegungslehre.* Springer-Verlag, 3. Aufl. 1984.

Mock Irène, *Auch das Sitzen lernen wir in der Schule? Eigene Beobachtungen.* Diplomarbeit 1988, Schule für Physiotherapie, Kantonsspital Luzern.

Nentwig Ch.G. / Krämer J. / Ulrich C.H. (Hrsg.), *Die Rückenschule.* Emke Verlag, 1. Aufl. 1990.

Oldenkott P., *Ärztlicher Rat für Patienten mit Bandscheibenschäden.* Thieme-Verlag, Stuttgart, 5. Aufl. 1988.

Roland M. / Jenner J.R., edit., *Back pain: new approaches to rehabilitation and education,* Manchester University Press, 1989.

Roos Fr. / Schwegler R., *Sitzen in der Schule. Prakt. Arbeit mit Schülern und Lehrern. Erfahrungen, Folgerungen, Anregungen.* Diplomarbeit 1990, Schule für Physiotherapie, Kantonsspital Luzern.

Spring H. / Illi U. / Kunz H.R. / Röthlin K. / Schneider W. / Tritschler T., *Dehn- und Kräftigungsgymnastik, Stretching und dynamische Kräftigung,* Thieme-Verlag Stuttgart, Flex. Taschenbuch, 3. Aufl. 1990.

2. Praxis Sportunterricht

Anderson B., *Stretching.* Felicitas Hübner Verlag, Waldeck-Dahringhausen, 1982.

Brugger L. / Schmid A. / Bucher W., *1000 Spiel- und Übungsformen zum Aufwärmen.* Hrsg. Bucher W., Verlag Hofmann, Schorndorf, 1989.

Dreibsch M. / Reichhardt H., *Schongymnastik.* blv Verlagsgesellschaft mbH, München, 1989.

Gustavson R., *Trainingstherapie.* Thieme-Verlag, Stuttgart, 1984.

Harman B. / Monroe K., *Use Your Head in Tennis.* Thomas Y., Crowell Company, 1974.

Junghanns H., *Die Wirbelsäule unter den Einflüssen des täglichen Lebens, der Freizeit und des Sports. Die Wirbelsäule in Forschung und Praxis,* Band 100, Hippokrates Verlag, 1986.

Senn E. / Albrecht K., *Stretch – Die aktive Ruhe. Illustriertes Übungsbuch mit theoretischen Grundlagen.* Sphinx-Verlag, Basel, 1. Aufl. 1986.

Weineck J., *Optimales Training.* Perimed Fachbuchverlag, Erlangen, 1983.

Wished R., *Sportanatomie und Bewegungslehre.* Schattauer Verlag, Stuttgart, 1984.

3. Praxis Freizeit

Baud B., *Leben mit der Bandscheibe.* Hans Huber Verlag Bern, 1990.

Böhmig U., *Rückenschmerzen, Bandscheiben, Ischias. Hilf Dir selbst.* Orac, Wien, 1983.

Brügger A., *Gesunde Körperhaltung im Alltag.* Eigenverlag, 2. Aufl. 1988.

Egli M., *Das Rebound Training.* Markus Egli, Wetzikon/Bäretswil, 1986.

Eklundh Margrith, *Achte auf Deinen Rücken.* Pflaum-Verlag, München, 2. Aufl. 1979.

Fleiss O., *Unsere Wirbelsäule.* Österr. Kneippbundes / Ehrenwirth, 3. Aufl. 1991.

Flückiger E., *Handbuch Pausenplatz.* SVSS-Verlag, Zumikon, 1991.

Friedmann L.W. / Galton L., *Was tun, wenn der Rücken schmerzt.* Schweizer Verlagshaus AG, Jona, 1980.

Grandjean E., *Physiologische Arbeitsgestaltung. Leitfaden der Ergonomie.* Ott Verlag Thun, 4. Aufl. 1991.

Gustavson R., *Trainingstherapie.* Thieme-Verlag, Stuttgart, 1984.

Heide M., *Rückenschmerzen überwinden – was können wir tun?* Hippokrates Verlag, Stuttgart, 1. Aufl. 1983.

Huguenin F., *Gesunder Rücken.* Hallwag Taschenbuch Nr. 162, 1. Aufl., Bern 1985.

Junghanns H., *Die Wirbelsäule unter den Einflüssen des täglichen Lebens, der Freizeit und des Sports. Die Wirbelsäule in Forschung und Praxis,* Band 100, Hippokrates-Verlag, 1986.

Kempf H.D., *Die Rückenschule.* Rowohlt, Hamburg, 1991.

Klein-Vogelbach S., *Ballgymnastik zur funktionellen Bewegungslehre.* Springer-Verlag, Heidelberg, 1981.

Knebel K.P., *Funktionsgymnastik.* Rowohlt-Verlag, Hamburg, 1987.

Kucera M., *Gymnastik mit dem Hüpfball.* Gustav Fischer, Stuttgart, 1978.

Michler P., *Gymnastik – aber richtig.* Eigenverlag, A-6971 Hard, 2. Aufl. 1989.

Nolof G. / Red., *Tägliche Bewegungszeit in der Grundschule.* Schmidt und Klaunig, Kiel 1987.

Oldenkott P., *Bandscheibenschäden. Gesunde und kranke Bandscheibe, Vorbeugen durch Wissen und Handeln, Behandlungsmassnahmen bei Erkrankungen, Verhaltenshinweise, Übungen zur Selbsthilfe.* Trias Thieme Hippokrates Emke, 1991, 6. Aufl.

Preibsch M. / Reichardt H., *Schongymnastik.* BLV, Zürich, 2. Aufl. 1990.

Rebus Inc., *Der gesunde Rücken.* Time Life, Amsterdam, 1988.

Reichel Hilde-Sabine, *Hilfe bei Rückenschmerzen. Ein gezieltes Programm.* Sportinform Verlag, Oberhaching, 1988, 1. Aufl.

Risch E., *Gesunder Rücken, gesunder Nakken. Wege zur Selbsthilfe.* Gustav Fischer Verlag, Stuttgart, 1. Aufl. 1989.

Ritter M., *Bewusste Körperschulung – Das Übungsprogramm für die Wirbelsäule.* Mosaik Verlag, 1987.

Stoddard A., *Leben ohne Rückenschmerzen. Erscheinungsformen des Rückenschmerzes – wie man sie behandelt und verhütet.* Hippokrates Verlag, Stuttgart, 1982, 1. Aufl.

Thomann K.D., *Das Rückenbuch.* Thieme, Stuttgart, 1991.

Weineck J., *Sportbiologie.* Perimed-Verlag, Erlangen, 1986.

White A.A., *Your Aching Back. A Doctor's Guide to Relief.* Bantom Books New York, 1983, 1. Aufl.

Tonbildschau und Begleitbroschüre
Kaiser U. / u.a., *Sitzen als Belastung / 1992.* LCH-Sekretariat, Ringstr. 54, 8057 Zürich.

Tonbildschau und Overheadfolien
Reichel S., *Gekonnte Rückenschule.* Sportinform, Franz Wölzenmöller, Oberhaching, 1991.

4. Physiologie des Sitzens

Braus H., *Anatomie des Menschen, 1. Bd Bewegungsapparat. Die Wirbelsäule bei Kind und Greis.* Springer-Verlag, Berlin, 3. Aufl. 1954.

Campell B.G., *Entwicklung zum Menschen.* Gustav-Fischer Verlag, UTB Nr. 170, 2. Aufl. 1979.

Grandjean E., *Physiologische Arbeitsgestaltung u. Leitfaden der Ergonomie.* Ott-Verlag, Thun, 4. Aufl. 1991.

Markworth P., *Sportmedizin. Physiologische Grundlagen.* Rororo-Sachbuch, 2. Aufl. 1987.

Pope M.H. / Frymoyer J.W. / Andersson G., *Occupational low back pain: Assessment, treatment and prevention.* Praeger New York, 1. Aufl. 1991.

Schobert H., *Orthopädie des Sitzens.* Springer-Verlag, Berlin, 1. Aufl. 1989.

von Lanz / Wachsmuth W., Hrsg., *Praktische Anatomie. Rücken,* 2. Band, 7. Teil; J. Rickenbacher, A. M. Landolt, K. Theiler. Springer-Verlag, Berlin 1982.

5. Haltungsprobleme, Scheuermann

Berquet K. H., *Sitz- und Haltungsschäden. Auswahl und Anpassung der Schulmöbel.* Thieme Verlag, Stuttgart 1988.

Bruning C. / Mewes B., *Haltungsschäden bei Kindern vermeiden.* Thieme Hippokrates Enke Trias, 1. Aufl. 1991.

Edelmann P., *Schmerzursache und Therapie der schmerzhaften juvenilen Kyphose. Die Wirbelsäule in Forschung und Praxis, Band 89.* Hippokrates-Verlag, Stuttgart 1980.

Henke G., *Rückenverkrümmungen bei Jugendlichen.* Verlag Hans Huber, Bern, 1. Aufl. 1982.

Junghanns H., *Die Wirbelsäule unter den Einflüssen des täglichen Lebens, der Freizeit, des Sports. Die Wirbelsäule in Forschung und Praxis, Band 100.* Hippokrates-Verlag, Stuttgart 1986.

Krämer J., *Grundlagen zur funktionellen Frühbehandlung beim Morbus Scheuermann. Die Wirbelsäule in Forschung und Praxis, Band 89.* Hippokrates-Verlag, Stuttgart 1980.

Noack W. / Gaudin P. B., *Sportliche Belastbarkeit beim Morbus Scheuermann. Die Wirbelsäule in Forschung und Praxis, Band 89.* Hippokrates-Verlag, Stuttgart 1980.

6. Biomechanische Belastung beim Sitzen

Allgemeine Artikel

Pförringer W. / Rosemeyer B. / Segesser B. / Suckert R., *Wirbelsäule – Kopf – Rumpf, Kongressbericht des Deutsch-Österreichisch-Schweizerischen Kongresses für Sporttraumatologie, im III. Münchner Kongress für sportartspezifische Verletzungen und Schäden,* München 1985.

Wirbelsäule und Sport, *Schweizerische Zeitschrift für Sportmedizin,* Paul Haupt Verlag, Bern, 31.4.1983.

Fisk J. W. et al., *Scheuermann's disease: Clinical and radiological survey of 17 and 18 year olds,* Am J of Physical Medicine, 63,1,18, 1984.

Dvorak J. et al., *Functional radiographic diagnosis of the lumbar spine: flexion-extension and lateral bending,* Spine, 16,5,562, 1991.

Swaerd L. et al., *Disc degeneration and associated abnormalities of the spine in elite gymnasts: A magnetic resonance imaging study,* Spine, 16,4,437, 1991.

Soukka A. et al., *Leg-length inequality in people of working age: the association between mild inequality and low-back pain is questionable,* Spine, 16,4,429, 1991.

Kapandji I. A., *Funktionelle Anatomie der Gelenke: Schematisierte und kommentierte Zeichnungen zur menschlichen Biomechanik. Band 3: Rumpf und Wirbelsäule. Bücher des Orthopäden, Band 48,* Enke Verlag Stuttgart, 1. Aufl. 1985.

Keim H. A. / Kirkaldy-Willis W. K., *Ciba Clinical Symposia 32 (6),* New Jersey 1980.

White A. A. / Gordon S. L., eds., *Symposium on Idiopathic Low Back Pain.* C. V. Mosby, 1982.

White A. A. / Panjabi M. M., *The Clinical Biomechanics of the Spine. Kapitel 1: Physical Properties and Functional Biomechanics of the Spine.* J. B. Lippincott, 1. Aufl. 1978.

Spezielle Literatur

Bandscheiben:

Adams M. A. / Dolan P. et al., *Diurnal changes in spinal mechanics and their clinical significance,* The Journal of Bone and Joint Surgery, 72B, 2,266–270, 1990.

Adams M. A. / Hutton W. C., *The effect of posture on the fluid content of lumbar intervertebral discs,* Spine, 8,6,665, 1983.

Andersson G. B. J. / Oertengren R. / Nachemson A., *Intra-diskal pressure, intra-abdominal pressure and myoelectric back muscle activity related to posture and loading,* Clinical Orthopaedics, 129,156–163, 1977.

Jensen G. M., *Biomechanics of the lumbar intervertebral disk: A review,* Physical Therapy, 60,6,765773, 1980.

Oertengren R. / Andersson G. J. / Nachemson A. L., *Studies of relationships between lumbar disc pressure, myoelectric back muscle activity, and intra-abdominal (intra-gastric) pressure,* Spine, 6,1,89103, 1981.

Koeller W. et al., *Das Verformungsverhalten von lumbalen menschlichen Zwischenwirbelscheiben unter lang-einwirkender axialer dynamischer Druckkraft* Z. Orthop. 119,206–216, 1981.

Broberg, K. B., *On the mechanical behaviour of intervertebral discs,* Spine, 8,2,151, 1983.

Quinnell, R. C. et al., *Observations of pressures within normal discs in the lumbar spine,* Spine, 8,2, 1983.

Hiroshi et al., *Water diffusion pathway, swelling pressure, and biomechanical properties of the intervertebral disc during compression load,* Spine, 14,11,1234, 1989.

Castagnera L. et al., *Study of correlation between intradiscal pressure and magnetic resonance imaging data in evaluation of disc degeneration,* Spine, 16,3,348, 1991.

Bernick S. / Walker J. M., *Age changes to the anulus fibrosus in human intervertebral discs,* Spine, 16,5,520, 1990.

Potvin, J. R. / Norman R. W. / McGill S. M., *Reduction in anterior shear forces on the L4/L5 disc by the lumbar musculature*, Clinical Biomechanics, 6,88–96, 1990.

Rao A. A. / Dumas G. A., *Influence of meterial properties on the mechanical behaviour of the L5/S1 intervertebral disc in compression: a non-linear finite element study*, J. Biomed. Eng., 13,139, 1991.

Muskeln, Knochen:

Soderberg G. / Dostal W. F., *Electromyographic study of three parts of three of the gluteus medius muscle during functional activities*, Physical Therapy, 58,6,691, 1978.

Langrana N. / Lee C. K., *Isokinetic evaluation of trunk muscles*, Spine, 9,2,171, 1984.

Stokes I. / Aberty J. M., *Influence of the hamstring muscles on lumbar spine curvature in sitting*, Spine, 5,6,525, 1980.

Pineau J. C. / Mollard R. / Ignazi G., *Etude analytique de la courbure externe du rachis à partir de mesures biostéréométriques sur le vivant*, Cahiers d'Anthropologie et Biométrie Humaine (Paris), I,3,1–17, 1983.

Sherman R. A., *Relationships between strength of low back muscle contraction and reported intensity of chronic low back pain*, Am. Journ. of Physical Medicine, 64,4,190, 1985.

Miller D. J., Roy S. H. / De Luca C. J. et al., *Lumbar muscle fatigue and chronic lower back pain*, Spine, 14,9,992, 1988.

Wolf L. B. et al., *Quantitative analysis of surface and percutaneous electromyographic activity in lumbar erector spinae of normal young women*, Spine, 16,2,155, 1991.

Ahern D. et al., *Correlation of chronic low-back pain behavior and muscle function examination of the flexion-relaxation response*, Spine, 15,2,92, 1990.

Shea M. et al., *Variations of stiffness and strength along the human cervical spine*, J. Biomechanics, 24,2,95–1–7, 1991.

Swartz D. E. et al., Halpern A. A. / Bleck E. E., *Sit-up exercises: An electromyographic study*, Clinical Orthopaedics and Related Research, 145, 172, 1979.

Mouton L. J. et al., *Influence of posture on the relation between surface electromyogram amplitude and back muscle moment; consequences for the use of surface electromyogram to measure back load*, Clinical Biomechanics, 6,245–251, 1991.

Postures:

Akerblom B., *Anatomische und physiologische Grundlagen zur Gestaltung von Sitzen*, Ergonomics, 12,2,120–131, 1969.

Floyd W. F. et al., *Anthropometric and physiological considerations in school, office and factory seating*, Ergonomics, 12,2,132–139, 1969.

Schoberth H., *Die Wirbelsäule von Schulkindern – Orthopädische Forderungen an Schulsitze*, Ergonomics, 12,2,212–225, 1969.

Burandt U. / Grandjean E., *Untersuchungen über das Sitzverhalten von Büroangestellten und über die Auswirkungen verschiedenartiger Sitzprofile*, Ergonomics, 12,2,338–347, 1969.

Burandt U., *Röntgenuntersuchung über die Stellung von Becken und Wirbelsäule beim Sitzen auf vorgeneigten Flächen*, Ergonomics, 12,2,356–364, 1969.

Rosemeyer B., *Die aufrechten Körperhaltungen des Menschen: Eine vergleichende Untersuchung*, Z. Orthop. 112,151–159, 1974.

Andersson B. J. G. et al., *On myoelectric back muscle activity and lumbar disc pressure in sitting postures*, Scand J Rehab Med, 1–63, 1974.

Andersson B. J. G. / Oertengren R., *Lumbar disc pressure and myoelectric back muscle activity during sitting*, Scand J Rehab, 6,115–121, 1974.

Mandal A. C., *Work-chair with tilting seat*, Ergonomics, 19,2,157–164, 1976.

Guha S. K., *Body movements and muscle activity in sitting cross-legged*, Ergonomics, 22,10,1115–1124, 1979.

Adams M. A. / Hutton W. C., *The effect of posture on the role of the apophysial joints in resisting intervertebral compressive forces*, JBJS, 62–B,3,358. 1980.

Grandjean E., *Wie bringt man das Sitzen zum Sitzen?*, Der Physiotherapeut, 3,3–12, 1982.

Andersson G. B. J. / Oertengren R. / Nachemson A., *Disc pressure measurements when rising and sitting down on a chair*, Eng in Med, 11,4,189, 1982.

Kumar S. / Davis P. R., *Spinal loading in static and dynamic postures: EMG and intra-abdominal pressure study*, Ergonomics, 26,9,913–922, 1983.

Eklung J. A. E. /Corlett E. N., *A method for measuring the load imposed on the back of a sitting person*, Ergonomics, 26,11,1063–1076, 1983.

Corlett E. N. / Eklund J. A. E., *How does a backrest work*, App. Ergonomics, 15.2,111–114, 1984.

Decker K., *Mensch und Stuhl – Lendenwirbel- und Beckenaufnahmen im Sitzen*, Radiologe, 24,133–138, 1984.

Bendix T. et al., *Trunk posture and trapezius muscle load while working in standing, supported-standing, and sitting positions*, Spine, 10,5,433, 1985.

Bendix T. et al., *Trunk posture and load on the trapezius muscle whilst sitting at sloping desks*, Ergonomics, 27,8,873–882, 1984.

Boudrifa H. / Davies B. T., *The effect of backrest inclination, lumbar support and thoracic support on the intra-abdominal pressure while lifting*, Ergonomics, 27,4,379–387, 1984.

Brunswic M., *Ergonomics of seat design*, Physiotherapie, 70,2,40, 1984.

Adams M. A. / Hutton W. C., *The effect of posture on the lumbar spine*, JBJS, 67–B,4,625, 1985.

Dolan P. et al., *Commonly adopted postures and their effect on the lumbar spine*, Spine, 13,2,197, 1988.

Bendix T. et al., *Biomechanics of forward-reaching movements while sitting on fixed forward- or backward inclining or tiltable seats*, Spine, 13,2,193, 1988.

Panjabi M. et. al., *How does posture affect Coupling in the lumbar spine*, Spine, 14,9,1003, 1989.

Biomechanische Modelle:

Myers B. S. et al., *The viscoelastic responses of the human cervical spine in torsion: Experimental limita-*

tions of quasi-linear theory, and a method for reducing these effects, J. Biomech, 24,9,811–817, 1991.

Snijders C. J. et al., *A biomechanical model for the analysis of the cervical spine in static posture*, J. Biomechanics, 24,9,783–792, 1991.

Noltel P. / Pingel T. H., *Ein ebenes nichtlineares Modell der menschlichen Wirbelsäule*, Biomed. Technik, 36,298–304, 1991.

Orne D. / Liu Y. K., *A mathematical model of spinal response to impact*, J. Biomechanics, 4,49–71, 1971.

Debrunner H. U., *Biomechanik der Wirbelsäule*, Zts für Unfallmedizin und Berufskrankheiten, 4,245–254, 1971.

Panjabi M. / White A., *A mathematical approach for three-dimensional analysis of the mechanics of the spine*, J. Biomechanics, 4,203–211, 1971.

Yettram A.L. et al., *Equilibrium analysis for the forces in the human spinal column and its musculature*, Spine, 5,5,402, 1980.

Yettram A. L. / Jackman M. J., *Structural analysis for the forces in the human spinal column and its musculature*, J. Biomed. Eng., 4,118, 1982.

Schultz A. et al., *Loads on the lumbar spine*, JBJS, 64–A,5,713, 1982.

Aspden R. M., *The spine as an arch, a new mathematical model*, Spine, 14,3,266, 1989.

Parnianpour M. et al., *The triaxial coupling of torque generation of trunk muscles during isometric exertions and the effect of fatiguing isoinertial movements on the motor output and movement patterns*, Spine, 13,9,982, 1988.

Dumas G. A. et al., *Orientation and moment arms of some trunk muscles*, Spine, 16,3, 1991.

Kim Y. et al., *Effect of disc degeneration at one level on the adjacent level in axial mode*, Spine, 16,3,331, 1991.

Ladin Z. et al., *Mechanical recruitment of low-back muscles, theoretical predictions and experimental validation*, Spine, 14,9,927, 1989.

Gunzburg R. et al., *Axial rotation of the lumbar spine and the effect of flexion: an in vitro and in vivo biomechanical study*, Spine, 16,1,23, 1991.

McGill S. M. / Hoodless K., *Measured and modelled static and dynamic axial trunk torsion during twisting in males and females*, J. Biomed. Eng., 12,403, 1990.

Adams M. A. / Dolan P., *A technique for quantifying the bending moment acting on the lumbar spine in vivo*, J. Biomechanics, 24,2,117–126, 1991.

Minotti P. / Lexcellent C., *Geometric and kinematic modelling of a human costal slice*, J. Biomechanics, 24,3.4, 213–221, 1991.

Verzeichnis von Fachbegriffen mit Erklärungen

aerob, anaerob
Mit oder ohne Sauerstoff; bezieht sich auf den Stoffwechsel resp. die Energie bei muskulärer Arbeit.
Aerobe Stoffwechselvorgänge laufen nur in Anwesenheit von Sauerstoff ab.

Akzeleration
Phase des besonders beschleunigten und ausgeprägten Längenwachstums in der Pubertät. Hat im Laufe der Zeitgeschichte zugenommen.
Problem: Diskrepanz zwischen Halteleistung der zurückgebliebenen (oft untrainierten) Skelettmuskulatur und dem akzentuierten Wachstum der langen Röhrenknochen, inkl. Wirbelsäule.

Alternatives Sitzen
Sitzen in verschiedenen Entlastungsstellungen auf ein und demselben Stuhl oder Sitzen auf dem Hüpfball (dynamisches Sitzen), Sitzen mit Sitzkeil. Dadurch soll die Monotonie und somit die einseitige Belastung einzelner Wirbelsäulenelemente vermieden werden. Alternatives Sitzen soll immer dann zugelassen und sogar gefördert werden, wenn Sitzen auf dem konventionellen Stuhl unvermeidbar bleibt.

Alternativen zum Sitzen
Ungewohnte Stellungen zum Arbeiten, Schreiben, Lesen, Zuhören und Zuschauen (das normalerweise sitzend erfolgt), um das Kreuz zu entlasten: z. B. Fersensitz, Bauchlage, entlastendes Stehen usw.

Antagonisten, antagonistisch
Muskeln, die bei der Ausführung einer Bewegung einander entgegenwirken; z. B. Beuger und Strecker.

Ausdauer, Ausdauertraining
Fähigkeit des Organismus, speziell der Skelettmuskulatur, die zur Muskelarbeit notwendige Energie unter Sauerstoffanwendung bereitzustellen und im Gleichgewicht (steady-state) über längere Zeit aufrechtzuerhalten. Diese Fähigkeit ist abhängig von der Leistungskapazität des Herz-Kreislauf-Systems, der Lungentätigkeit, der Muskeldurchblutung und der Energievorräte in den Muskelzellen.

autochthon
Bezieht sich auf Rückenmuskulatur.
In der Tiefe liegende («Bodenständige») Rückenmuskulatur, die entlang der ganzen Wirbelsäule ausgespannt ist. Der Ausdruck «autochthon» bezieht sich auf die ursprüngliche Gliederung der Muskulatur auf die embryonale Entwicklung und die Ähnlichkeiten in der Phylogenese.

degenerativ
Vorwiegend nicht-entzündlicher, chronisch verlaufender Abbau infolge Alterung, Abnutzung, Überbeanspruchung ohne entsprechende Regeneration.

Dekompensation
Dekompensation der Haltung, abnormer Haltungszerfall infolge ungenügender muskulärer Halteleistung (Ausdauerleistung). Kommt bei Dekonditionierung oder bei abnormen Wachstumsschüben (Akzeleration, s. vorne) vor.

Diffusion
Langsame Durchdringung und Mischung von Flüssigkeit und Energieträgern bei direkter Berührung zwischen der gefässlosen Bandscheibe und der Umgebung. Ist ein passiver Transportvorgang.

Discus
Zwischenwirbelscheibe oder Bandscheibe, die wie ein Wasserkissen zwischen den knöchernen Wirbelkörpern liegt. Besteht aus einem gefässlosen, z. T. viskoelastischen Faserring und einem inkompressiblen Gallertkern im Zentrum.

dorsal
Zum Rücken hin gerichtet, auf der Rückenseite (dorsum = Rücken).

dynamisch
Bezieht sich auf Bewegungsmuster. Beinhaltet vielfältige, mehrere Muskelgruppen umfassende Bewegungen aus verschiedenen Ausgangsstellungen ohne Gefahr einer einseitigen Belastung.

Dysbalance, muskuläre
Ungleichgewicht zwischen tonischen und phasischen Muskeln, wobei die tonischen

Muskeln verkürzt erscheinen, die phasischen Antagonisten und Synergisten zeigen eine Abschwächung.
Problem: Verminderung der Belastbarkeit des Bewegungsapparates.

Elektromyogramm
Registrierung der elektrisch fassbaren Aktivität des Skelettmuskels.

Ergonomie, ergonomisch
Die Lehre von der Physiologie der Arbeitsstellung. Der Arbeit entsprechend gesunde Haltung im Sitzen oder im Stehen.

florid
Alle Symptome sind in diesem Stadium vollständig vorhanden; florid = «in voller Blüte vorhanden».

Ganzkörpertraining
Dieses Training umfasst sämtliche an der Haltung beteiligten Muskeln des Rumpfes und der Extremitäten, inkl. Atmung.

Gleichgewicht
Gleichgewicht als Leistung der Skelettmuskulatur, der aufrechten Haltung im Stehen, Sitzen oder während der Bewegung. Hat nichts mit dem Gleichgewichtsorgan zu tun.

Haltung
Vorbereitung für Bewegung, d. h. für Zielbewegungen. Ist Stütze und Rückhalt der Zielbewegungen, ist eine reflektorische Vorbereitung.

Hemmung
Gleichzeitig mit jeder Erregung von Nervenzellverbänden (Motoneuronen), die eine Muskelaktivität verursachen, kommt es immer auch zu einer begrenzenden Hemmung.
Diese reziproke Hemmung betrifft prinzipiell die Antagonistenmuskeln.

hydrostatisch
Hydrostatischer Druck: bezieht sich auf den Fflüssigkeitsdruck in der Bandscheibe und die damit verbundenen Kräfte.
Hydrostatik = Lehre vom Gleichgewicht der Kräfte bei ruhenden Flüssigkeiten.

Hyperextension
Extension = Streckung, Hyperextension = Überstreckung, d. h. Streckung nach hinten im Gegensatz zur Flexion = Beugung nach vorn.

Hyperlordose
Übertriebene, die Norm überschreitende Hohlkreuzhaltung.
Kann zu einer Überbelastung der hinteren, dabei stark beanspruchten anatomischen Strukturen führen.

Hypermobilität
Übermass an Beweglichkeit, d. h. dass die physiologischen Bewegungsgrenzen an einem oder an mehreren Gelenken überschritten werden.

Hypomobilität
Einschränkung der normalen Beweglichkeit, sei es als Gelenkbeweglichkeit oder im Wirbelsäulenbereich (Einsteifung).

intradiskal
Innerhalb der Bandscheibe.

isometrisch, isometrische Kontraktion
Spannungsentwicklung des Muskels ohne nach aussen sichtbare Verkürzung.

kardiovaskulär
Auf das Herz-Kreislauf-System bezogen.

kinematisch
Auf die Bewegungslehre bezogen. Kinematik ist die Lehre von den Arten und Gesetzen der Bewegung.

Knorpel
Elastisch verformbare Grundsubstanz im Gegensatz zum Knochen. Besteht aus einem netzartigen Fasergerüst mit dazwischen eingelagertem Wasser.

Kollagen, Kollagenfasern
Gerüsteiweisskörper als Grundfasern im Knorpel- und Knochengewebe; interzelluläre Stützsubstanz.

Koordination
Die zeitlich genaue Abstimmung der funktionell zusammengehörigen Muskelgruppen bei einer Bewegungsabfolge.

Kraftausdauer
Widerstandsfähigkeit gegen Ermüdung bei langdauernden und repetitiven Kraftleistungen.

Kraft und Krafttraining (body-building)
Umfasst die Fähigkeit des Skelettmuskels, die zur (raschen, kraftvollen) Kontraktion notwendige Energie ohne Sauerstoffverwendung bereitzustellen, womit die Arbeitskapazität zeitlich sehr limitiert bleibt (rasche Ermüdbarkeit) im Unterschied zu Ausdauer.

Kyphose (Brustkyphose)
Rundrückenbildung, Rundrücken im Bereiche der Brustwirbelsäule. Entspricht der physiologischen Form der Wirbelsäule (von der Seite betrachtet).

Lendenbausch, Lendenpelotte
Lendenstütze oder Lendenwölbung in richtiger Höhe an der Rückenlehne, damit die Lendenwirbelsäule in der vorderen und hinteren Sitzhaltung gestützt wird.

ligamentär
Auf den Bandapparat bezogen; Ligamente gleich Bänder.

Lordose (Lendenlordose)
Hohlkreuzhaltung im Bereich der Lendenwirbelsäule, d. h. im Bereiche des Kreuzes. Ist eine gesunde Haltung, sofern nicht übertrieben ausgebildet.

lumbal
Auf die Lumbalwirbelsäule, d. h. auf die Lendenwirbelsäule bezogen.

Lumbalwirbelsäule
Lendenwirbelsäule, unterster Teil der Wirbelsäule, der die knöcherne Verbindung zum Becken bildet und den grössten axialen Druckbelastungen ausgesetzt ist.

Maximalkraft
Grösstmögliche Kraft, die gegen einen Widerstand entwickelt werden kann. – Entscheidend hiefür sind Muskelquerschnitt und eine intakte nervöse Steuerung (Koordination intramuskulär).

Monotonie, monoton
Einseitige konstante Belastung resp. Überbelastung gewisser Strukturen der Wirbelsäule durch stereotype Bewegungsabläufe (z. B. Fliessbandarbeit) oder infolge weitgehender Immobilisation bei starrer Arbeitsstellung ohne Möglichkeit einer Alternative oder eines Wechsels.

ontogenetisch
Auf die Entwicklung des einzelnen Organismus bezogen, d. h. auf die Entwicklung von der Eizelle bis zum geschlechtsreifen Individuum.

Orthostase
Das aufrechte, gerade Stehen.

Osteoporose
Stark verminderte Knochendichte. Diese quantitative Verminderung des Knochens ist stärker ausgeprägt, als dies dem Alter entspricht. Die Osteoporose führt zu einer Abnahme der physikalischen Knochenbelastbarkeit.

phasische Muskulatur
Die phasische Muskulatur übt vor allem eine Bewegungsfunktion aus. Auf Fehlbelastung resp. Bewegungsmangel reagieren diese Muskeln mit einer Abschwächung.

phylogenetisch
Auf die Stammesgeschichte bezogen; hier ist die stufenweise Differenzierung des Bewegungsapparates und des Zentralnervensystems mit der Änderung des geologischen Zeitalters gemeint.

physiologisch
Gesund, den normalen Lebensvorgängen entsprechend.

Physiologie
Die Lehre von den normalen, gesunden Lebensvorgängen.

Primaten
Die sogenannten Herrentiere, die am höchsten entwickelten Säugetiere, die bezüglich Körperbau, speziell mit Blick auf die Wirbelsäule, eine gewisse Verwandtschaft zum Menschen zeigen (Aufrichtung).

Propriozeptoren
Sinneskörperchen (Rezeptoren) in den Gelenkkapseln, Bändern, Sehnen und Skelettmuskeln, die Rückmeldung über Bewegungsabläufe aus der Peripherie ans Zentralnervensystem weiterleiten, so dass laufend Anpassungen möglich sind.

pulmonal
Auf die Atemwege respektive auf die Lungenfunktion bezogen.

Reflex, reflektorisch
Unwillkürlich (meist auch unbewusst), gesetzmässig ablaufende Reaktion des Nervensystems mit entsprechender Muskelaktion auf einen Reiz.

Rückendisziplin, Rückenhygiene
Umfasst das richtige Verhalten im Sinne der ergonomischen Arbeitshaltung im Sitzen, Stehen sowie beim Heben schwerer Lasten. Die ergonomische Arbeitsweise umfasst richtige «Dosierung» der Wirbelsäulenbelastung, das Vermeiden statisch ungünstiger und provozierender Stellungen, das Einbauen von Entlastungsstellungen, die Abwechslung in der Haltung ermöglichen.

Sakrum
Heiligbein oder Kreuzbein, d. h. unterster Teil der Wirbelsäule, der in den Beckenbereich hineinragt.

Scheuermann
Name nach dem Erstbeschreiber der häufigst vorkommenden Entwicklungsstörung der Wirbelsäule im Wachstumsalter; kann auch symptomlos ablaufen. Ist nicht eine Krankheit im üblichen Sinn, ist lediglich ein Krankheitspotential, Gefahr der Rundrückenbildung im Bereich der Brustwirbelsäule.

Schnellkraft
Explosive Kraftentwicklung und Beibehaltung dieser Kraft während der Ausführung einer bestimmten Bewegung. Die hohe Geschwindigkeit bei diesen Bewegungen ist charakteristisch.

Sichtwinkel
Dieser physiologischerweise vorkommende Winkel (33° im Sitzen) hängt mit dem Sehabstand zusammen und wird automatisch beim Lesen eingenommen. Die Haltungskorrektur folgt immer einer Anpassung des richtigen Sehabstandes. Bei Schrägstellung der Pultfläche um 16° kann auch beim Schreiben mit einem Sehwinkel von 33° eine aufrechtere und damit gesündere Haltung eingenommen werden.
Eine gute Sitzhaltung beim Schreiben und Lesen ist nur an einer Tischplatte mit mindestens 16° Schräge möglich.

spongiös
Bezieht sich auf die Art der Knochenstruktur, genauerhin auf das Knochengerüst, das eine schwammige Bauweise zeigt. Die Spongiosa wird von der Kompakta abgegrenzt.

Soma
Körper; somatisch = auf den Körper bezogen.

synergistisch, Synergisten
Muskeln, die bei der Ausführung einer Bewegung funktionell gleichartig arbeiten.

Tonus
Andauernder Grunderregungszustand bei entsprechender Entladung von Nervenzellen mit Dauerkontraktion am Muskel. Tonus ist auch der Widerstand, den die Muskulatur der passiven Dehnung entgegensetzt, oder, mit andern Worten, der permanente Aktivitätszustand der Skelettmuskulatur, der innervatorisch bedingt ist (= Muskeltonus).

tonische Muskulatur
Muskeln, die ursprünglich eine reine Haltefunktion ausüben. Reagieren auf Fehl- und Überbelastung mit einer Verkürzung.

Trabekelstrukturen
Die Bauweise des Knochens mit Knochenbälkchen (Trabekel = Bälkchen).

trophisch
Auf den Ernährungszustand der Gewebe bezogen; hier ist speziell der Ernährungszustand der Bandscheibe gemeint.

viskoelastisch
Bezieht sich auf die Art der Verformbarkeit der Bandscheibe (Elastizität) sowie auf die innere Reibung (Viskosität) des Bandscheibengewebes.

ventral
Zum Bauch gerichtet, auf der Bauchseite.

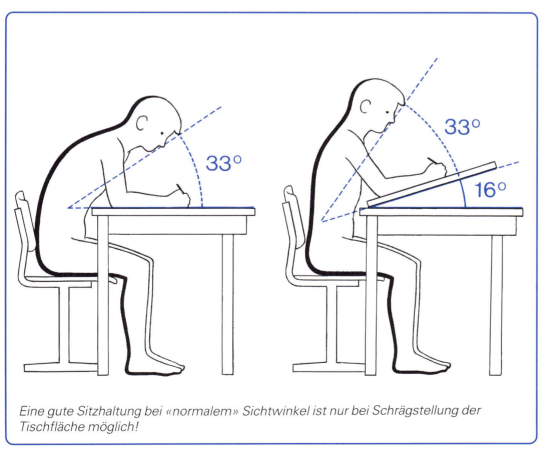

Eine gute Sitzhaltung bei «normalem» Sichtwinkel ist nur bei Schrägstellung der Tischfläche möglich!

Notizen

Notizen

Notizen

Notizen

Notizen

Notizen